프셉√ 환자파악
스마음 워크북

Dream* nurse

01

체계적인 환자파악 과정 학습

실제 업무에서 볼 수 있는 현실적인 Case를 기반으로 환자파악의 과정을 4단계로 나눠 체계적으로 학습할 수 있도록 하였습니다. 타 도서와는 차별화된 구성으로 환자파악 실무의 핵심을 짚어드립니다.

02

환자파악 워크시트 별도 구성

비판적 사고 능력을 기를 수 있도록 Case의 환자파악을 직접 수행하는 워크시트를 별도로 제공합니다. 실제 업무에 적용할 수 있도록 도와줍니다.

03

선배 간호사의 환자파악 Tip 수록

프리셉터와 프리셉티의 1:1 대화 컨셉으로 구성하였습니다. 실제 신규 간호사가 궁금해 하는 질문과 프리셉터 선배 간호사의 실무 Tip으로 구성하였습니다.

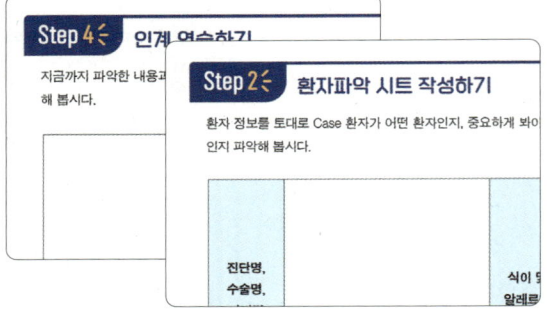

Step 4 인계 연습하기

지금까지 파악한 내용과 해 봅시다.

Step 2 환자파악 시트 작성하기

환자 정보를 토대로 Case 환자가 어떤 환자인지, 중요하게 봐야인지 파악해 봅시다.

| 진단명, 수술명, | | 식이 알레르 |

⭐ 워크시트

Step 2~4는 워크북에 직접 작성할 수 있어요. Step 1에 있는 정보를 확인하며 작성해요. 본교재에 있는 모범 답안과 비교해 봐요.

✓ TIP 이런 경우에 환자파악 시트 메모에 포함하면 좋아요!

- 항생제 투약 중인 환자: 감염내과 Consult 여부, 균 배양 결과 확인 여부
- 객혈 증상 없더라도 Tranexamic acid 처방 시 관련 증상 사정
- 환자 상태 모니터링: SpO_2 Target 범위 / 현재 SpO_2 비교
- 수액 처방: 수액에 포함된 전해질(Na, K)의 검사 수치 확인
- 환자 교육 예정 시: 다음 근무자도 알 수 있도록 시간, 주제 메모

! 잠깐 환자파악을 할 때 이런 점을 주의해서 간호해요!

흔한 실수	환자파악 Point
입원 동기에 "폐렴"이라고만 적고 주호소 생략	입원 동기에 호흡곤란, 객혈 등 구체적 증상을 포함 무기록에서 R/O 진단과 주증상을 함께 확인할 수 있
혈액검사 수치만 확인	Chest X-ray, CT, ABGA 등 폐렴 환자에게 필요한 호흡 관련 검사 결과를 확인해요.
환자별 SpO_2 Target 범위를 확인하며 동반 증상이

⭐ 다양한 코너

✓ TIP
임상 간호 꿀팁! 선배만의 실무 노하우를 소개해요.

! 잠깐
실제 간호 업무에서 자주 발생하는 실수나 주의사항을 담았어요.

➕ 한 걸음 더
마스터 간호사로 성장하기 위한 지식을 알려줘요.

학습 점검 노트
배운 내용을 스스로 되새기며 주도적으로 학습해요.

Step 1

환자 정보 살펴보기

Step 1 ⚡ 환자 정보 살펴보기

❶ 의무기록[9/24]
- Chief complaint(주호소)

  Dyspnea

  호흡곤란

Case 환자의 복합적인 정보를 제시해요. 의무기록, 처방, 검사 결과, 협진 기록, 간호 메모를 파악할 수 있어요.

Step 2

환자파악 시트 작성하기

Step 2 ⚡ 환자파악 시트 작성하기

환자 정보를 토대로 Case 환자가 어떤 환자인지, 중요하게 봐야 할 것과 오늘 근무에서 챙겨야 할 인지 파악해 봅시다.

- 모범 답안

진단명, 수술명, 과거력	- R/O atypical pneumonia - COPD - Arrhythmia	식이 및 알레르기	상식
입원 동기	- 호흡곤란 악화되어 Etiology work up and infection control 위해 입원	삽입관, Drain, Dressing	- Lt. arm IV 22G 9/28 교체 - Nasal prong 10/1 교체 - 산소 Bottle 10/1 교체

환자 정보를 토대로 Case 환자가 어떤 상태인지, 중요하게 봐야 할 것이 무엇인지 파악해요.

Step 3

라운딩 리스트 작성하기

Step 3 ⚡ 라운딩 리스트 작성하기

환자파악 시트를 바탕으로 환자 라운딩 시 살펴보아야 할 사항과 어떤 부분이 고려되면 좋을지 적어

- 모범 답안

환자 사정	- 활력징후(호흡, 체온), SpO₂ 측정 - 호흡 양상, 가래 양상(Blood tinged sputum, 객혈 여부) 확인 - 산소 주입 상태, Nasal prong 적용 부위의 피부 확인, 다른 순환기 증상이 없는지 - 체중 측정

라운딩 시 살펴볼 사항을 정리해요. 환자에게 어떤 것을 확인할지 사정 항목을 적고, 이외 환자에게 수행할 간호 항목을 적어요.

Step 4

인계 연습하기

- 모범 답안

김○○ 환자 R/O pneumonia로 감염원 검사 및 항생제 치료 위해 9월 24일에 입원했습니다. 기
환으로 COPD가 있어 SpO₂ Target 94%로 산소 Nansal prong 2L 주입 중입니다. Arrhythmia
가 약 Amiodarone 1tab bid, Carvedilol 1tab bid 투약 중이며, 약물을 조절한 지 오래되어 오늘 C
Consult 나갔습니다.

9월 24일에 시행한 CT와 흉부 엑스레이에서 폐렴 판독이 나왔습니다. 9월 24일, Fever 있어 t
culture 시행하였고 아직 결과는 나오지 않았으며, 항생제 Tazoperan, Levofloxaxin 투약 시작하여
중이며 오늘 F/U culture 및 혈액검사 시행했습니다. 결과에서 CRP와 WBC 모두 전날 검사보다
감소한 추세입니다.

지금까지 파악한 내용과 간호 기록을 참고해 실제로 인계하는 것처럼 연습해 봐요.

병동 간호사는 환자의 상태를 빠르고 정확하게 파악하고, 시시각각 변화하는 상황에 유연하게 대응할 수 있어야 합니다. 특히 내과 병동은 호흡기, 심장, 간, 신장, 내분비 등 다양한 계통의 환자들이 복합적인 문제를 안고 입원해 있기 때문에 질환별 특성과 간호의 초점을 이해하고, 이를 환자의 전신 상태와 연결해 사고하는 능력이 요구됩니다.

『프셉마음 환자파악 워크북 내과편』은 병동 현장에서 실제 마주할 수 있는 내과 환자 케이스를 중심으로 실무에 바로 연결되는 간호 사고력을 키우는 데 초점을 맞춘 실전형 학습서입니다. 단순히 질병의 정의나 치료법을 설명하는 것이 아니라 의무기록, 처방, 검사 결과, 간호 메모 등 환자의 다양한 정보를 종합적으로 제시하여 임상 현장에서 간호사가 환자를 파악하는 실제 과정을 고스란히 녹여냈습니다.

이 책은 '환자 정보 제시 → 환자파악 시트 작성 → 라운딩 시 간호 및 사정 포인트 정리 → 인계 연습'의 4단계 구성을 통해, 단순 지식 전달을 넘어 현장에서 간호사가 생각하고 판단하는 방식에 집중했습니다. 특히 각 파트는 내과의 주요 세부 과인 호흡기내과, 순환기내과, 소화기내과, 혈액종양내과, 신장내과, 내분비내과를 아우르며 해당 과에서 자주 접할 수 있는 대표 질환을 중심으로 구성되어 있어 내과 병동의 복잡한 흐름을 실제처럼 경험할 수 있도록 도와줍니다. 각 환자의 증상뿐 아니라 관련된 검사, 약물, 간호 계획까지 종합적으로 접근할 수 있도록 하였습니다.

무엇보다 이 책은 간호사에게 요구되는 핵심 능력인 '생각하는 힘'을 길러주는 데 중점을 두었습니다. 의무기록, 처방, V/S, 증상 변화, 검사 결과 등 복합적인 정보를 기반으로 환자의 상태를 이해하고, 이를 동료에게 명확하게 인계할 수 있도록 훈련하는 과정은 내과 병동 간호 업무의 본질을 가장 잘 반영한 학습 경험이 될 것입니다.

실습 중인 간호학과 학생, 신규 간호사, 내과 병동에서 전문성을 높이고 싶은 경력 간호사까지 이 책은 임상 현장에서 자신감 있게 환자를 마주할 수 있도록 돕는 동반자가 되어줄 것입니다. 현장 중심의 실전형 간호 교육을 고민하는 모든 분께 이 책을 권합니다.

저자 유미옥

환자파악은 간호의 시작입니다. 이 책은 그 막막한 시작점에서 어디를 먼저 보고, 무엇을 놓치지 말아야 하는지 짚어줍니다. 병동의 하루가 어떻게 흘러가는지, 그 안에서 간호사가 어떤 감각을 가져야 하는지 실무를 겪어본 사람만이 줄 수 있는 내용이 담겨 있습니다. 이 책이 신규 간호사에게 환자를 바라보는 시야를 조금씩 넓혀주는 든든한 안내서가 될 것이라 생각합니다.

라연경, 서울아산병원 암병원간호2팀 임상연구병동

임상 현장에 첫발을 내딛는 신규 간호사에게 큰 도전 중 하나는 환자의 상태를 정확히 파악하고 효과적으로 간호하는 데 필요한 임상적 통찰을 빠르게 습득하는 일입니다. 이 책은 다양한 내과 환자를 중심으로, 환자를 어떻게 이해하고 간호해야 하는지를 임상 현장 중심으로 풀어낸 실용적인 안내서입니다. 환자파악의 흐름을 따라가다 보면 복잡한 상황에서도 두려움 없이 체계적으로 사고하고, 환자의 상태를 종합적으로 이해하며, 스스로 부족한 지식을 점검하고 보완하는 능력을 기를 수 있을 것입니다. 내과 병동에서 새로운 출발을 앞둔 간호사 여러분께 이 책을 자신 있게 추천해 드립니다. 임상 현장에서 내과 환자를 만날 때 근거 기반 간호를 실천할 수 있도록 든든히 뒷받침해 줄 소중한 동반자가 되어줄 것입니다.

이승진, 분당서울대학교병원 입원전담진료센터(종합내과) 전담간호사

신규 간호사 시절, 인수인계를 할 때마다 하고 싶은 말은 많지만 어떤 순서로 어떻게 말해야 할지 몰라 마음만 급했던 때가 떠올랐습니다. 『프셉마음 환자파악 워크북 내과편』은 단순히 SBAR 틀을 넘어서, 실제 Case(의무기록, 검사 결과, 처방전)를 바탕으로 중요한 내용을 선별하고, 환자파악 시트 작성부터 구두 인수인계까지 마치 프리셉터가 옆에서 알려주듯 차근차근 알려줍니다. 이 책은 이제 신규 간호사들에게 없어서는 안 될 또 하나의 소중한 책이 될 것입니다. 모든 신규 간호사 선생님들이 인수인계를 두려워하지 않고, 멋진 간호사로 성장하기를 진심으로 응원합니다.

이아라, 고려대학교 안암병원 간호교육기획팀 교육전담간호사

신규 간호사에게 간호사 업무 중 가장 어려운 부분이 무엇이냐고 질문하면 열이면 열 환자파악 및 인수인계라고 합니다. 이 책에서는 교과서에 나오지 않는 복잡한 임상의 상황을 보여주고, 아무도 가르쳐 주지 않는 인계의 흐름과 포커스를 보여주고 있습니다. 이렇듯 프셉마음은 프리셉티의 고민을 해결해 주고 도움을 주려는 선배들의 고심을 보여주는 책입니다.

차민화, 용인세브란스병원 행정교육팀 병동교육파트

목차

PART 1 호흡기내과

PART 2 순환기내과

PART 3 소화기내과

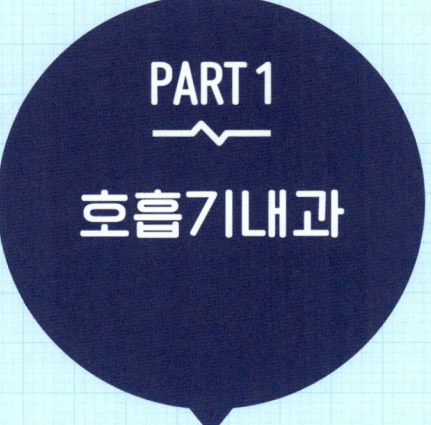

PART 1

호흡기내과

01 폐렴(Pneumonia)

72세 여자인 김○○ 환자는 호흡기내과에 9월 24일에 입원했다. 8월 20일경 호흡곤란이 있어서 8월 23일에 외래를 방문했던 환자였다. 당시 기침, 가래, 콧물 등이 있었으며 우측 흉통도 있었다. 증상 악화로 9월 24일 응급실을 통해 입원했다. 오늘은 9월 26일로, 데이 듀티 근무를 시작하려 한다.

Step 1 환자 정보 살펴보기

❶ 의무기록[9/24]

■ **Chief complaint(주호소)**

Dyspnea

호흡곤란

■ **Assessment(진단명)**

R/O Atypical pneumonia

비정형 폐렴 의심

■ **Past history(병력)**

Pneumothorax → S/P VATS

기흉 → 비디오 흉강경 수술(Video-Assisted Thoracic Surgery) 시행 후

Pulmonary TB(2010)

폐결핵

COPD

만성 폐쇄성 폐질환(Chronic Obstructive Pulmonary Disease)

Arrhythmia on medi

심계항진으로 약 복용 중

■ **Present illness(현재 질환)**

상환 한 달 전쯤 Dyspnea 있어서 내원함. 당시 Cough기침, Blood tinged sputum피 가래, Rhinorrhea콧물 있었고, 오른쪽 Chest pain흉통도 동반되었다고 함. 증상 악화되어 ER응급실 방문 후 입원함.

■ **Plan(치료 계획)**

Etiology W/U(Work Up) and infection control

원인 분석 및 감염 관리

❷ Order[9/26]

■ 처치 및 지시

V/S check q 8hr

Ward ambulation

NRD(상식)

Bwt & Ht check

SpO$_2$ monitoring: Ambulation 시 제외, 침상에 있을 시 Monitoring

O$_2$ inhalation via nasal prong 1L/min apply: SpO$_2$ target 94%

■ 투약

┌Dextrose 5% & Na K3 1L bag 1bag [IV]×1 40cc/hr

└Tamipool(Multivitamin) 1via [IV]×1 40cc/hr

Tranexamic acid 500mg/5mL inj 500mg [IV]×3

지시: Tazoperan 9/24~

   ┌Tazoperan 4.5g inj(Piperacillin/Tazobactam) 1via [IV Mix] q 6h

   └Normal saline 50mL bag 1bag [IV Mix] q 6h

지시: Levofloxacin 9/24~

   Levofloxacin 750mg/150mL inj 1bag(150mL) [IV] q 24h

지시: Nebulizer apply

   Ventolin Nebule 2.5mg soln(Salbutamol) 1amp [Inhalation] inhale qid 총 4amp

   Atrovent UDV 500mcg/2mL soln(Ipratropium) 1amp [Inhalation] inhale qid 총 4amp

Cordarone 200mg tab(Amiodarone) 1tab [P.O] bid q 12h

Dilatrend 3.125mg tab(Carvedilol) 1tab [P.O] bid q 12h

Livalo 4mg tab(Pitavastatin calcium) 1tab [P.O] daily

Phazyme complex tab 1tab [P.O] daily

Anycough 300mg cap(Theobromine) 1cap [P.O] bid

Cough syrup 20mL pkg 1pkg [P.O] tid

[PRN] Suspen ER 650mg tab 8hours(Acetaminophen) 1tab [P.O] daily

■ 검사

ABGA [Heparin PB]

CBC(Diff 포함), ESR [EDTA BLD]

Admission panel (Cholesterol 제외) [Serum]

Electrolyte panel-TCO$_2$ 제외 [Serum]

hs-CRP quantitation [Serum]

Chest PA

지시: F/U test, Last test 9/24

　　#1 Blood culture [Blood, Peripheral]

　　#2 Blood culture [Blood, Peripheral]

　　Gram stain, Respiratory specimen culture [객담]

■ Consult

Consult to 순환기내과

❸ 검사 결과
■ 혈액검사[9/26]

검체 분류	검사명	검사 결과(9/26)	직전 결과(9/24)	참고치
일반 혈액	WBC	7.18	8.64	4~10×10³/μL
	RBC	4.15	4.01	4.2~6.3×10⁶/μL
	Hb	11.0	11.6	13~17g/dL
	Hct	38.5	38.0	39~52%
	MCV	93.2	93.4	81~96fL
	MCH	29.1	29.0	27~33pg
	MCHC	31.2	31.1	32~36g/dL
	RDW	15.6	15.4	11.5~14.5%
	Platelet	236	243	130~400×10³/μL
	PCT	0.21	0.22	0.15~0.32%
	MPV	8.7	8.7	8.9~12.0fL
	PDW	8.2	8.2	9.9~16fL
	ESR	64	62	0~20mm/hr
	Seg. neut.	82.9	80.5	50~75%
	Lymphocyte	7.6	9.4	20~44%
	Monocyte	7.7	8.7	2~9%
	Eosinophil	1.7	1.3	1~5%
	Basophil	0.1	0.1	0~2%
	ANC	5786	6963	1800~7000/μL
	BEC	119	112	0~500/μL
일반 화학	Calcium	8.6	8.4	8.8~10.5mg/dL
	Phosphorus	2.9	2.7	2.5~4.5mg/dL
	Glucose	115	110	70~110mg/dL
	Uric acid	1.3	1.7	3.0~7.0mg/dL
	T. protein	6.2	6.7	6.0~8.0g/dL
	Albumin	3.1	3.5	3.3~5.2g/dL

검체 분류	검사명	검사 결과(9/26)	직전 결과(9/24)	참고치
일반 화학	T. bil.	0.9	0.6	0.2~1.2mg/dL
	Alk. phos.	101	121	30~115IU/L
	AST(GOT)	25	32	1~40IU/L
	ALT(GPT)	21	26	1~40IU/L
	BUN	10	12	10~26mg/dL
	Creatinine	0.82	0.83	0.70~1.40mg/dL
	eGFR(CKD EPI Cr)	87.1	86.7	
	Na	134	133	135~145mmol/L
	K	4.0	4.0	3.5~5.5mmol/L
	Cl	100	100	98~110mmol/L
	hs-CRP	11.35	12.28	0~0.5mg/dL
ABGA	Hct	39		31~51%
	pH	7.50		7.35~7.45
	pCO_2	29		35~48mmHg
	pO_2	83		83~108mmHg
	HCO_3^-	22.6		18~23.0mmol/L
	O_2 SAT	97.1		95~98%
	BEecf	-0.6		-2.0~3.0mmol/L
	Na	130		136~145mmol/L
	K	4.0		3.5~5.5mmol/L
	Cl	100		98~107mmol/L
	TCO_2	23.5		22.0~29.0mmol/L
	iCa	1.11		1.15~1.35mmol/L
	Glucose	124		60~95mg/dL
	Lactic acid	0.7		0.5~2.2mmol/L
	tHb	12.0		13~17g/dL
	O_2Hb	97.0		90~95%
	COHb	0.2		<3.0 %(Nonsmoker) <10.0 %(Smoker)
	MetHb	0.0		0~1.5%
혈액 배양	Blood C.	-		
	Gram S	-		
	Blood C.	-		
	Gram S	-		
객담	Respi. C.	Throat normal flora		
	Gram stain(Respiratory)	-		

- **Chest PA[9/24]**

  [Conclusion]

  R/O Pneumonia

  폐렴 의심

- **Chest CT[9/24]**

  [Conclusion]

  Newly developed consolidations at LLL base, Probable pneumonia

  LLL 기저부에서 새로 발생한 응고, 폐렴일 가능성이 있음

  Decreased extent of RLL GGO and consolidation, Also decreased right parapneumonic effusion

  RLL GGO와 응고의 범위 감소, 또한 오른쪽 부폐렴 삼출액 감소

  No change of BULs traction bronchiectasis and emphysemas

  BULs 견인성 기관지확장증 및 폐기종의 변화 없음

  No significant mediastinal LN enlargement

  유의한 종격동 LN 비대 없음

  No gross acute PTE

  급성 PTE 없음

❹ Consult

- **Consult: 순환기내과**

  상환 한 달 전쯤 Dyspnea 있어서 내원한 환자로 당시 Cough기침, Blood tinged sputum피 가래, Rhinorrhea콧물가 있었으며 Chest pain흉통도 동반되었습니다. 현재 R/O atypical pneumonia비정형 폐렴로 Etiology work up and infection control원인 분석 및 감염 관리을 위해 입원했습니다. 고령이고 Dyspnea호흡곤란가 Moderate보통한 상태이며 Arrhythmia부정맥로 순환기 약물 복용 중입니다. 오래전 진단 후 현재 자택 근처 가정의학과에서 약을 유지하고 있었다고 하며 현재 유지하는 순환기 약물 용량 및 약물 변경이 필요한지 의뢰드립니다.

❺ 간호 메모

- **처치**

  Lt. arm IV 22G 9/28 교체

  Nasal prong 10/1 교체

  산소 Bottle 10/1 교체

- **보호자**

  보호자 X(주 보호자: 남편)

환자 정보를 토대로 Case 환자가 어떤 환자인지, 중요하게 봐야 할 것과 오늘 근무에서 챙겨야 할 것은 무엇인지 파악해 봅시다.

■ 모범 답안

진단명, 수술명, 과거력	- R/O atypical pneumonia - COPD - Arrhythmia	식이 및 알레르기	상식	
입원 동기	호흡곤란 악화되어 Etiology work up and infection control 위해 입원함	삽입관, Drain, Dressing	- Lt. arm IV 22G 9/28 교체 - Nasal prong 10/1 교체 - 산소 Bottle 10/1 교체	
현재 상태 및 치료	- SpO$_2$ monitoring → Ambulation 시 제외, Target 94% - O$_2$ Nasal prong 1L - 객혈	환자 안전	낙상 방지 교육	
		의미 있는 검사 결과	- WBC, hs-CRP - Na, K - Chest PA(9/24), Chest CT(9/24)	
주요 Medication	- Tazoperan(9/24~) - Levofloxaxin(9/24~) - Tranexamic acid 객혈 양상에 따라 조절(-) - [PRN] Acetaminophen 650mg	예정된 검사 및 처치	- Chest PA, ABGA - Blood culture, Sputum culture - 산소 증류수 교체, 몸무게 측정	
특이 사항	보호자 X	Consult	순환기내과(약물 조절) → 회신(-)	

꼼꼼하게 잘 적어 보았나요? 그럼 이제 모범 답안을 살펴보아요. 말 그대로 모범 답안일 뿐 정답이 아니니 틀렸다고 생각하지 마세요. 부족한 부분은 없는지 함께 봅시다.

 제가 적은 내용이랑 다른 부분도 있네요. 하지만 의무기록을 보고 R/O 진단을 적고, 입원 동기에 호흡곤란을 포함하여 적어 보았어요.

 환자파악 시트는 실제로 환자를 파악하고 환자 간호를 하면서 빠트리는 내용은 없는지 확인하는데 도움을 주고 인계 시 원활하게 의사소통을 하기 위해 메모를 하는 용도라서 환자파악 시트 자체는 세세하게 다 적지 않아도 괜찮아요. 다만, 내가 환자파악을 하면서 기억해야 하거나 챙겨야 할 부분은 꼼꼼하게 적어 두면 좋지요.

 네, 모범 답안을 살펴보니 부족한 부분이 어떤 것인지 조금 알 것 같아요.

 해당 환자는 현재 가진단 폐렴으로 검사와 항생제 투약을 위해 입원한 상태로 주호소는 Dyspnea(호흡곤란)예요. 그렇다면 이전에 어떤 검사를 했는지 살펴보는 게 좋을까요?

 혈액검사 외에는 모르겠어요.

 혈액검사도 물론 중요해요. 거기에 폐렴이 가진단이니까 흉부 엑스레이와 흉부 CT 등 흉부 쪽 영상 검사를 살펴보는 것이 좋아요.

 그러고 보니 Chest CT와 Chest PA 결과에서 폐렴이라고 나와 있네요.

 호흡곤란을 호소하면 ABGA를 같이 보는 경우가 많아요. 그리고 호흡곤란인 경우 SpO_2 Target이나 산소 흡입과 관련된 처방이 없는지, 다른 호흡기계 증상은 없는지도 함께 살펴봐요.

 잘 기억해 두었다가 다음에 환자파악 시 활용할게요. 그런데 객혈 증상은 환자파악 시트에 왜 적혀 있죠?

 바로 Tranexamic acid라는 약물 때문이에요. Tranexamic acid는 출혈 조절에 사용되는 지혈제 예요. 다른 출혈 증상에 대한 내용 없이, 호흡기 환자에게서 이 약물이 처방된 것으로 보아 객혈(Hemoptysis)이나 피 가래(Blood Tinged Sputum, BTS)가 있을 수 있다는 것을 유추해 볼 수 있어요. 기침, 가래, 콧물 증상이 악화되며 객혈 혹은 피 가래가 보이는 것 같네요.

 그렇군요. 저는 주요 Medication에 Tranexamic acid를 적어야 한다고 생각하지 못했거든요.

꼭 적어야 하는 것은 아니지만 환자의 증상이 어떤지 양상을 확인하고 조절하는 약물이므로 환자 사정 시 함께 살펴보고 의사에게 알릴 수 있는 요소가 될 수 있어요. 그리고 앞서 해당 환자에게서 또 주의 깊게 살펴보기 위해 환자파악 시트에 포함되면 좋은 내용은 바로 SpO₂ Target이에요. 이 건 꼭 그 Target을 지켜야 한다기보다는 환자가 안정 상태일 때 유지되어야 하는 목표치로 생각하 시면 좋아요. 따라서 V/S 체크 시 SpO₂가 문제없는지 살펴야겠죠?

 네, 꼭 살펴야 하는 내용이라고 생각해서 저도 적었는데 뿌듯하네요! 항생제 처방에 대해서도 메모 로 적어 두었는데 감염 컨트롤을 위해 항생제를 투약하는 거죠?

 맞아요. 현재 처방된 항생제는 혈액 배양검사와 객담검사 결과가 나오기 전에 선택된 경험적 항생 제라고 생각할 수 있어요. 감염 위치나 추정 가능한 원인 미생물을 고려하여 투약하는 거예요. 따 라서 이후 균 배양검사 결과를 확인하고 원인균에 따라 항생제를 변경할 수도 있어요. 만약 항생제 를 사용하면서 감염내과에 의뢰가 된다면 항생제 변경이나 더 강한 항생제를 투약하기 위해 협진 을 하기도 해요. 또한 Consult도 단순히 어느 과에 Consult 의뢰가 났는지 적는 것보다는 Consult 내용을 요약해서 적는 것이 인계 시에 더 활용하기가 좋아요.

 그럼 순환기내과 Consult 말고도 감염내과 Consult가 나면 환자파악 시트에 같이 적어 두어야겠 네요.

 좋아요. 그리고 의미 있게 살펴보아야 하는 검사 수치로는 hs-CRP와 WBC 수치가 있고 추가로 전 해질 중 Na, K 수치를 함께 보면 좋아요.

 아, 염증 수치와 백혈구를 말씀하시는 거죠? 폐렴 환자이니까 저도 염증 수치와 백혈구 수치가 중 요하다고 생각했어요. 그런데 Na, K 수치는 왜 잘 살펴야 하나요?

 기본적으로 모든 전해질 수치를 잘 살펴야 하지만 가장 주의 깊게 봐야 하는 대표적인 전해질이 나 트륨과 칼륨이에요. 그런데 해당 환자 처방을 살펴보니 Dextrose 5% & Na K3 수액이 들어가고 있 죠? 수액에 나트륨과 칼륨이 포함되어 있어 오늘 나간 혈액 수치에서 Na, K 수치가 정상범위에 있 는지, 지난번 검사와 크게 차이가 없는지 같이 살펴주세요.

 설명을 들으니 환자파악이 되는 것 같아요. 앞으로도 환자파악을 하는 눈을 더 키워야겠어요.

좋아요. 그리고 추가로 내가 라운딩 때 챙겨야 하는 것이나 다음 듀티 선생님의 확인이 필요한 처치나 검사 결과가 있다면 인계 시 언급해야 하기 때문에 누락되지 않도록 환자파악 시트에 적어 두는 것이 좋아요.

예를 들면, 라운딩 때 챙겨야 하는 것으로는 산소 Bottle 증류수 교체나 환자에게 안내해야 하는 예정된 검사, 교육이 있어요. 다음 듀티 선생님이 함께 챙겨야 하는 부분으로는 혈액 배양검사, 객담 검사, IV catheter 교체 일정, 산소 Bottle 교체 일정, Nasal prong 교체 일정 등이 되겠고요. 환자파악 시트 적는 연습을 오늘 처음 했는데 정말 잘했어요.

✔ TIP 이런 경우에 환자파악 시트 메모에 포함하면 좋아요!

- 항생제 투약 중인 환자: 감염내과 Consult 여부, 균 배양 결과 확인 여부

- 객혈 증상 없더라도 Tranexamic acid 처방 시 관련 증상 사정

- 환자 상태 모니터링: SpO_2 Target 범위 / 현재 SpO_2 비교

- 수액 처방: 수액에 포함된 전해질(Na, K)의 검사 수치 확인

- 환자 교육 예정 시: 다음 근무자도 알 수 있도록 시간, 주제 메모

！ 잠깐 환자파악을 할 때 이런 점을 주의해서 간호해요!

흔한 실수	환자파악 Point
입원 동기에 "폐렴"이라고만 적고 주호소 생략	입원 동기에 호흡곤란, 객혈 등 구체적 증상을 포함해요. 의무기록에서 R/O 진단과 주증상을 함께 확인할 수 있어요.
혈액검사 수치만 확인	Chest X-ray, CT, ABGA 등 폐렴 환자에게 필요한 영상 및 호흡 관련 검사 결과를 확인해요.
SpO_2 수치만 보고 '정상'으로 판단	환자별 SpO_2 Target 범위를 확인하며 동반 증상이 나타나는지를 확인해야 해요.
Tranexamic acid 처방 무시	지혈제 처방으로 객혈이나 피 가래 의심이 가능하니 사정 시 참고해요.
주요 약물에 항생제만 메모	증상 조절 약물(지혈제 등)도 환자 상태 파악에 중요해요.
Consult 내용 없이 과만 기재	Consult 사유를 요약해요. 항생제 조정 목적 등의 내용을 적으면 인계 시 활용도가 높아질 수 있어요.
WBC와 CRP만 확인	Na, K 등 전해질 수치도 중요해요. 특히 나트륨·칼륨이 포함된 수액 투여 시 모니터링이 필수예요.
라운딩, 다음 듀티 근무 시 주의 사항 생략	산소 Bottle 증류수 교체, 예정된 검사·교육 일정, IV 교체 일정 등을 누락 없이 메모하면 좋아요.

환자파악 시트를 바탕으로 환자 라운딩 시 살펴보아야 할 사항과 어떤 부분이 고려되면 좋을지 적어봅시다.

■ 모범 답안

환자 사정	- 활력징후(호흡수, 체온), SpO_2 측정 - 호흡 양상, 가래 양상(Blood tinged sputum, 객혈 여부) 확인 - 산소 주입 상태, Nasal prong 적용 부위의 피부 확인, 다른 순환기 증상이 없는지 확인 - 체중 측정
환자 간호	- 산소 물 교체, Suction - 객담 검체 채취, 혈액검사 및 Blood culture 검체 채취, Chest PA 검사 안내 - Portable 산소통 사용법 보호자 교육

 해당 환자 라운딩 때 어떤 것을 주의 깊게 보면 좋을까요?

 호흡곤란이 주호소였으니 호흡 양상을 확인해야 해요.

 맞아요. 호흡 양상과 함께 SpO_2를 함께 확인하면 좋아요. 만성 폐쇄성 폐질환(COPD) 환자는 Basal SpO_2가 낮은 편이에요. 따라서 동반 증상이 없으면 93~94%보다 더 낮은 Target으로 지켜 볼 수 있어요. 해당 환자의 SpO_2 Target은 94%이므로 안정 상태에서도 94%보다 낮다면 의사에 게 알려 산소 흡입량을 변경할 수 있어요.

그리고 기저질환으로 COPD가 있기 때문에 호흡곤란과 기침, 가래 등의 다른 호흡기 증상은 없는 지 살펴보아야 해요. 해당 환자도 호흡곤란과 기침, 콧물이 있었고 현재도 가래와 열이 있다고 하 네요. 이런 증상들은 폐렴의 흔한 증상으로도 볼 수 있어요. 라운딩 때마다 호흡곤란의 양상을 파 악하여 간호기록으로 남겨요. 기침 양상도 Mild, Moderate, Severe로 사정한 후 기록하고 라운딩 때마다 변화 추이를 살피는 것이 중요해요.

해당 Case 환자처럼 호흡기 관련 질환이 있는 경우에는 추가로 인플루엔자, 코로나19처럼 유행하 는 감염병이 있는 계절과 시기에는 Respiratory virus 검사를 추가로 시행할 수 있어요.

! 잠깐 라운딩 시 발생 가능한 이벤트

혹시 환자에게 발생할 수 있는 상황은 어떤 게 있을까요? Pneumonia와 COPD 환자이므로 가장 먼저 호흡곤란 이 나타날 수 있으며 이와 함께 의식 저하, Fever 등의 증상이 나타날 수 있어요.

가래의 양상도 중요할 것 같아요!

 맞아요. 아까 말했던 것처럼 해당 환자는 현재 객혈이나 피 가래가 나타나는 양상(Blood Tinged Sputum, BTS)이에요. 가래는 양상(White, Yellow, Green, Pink, Blood tinged, Brown, Bloody) 정도와 양, 성상(Thick, Watery 등)을 함께 살펴 같이 기록해요. 환자가 자세하게 설명하거나 표현하기 어려워한다면 '티슈에 뱉어 두면 간호사가 확인하겠다'고 미리 교육하여 가래 양상을 직접 사정하는 것도 좋답니다. 이런 경우에는 사진을 찍어 간호기록에 함께 등록하면 객관적으로 판단할 수 있고 증상이 변하는 양상을 눈으로 볼 수 있어 좋아요. 또 어떤 부분을 살피면 좋을까요?

White	Yellow	Green	Pink	Blood tinged	Brown	Bloody

객담 양상

 음… 산소가 잘 주입되는지도 확인해야겠네요.

 맞아요. 산소 주입을 Nasal prong으로 하고 있는데, 산소 줄이 꼬이거나 꺾여 있다면 산소 주입이 잘되지 않겠죠? 벽에 연결된 산소 Bottle과 Nasal prong이 잘 연결되어 있는지, 빠지지 않았는지를 확인해요. 환자가 움직여서 잘 빠지거든요. 그리고 Nasal prong을 장기간 적용하면 산소 흡입 기구에 의해 볼 주변과 귓바퀴 윗부분이 눌려 손상을 입거나 산소 바람에 의해 콧속이 허는 경우가 있어요. 따라서 라운딩 때 산소 주입이 잘되는지 살펴보면서 귀 뒤, 코 아래, 비중격 등의 피부 상태도 함께 확인해야 해요.

만약 손상이 있다면 욕창으로 보고 욕창 기록을 시행하고 욕창 전문 간호사에게 Dressing 및 관리를 의뢰할 수 있어요. 이렇게 손상이 생기지 않도록 사전에 Dressing을 적용하여 피부 손상을 방지할 수 있어요.

 산소 주입뿐 아니라 피부까지 살펴야 하는군요.

 그리고 산소 Bottle의 증류수가 어떤지도 살펴야 해요. 산소 Bottle의 증류수는 한 번 채우면 쭉 유지되는 것이 아니라서 시간이 지날수록 증류수가 감소해요. 장기간 산소를 적용하는 환자라면 라운딩 때 증류수의 양이 부족하지 않은지 확인하고 채워 주어야 해요. 증류수가 없다면 습기가 없어서 공기가 굉장히 건조하겠죠.

또한, 해당 환자는 COPD 환자로 산소 주입이 고농도로 지속되면 안 되는 환자예요. COPD 환자는 O_2 농도에 자극을 받기 때문에 체내에 산소는 줄고 이산화탄소가 많은 상태일 때 고농도 산소를 주면 CO_2에 대한 민감성이 떨어져 호흡조절이 어려워져요.

그렇다면 호흡기 증상을 함께 잘 살펴야겠군요.

 증상이 악화될 때에는 흉골 아래 통증과 위장관 불편 그리고 호흡곤란이 나타나고, 폐 조직이 손상되면 무기폐나 폐부종 등이 발생할 수 있어요. 따라서 COPD 환자 병력을 가진 폐렴 환자일 때는 ABGA를 확인하는 것이 중요해요.

또 대부분의 COPD 환자는 흡입기(Inhaler)를 사용하는 경우가 많기 때문에 입원 시 소지한 흡입기가 있는지를 확인해요. 호흡곤란이 심해지면 네뷸라이저(Nebulizer)를 함께 사용하기도 하는데 그런 경우 환자가 가져온 Self inhaler와 함께 사용해요.

✔ TIP 네뷸라이저 사용법 교육

분무 요법이 처방되어도 환자가 거부하는 경우도 있고 네뷸라이저 사용법을 잘 몰라서 잘못된 방법으로 적용할 수도 있어요. 네뷸라이저는 입에 물고 흡입해야 하는데 환자분 중에는 반대로 부는 경우도 있고요. 정확한 방법으로 사용하고 있는지 살피고, 네뷸라이저를 적용하는 약물이 여러 가지라면 투약 순서도 잘 지키고 있는지 확인해요.

만약 처방된 네뷸라이저 약물이 Ventolin, Atrovent, Mucomyst라면 보통 Ventolin → Atrovent → Mucomyst 순으로 적용해요. 약물을 적용하는 목적에 따라 순서는 달라질 수 있지만 Ventolin은 빠른 기관지 확장으로 다음 약물 흡수가 더 잘되도록 먼저 사용해요. Atrovent는 지속적인 기관지 확장 유지를 하여 벤톨린과 시너지 효과를 낼 수 있어요. Mucomyst는 기관지가 확장된 상태에서 점액을 용해하므로 가래 배출이 쉽도록 돕기 위해 마지막에 시행해요.

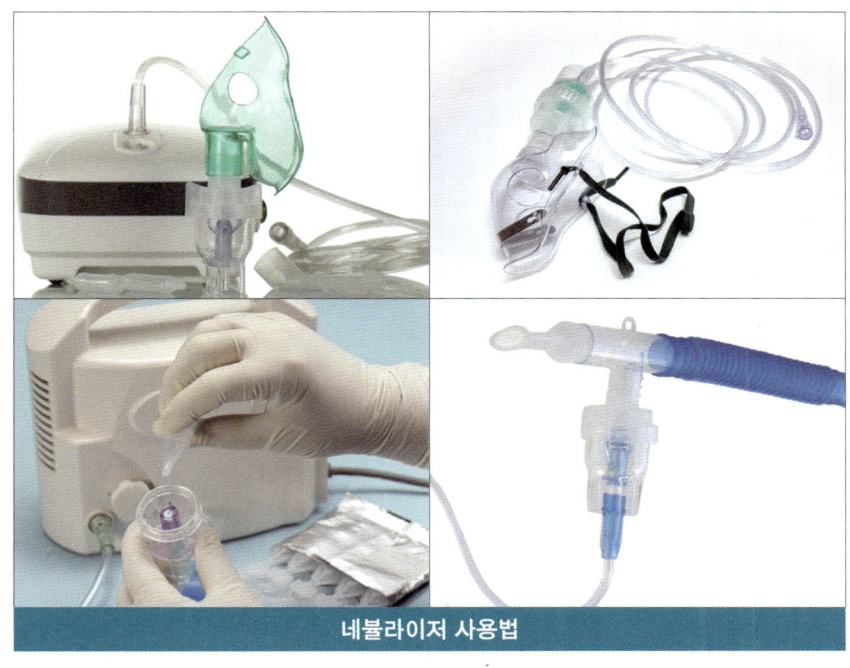
네뷸라이저 사용법

라운딩 때 환자에게 호흡곤란이 생기면 어떻게 해야 하나요?

 SpO2를 바로 확인하고 SpO2가 떨어져 있다면 즉시 의사에게 알려 산소 공급 농도를 변경할 수 있어요. 또한 COPD 환자는 CO2가 몸에 차게 되면 의식이 저하될 수 있어서 의식수준 확인도 필요해요. 산소 주입을 하지 않고 있는 환자라면 즉시 Nasal prong으로 6L/min 이하의 산소 공급을 해주고 호흡이 용이한 자세인 반좌위를 취해준 뒤 의사에게 알리는 것이 좋아요. COPD 환자인 만큼 필요 이상의 산소를 주입하는 것은 피해야 해요.

 V/S 체크할 때 SpO2와 Fever 양상을 살피는 것도 필요하겠죠?

 맞아요. 환자는 폐렴으로 인한 열을 동반한 상태로 Fever 양상을 체크하는 것이 필요해요. Fever 양상에 따라 의사에게 알려 PRN으로 처방된 Acetaminophen을 투약할 수도 있어요. Fever가 있을 때는 동반되는 증상(Chilling, Shivering 등)의 유무도 살피고, 의사에게 보고할 때 같이 알리는 것이 좋아요.

 라운딩 때 혈액검사도 함께 시행하면 좋을 것 같아요.

 환자에게 여러 번 방문하는 것보다는 한 번에 처치할 수 있으면 더욱 좋아요. 오늘 처방된 검사 중에 Chest PA, 일반 혈액검사, Blood culture, Sputum culture, ABGA가 있기 때문에 환자에게 교육하거나 함께 시행해야 하는 검사가 있다면 한꺼번에 하는 것이 좋아요. 그렇다면 객담검사와 Blood culture는 왜 시행할까요?

 음… 환자의 열 때문인가요?

 맞아요. 폐렴으로 입원한 환자가 Fever를 동반하고 있어 Fever의 원인이 되는 요인을 찾기 위해 시행해요. 혈액 배양검사 및 객담검사의 결과가 항생제를 선택하는 데 도움이 될 수 있지만 배양검사는 결과가 나오는 데 3~5일이 걸려요. 결과가 나오기 전에는 감염 위치나 추정 가능한 원인 미생물을 고려하여 경험적 항생제를 투약해요. 혈액 배양검사 및 객담검사의 결과에 따라 항생제가 변경될 수 있다는 점도 함께 기억해 두면 좋겠네요.

 네, 선생님! 그리고 ABGA 검사와 Blood culture를 함께 시행하면 안 되나요?

 ABGA 검사는 동맥혈가스검사로서 의사가 시행하며 응급 상황이 아니라면 Blood culture는 일반 혈액검사와 더불어 정맥혈로 진행하는 것이 좋아요.

배양검사와 항생제가 동시에 처방났다면?

처음 Fever가 발생한 환자는 Blood culture와 항생제 투약이 동시에 처방되는 경우가 많아요. 이런 경우, 환자 간호는 어떤 순서로 시행해야 할까요?

Blood culture → 항생제 AST → 항생제 투약 순서로 간호를 시행해야 합니다. 항생제를 먼저 투약하고 혈액 배양검사를 시행하면 항생제가 혈액 배양검사 결과에 영향을 미칠 수 있기 때문이에요. 그리고 항생제 투약 전에 항생제 AST가 필요한 항생제인지 꼭 확인해야 해요. Tazoperan은 Beta-lactam 계열 항생제로 AST가 필요하다고 하나 병원에 따라서는 AST를 하지 않기도 해요. AST 시 병원 규정에 따르도록 해요.

추가로 해열제 처방이 있다면, 혈액 배양검사 먼저 시행 후 해열제를 투약해요. 왜냐하면 해열제가 감염 진단을 가릴 수 있기 때문에 혈액 배양의 정확성을 확보하기 위해 순서를 꼭 지키도록 해요.

지금까지 파악한 내용과 환자파악 시트, 간호기록 그리고 V/S 기록을 참고하여 실제로 인계하는 것처럼 연습해 봅시다.

■ V/S

시간	SBP	DBP	PR	RR	BT	SpO$_2$
00:07	105	55	71	19	37.4	98
06:04	111	70	66	18	36.9	98
08:00	109	73	62	24	36.4	97
12:10	131	79	72	30	37.8	89

■ 간호기록(간호진단은 병원마다 상이하여 생략됨)

시간	내용
08:10	의식 명료함. 양쪽 청력 저하 있음. 정면에서 천천히 대화함. 보호자가 환자 옆에 상주하고 있음. 산소 흡입 중임(Nasal prong, 1L/min). Mild한 호흡곤란 있음. 가래 있음(Yellow, 묽음, 적음). 간헐적으로 Blood tinged sputum 있음. 기침 있음(간헐적, Moderate). 호흡 양상 관찰함. 객담 양상 확인함. 낙상 방지 교육함. 침대 난간을 올려줌. 필요시 도움을 요청하도록 함. Rt. chest 통증 있음(NRS 2점, 뻐근함, 간헐적). 통증 양상을 확인함. 통증을 인정해 줌. 통증을 관찰하기로 함.
12:10	호흡곤란 호소함. V/S 측정함(131/79mmHg-72회/min-30회/min-37.8℃-89%). 기침 있음(간헐적, Moderate). 앉은 자세 취해줌. 심호흡을 하도록 교육함. 의사에게 V/S 양상 및 환자 호흡곤란 호소함 알림. 의사 처방에 의해 Nasal prong 2L/min으로 산소 주입 변경함. 의사 처방에 의해 Acetaminophen 650mg 1tab 경구 투약함. Suction 시행함. 가래 양상 확인함(Yellow, 진함, 보통).

■ 모범 답안

김○○ 환자 R/O pneumonia로 감염원 검사 및 항생제 치료 위해 9월 24일에 입원했습니다. 기저질환으로 COPD가 있어 SpO$_2$ Target 94%로 산소 Nansal prong 2L 주입 중입니다. Arrhythmia로 자가 약 Amiodarone 1tab bid, Carvedilol 1tab bid 투약 중이며, 약물을 조절한 지 오래되어 오늘 순환기 Consult 나갔습니다.

9월 24일에 시행한 CT와 흉부 엑스레이에서 폐렴 판독이 나왔습니다. 9월 24일, Fever 있어 Blood culture 시행하였고 아직 결과는 나오지 않았으며, 항생제 Tazoperan, Levofloxaxin 투약 시작하여 투약 중이며 오늘 F/U culture 및 혈액검사 시행하였습니다. 결과에서 CRP와 WBC 모두 전날 검사보다 약간 감소한 추세입니다.

입원 시부터 Blood tinged sputum이 있어 Tranexamic acid 주사 하루에 3회 투약 중이며 Blood tinged sputum은 현재 간헐적으로 있으나 9월 24일에 비해 감소한 양상입니다. 현재 수액은 Dextrose 5% & NaK3 1L에 Multivitamin 1vial Mix하여 40cc/hr로 주입 중입니다.

그리고 오늘 12P10경 환자 호흡곤란 호소하였고 V/S 131/79-72-30-37.8-89로 체크되었습니다. 호흡곤란과 SpO2 저하로 의사 확인 후 1L에서 2L로 증량하였습니다. 의사 처방 하에 12P10에 Acetaminophen 650mg tab 1tab 투여되었습니다. 호흡곤란 호소 당시 기침 Moderate한 양상이었으며 가래 배출이 어려워 Suction 시행했고 가래는 Yellow color로 진한 양상이었습니다. 네뷸라이저 적용하여 Ventolin Nebule, Atrovent UDV를 하루에 4회 적용하고 있습니다. 산소 Bottle과 Nansal prong은 10월 1일에 교체 예정이고 IV catheter는 9월 28일 교체 예정입니다.

 오늘 있었던 많은 일을 간략하게 정리하는 게 어렵더라고요.

 그렇죠? 데이 근무를 하고 이브닝 선생님께 인계하는 것으로 가정하여 함께 천천히 인계 흐름을 정리해 볼게요. 우선 환자의 진단명과 입원 동기를 가장 먼저 언급하여 환자파악이 원활하도록 하는 것이 좋겠죠?

 네! 거기까진 어렵지 않은데 그다음에는 어떤 것을 이야기하면 좋을지 모르겠어요.

 진단명과 입원 동기를 이야기한 뒤에는 환자 히스토리와 함께 관련된 복용 중인 약물에 대해 언급하는 것도 자연스럽게 환자파악을 하는 데 도움이 돼요. 이 Case에서는 순환기 약물과 관련해서 순환기 Consult 의뢰가 나간 것을 언급하면 좀 더 매끄럽겠네요.

그리고 전반적인 환자 컨디션 설명과 함께 오늘 근무 때 있었던 이벤트를 인계하는 방향으로 진행하면 좋아요. 해당 환자는 주로 호흡곤란과 Fever가 있고, 질환과 동반된 호흡기계 증상들이 나타났어요. 따라서 SpO2와 RR, BT를 주의 깊게 살펴야 하며, 기저질환이 COPD라서 산소 투여 시 주의가 필요하니 자연스럽게 SpO2 Target과 연결시켜 인계할 수 있겠네요. 또한 산소 요법 중이므로 O2를 적용하는 방법이라든지, 현재 유지 중인 O2 용량에 대해서도 언급하면 좋겠어요.

 아직 환자 질환과 연결 지어 인계하는 것이 매끄럽지 못한 것 같아요.

 연습하다 보면 늘 수 있어요. 근무 중 발생한 이벤트도 일목요연하게 설명하는 것이 중요해요. 이벤트와 동반한 다양한 처방과 처치를 순서대로, 중요도 순으로 설명하는 것이 좋겠죠? 주로 변경된 부분이나 추가로 투약된 부분에 대해 인계해요. 이 밖에도 뒤에 근무하는 선생님이 꼭 해야 하는 처치나 챙겨야 하는 업무들이 있으면 함께 언급하는 것이 좋아요. 예를 들면 혈액 배양검사, 객담검사 결과 확인이라든지, 산소 Bottle과 Nasal prong, IV catheter 교체 일정이 가까워졌다면 챙겨야 할 내용을 이야기해 주면 좋겠죠. 인계할 때 깜빡할 수 있기 때문에 이런 내용도 환자파악 시트에 메모로 적어 두는 것이 좋아요.

02 폐암(Lung cancer), 호흡곤란(Dyspnea)

69세 남자인 나○○ 환자는 8월 9일에 호흡기내과에 입원했다. 7일 전 호흡곤란이 있어 외래에서 흉수 천자 800mL 시행하였으며 8월 8일부터 호흡곤란이 심해져 타 병원 응급실에서 PCD를 삽입한 후 본원 응급실을 통하여 입원했다. 오늘은 8월 11일, 이브닝 듀티 근무를 시작해야 한다.

Step 1 환자 정보 살펴보기

❶ 의무기록[8/9]

■ **Chief complaint(주호소)**

Dyspnea

호흡곤란

■ **Assessment(진단명)**

NSCLC progression

비소포성폐암(Non-Small Cell Lung Cancer) 진행

■ **Past history(병력)**

\# NSCLC(ADC, M/lung)

비소포성폐암(Non-Small Cell Lung Cancer)[선암(Adenocarcinoma), 폐 전이]

S/P Brigatinib #10 (2022. 9. 6.~2024. 1. 11.) → PD

브리가티닙 10차 → 진행 병변(Progressive Disease)

\# Recurrent multifocal infarct

재발된 다초점 뇌경색

\# HBV-LC

B형 간염-간경변(Liver Cirrhosis)

■ **Present illness(현재 질환)**

24. 8. 2 Rt pleural tapping 800mL우측 흉수 천자 800mL

24. 8. 8 타 병원 ER 방문 후 Rt. PCD insertion & O_2 requirement우측 경피적 배액(Percutaneous Catheter Drainage) 삽입 및 산소 요구도 증가하여 본원 응급실 경유하여 입원함.

■ **Plan(치료 계획)**

Rt. PCD drainage & Supportive care

우측 경피적 배액 및 보조 치료

❷ Order[8/11]

■ 처치 및 지시

V/S check q 8hr

BR

SBD(죽식) [죽식]

Foley in situ

I/O check daily: PCD 배액량 MN observation

Bwt(×3/week)

Chest tube in situ: ≤ 1L/day

O_2 inhalation via cannula: 5L/min

SpO_2 monitoring: Target 92%

Subclavian catheter in situ

■ 투약

Nutriflex 40 중심 1000mL 1bag [IV] q24h 60cc/hr

Normal saline 500mL bag 1bag [IV]×1 keep vein for intervention

지시: Tazoperan 8/9~

　　　┌Tazoperan 4.5g inj(Piperacillin/Tazobactam) 4.5g [IV Mix] q12h

　　　└Normal saline 50mL bag 1bag [IV Mix] q12h

▶ 신경과

지시: Rt PCD Insertion/Change 후

　　　Clexane 60mg/0.6mL syringe(Enoxaparine) 60mg [SC]×1

Gliatamin 400mg soft cap(Choline alfoscerate) 1cap [P.O] bid

Ezet 10mg tab(Ezetimibe) 1tab [P.O] daily

Lipinon 20mg tab(Atorvastatin) 1tab [P.O] daily

Q-rokel 12.5mg tab(Quetiapine) 1tab [P.O] daily hs

▶ 소화기내과

Vemlidy 25mg tab(Tenofovir alafenamide) 1tab [P.O] daily aw

■ 검사

지시: Chest AP, Lab 및 배액량 확인 후 Chest PCD Declamping

　　　CBC [EDTA BLD]

　　　WBC Differential count [EDTA BLD]

　　　Admission panel [Serum]

　　　Cholesterol [Serum]

　　　Electrolyte panel-TCO_2 제외 [Serum]

　　　CO_2, Total [Serum]

　　　GGT [Serum]

　　　hs-CRP quantitation [Serum]

지시: 7A, Sitting position
       Chest AP [P]

■ **Consult**
Consult to 영상의학과

■ **추가 오더**
Intervention chest PCD tube change
Post Chest AP[P]

❸ 검사 결과
■ **혈액검사[8/11]**

검체 분류	검사명	검사 결과(8/11)	직전 결과(8/9)	참고치
체액검사 Pleural	Color	Red	Red	
	Turbidity	Turbid	Turbid	
	RBC	1441000	1028000	
	WBC	10190	4445	
	Poly	90	37	
	Lympho	6	18	
	Other	4	45	
일반 화학 Pleural	ADA	29	27	5.3~17.8IU/L
	Protein(BF except CSF)	3.6	4.9	
	Glu(BF except CSF)	149	71	
	Cl(BF except CSF)	107	102	
	LD(BF except CSF)	725	697	
	Amylase (BF except CSF)	105	282	
일반 혈액 Pleural	Hb(혈액 외)	4.6		
일반 혈액	WBC	18.52	21.20	4~10×10^3/μL
	RBC	2.76	2.86	4.2~6.3×10^6/μL
	Hb	8.1	8.4	13~17g/dL
	Hct	24.8	25.4	39~52%
	MCV	89.9	88.8	81~96fL
	MCH	29.3	29.4	27~33pg
	MCHC	32.7	33.1	32~36g/dL
	RDW	15.5	14.6	11.5~14.5%
	Platelet	124	192	130~400×10^3/μL

검체 분류	검사명	검사 결과(8/11)	직전 결과(8/9)	참고치
일반 혈액	PCT	0.13	0.20	0.15~0.32%
	MPV	10.4	10.2	8.9~12.0fL
	PDW	11.4	10.2	9.9~16fL
	ANC	15927	19292	1800~7000/μL
	BEC	185	0	0~500/μL
일반 화학	Calcium	7.5	7.1	8.8~10.5mg/dL
	Phosphorus	4.8	4.8	2.5~4.5mg/dL
	Glucose	242	188	70~110mg/dL
	Uric acid	6.8	9.8	3.0~7.0mg/dL
	Chol.	94	153	0~240mg/dL
	T. protein	4.4	4.2	6.0~8.0g/dL
	Albumin	2.2	2.2	3.3~5.2g/dL
	T. bil.	0.3	0.7	0.2~1.2mg/dL
	Alk. phos.	84	68	30~115IU/L
	AST(GOT)	623	1383	1~40IU/L
	ALT(GPT)	437	484	1~40IU/L
	GGT	38	18	11~63IU/L
	BUN	65	70	10~26mg/dL
	Creatinine	2.74	3.03	0.70~1.40mg/dL
	eGFR(CKD EPI Cr)	24.1	21.3	
	Na	139	139	135~145mmol/L
	K	4.6	5.2	3.5~5.5mmol/L
	Cl	106	107	98~110mmol/L
	TCO_2	20	17	24~31mmol/L
	hs-CRP	18.76	11.24	0~0.5mg/dL

■ **Chest PA[8/11]**

[Conclusion]

Rt. subclavian line and chest PCD in situ

우측 쇄골하선과 흉부 PCD가 제자리에 있음

Increase of Rt. pleural effusion

우측 흉막 삼출액 증가

Increase of bilateral lung hazziness

양측 폐 혼탁 증가

R/O pneumonia

폐렴 의심

■ **Intervention Chest PCD tube change[8/11]**

[Conclusion]

Rt. chest PCD change(10.2Fr) with reposition was done

우측 흉부 PCD 교체(10.2Fr)와 재배치 시행됨

Bloody effusion was drainged(110cc). No complication

혈성 삼출액이 배출됨(110cc). 합병증 없음

❹ Consult

■ **Consult: 영상의학과**

외부 병원에서 Rt. PCD insertion(PCD 삽입)하신 환자로 Drainage(배액)가 효율적으로 되지 않아 금일 Rt. PCD change/re-positioning(우측 PCD 교체 및 재위치) 부탁드립니다. Clexane은 2024년 8월 9일까지 맞으셨고 금일 시술 후 다시 투약 예정으로 현재 Bleeding tendency(출혈 경항)는 없는 상태입니다. 감사합니다.

■ **회신 내용**

금일 시행하겠습니다.

❺ 간호 메모

■ **처치**

Subclavian catheter 메드레스 Dressing 8/13 교체

Nasal prong 8/15 교체

산소 Bottle 8/15 교체

PCD dressing 8/13 교체

Foley catheter 8/9 삽입

■ **보호자**

간병인 O

보호자 X(주 보호자: 아내)

■ **주의**

Bed ridden

섬망 있음

시력 저하

환자파악 시트 작성하기

환자 정보를 토대로 Case 환자가 어떤 환자인지, 중요하게 봐야 할 것과 오늘 근무에서 챙겨야 할 것은 무엇인지 파악해 봅시다.

■ 모범 답안

진단명, 수술명, 과거력	- NSCLC - Multifocal infarct - HBV-LC - Rt. pleural effusion	식이 및 알레르기	죽식	
입원 동기	호흡곤란과 산소요구도 높아져 Rt. PCD drainage & Supportive care 위해 입원함	삽입관, Drain, Dressing	- Subclaviar catheter 메드레스 Dressing 8/13 교체 - Nasal prong 8/15 교체 - 산소 Bottle 8/15 교체 - PCD dressing 8/13 교체 - Foley catheter 8/9 삽입	
현재 상태 및 치료	- SpO$_2$ monitoring → Target 92% - O$_2$ Nasal prong 5L/min - Rt. PCD - Foley catheter - I/O daily - Bed ridden - Intervention chest PCD tube change → 110cc Drain(검체용)	환자 안전	- 낙상 방지 교육 - 욕창 방지 교육	
		의미 있는 검사 결과	- Pleural 검사 - Electro 검사 - hs-CRP - Platelet - Chest PA[P]	
주요 Medication	- Tazoperan 4.5g - Clexane 60mg Lt. arm 투약 예정 (Rt. PCD insertion/Change 후)	예정된 검사 및 처치	Post chest AP	
특이 사항	- 보호자 X - 간병인 O - 섬망 - 시력 저하	Consult	영상의학과(PCD 교체) → 회신(+)	

꼼꼼하게 잘 적었나요? 그럼 이제 모범 답안을 살펴보아요. 말 그대로 모범 답안일 뿐 정답이 아니니 틀렸다고 생각하지 마세요. 부족한 부분은 없는지 함께 봅시다.

해당 환자도 호흡곤란으로 입원했는데 기저질환으로 폐암, 뇌경색, B형 간염이 있어서 과거력과 함께 정리해 보았어요.

네, 잘했어요. 거기에 검사 결과를 종합해 보았을 때 R/O pneumonia를 의심하는 상황으로 현재 진단명이나 상태도 함께 적어 주면 좋답니다. 입원 동기는 어떻게 적었나요?

최근 외래에서도 흉수를 제거한 환자인데 호흡곤란이 심해지며 산소요구도가 높아져 삽입된 PCD가 잘 배액되도록 하고 Supportive care를 위해 입원했어요.

좋아요. 환자가 어떤 증상으로 입원했는지 입원 동기를 알게 되면 환자 사정 시 어떤 증상을 잘 살펴야 할지 연결해서 생각할 수 있어요. 해당 환자는 호흡곤란이 있고 산소요구도가 높아졌다고 하니 환자 라운딩 때 호흡 양상을 살펴야 하고, 산소 흡입을 할 수도 있다는 걸 함께 연결 지어 생각하면 좋겠죠?

현재 상태와 치료에 대해서 저는 산소 관련된 내용만 적었는데 PCD와 Foley catheter도 함께 적어야 하나요?

현재 상태에서 환자가 어떤 상태인지, 치료와 관련된 장치가 있는지도 적어 두면 좋아요. 해당 환자에게는 현재 산소포화도를 모니터링하며 산소를 흡입하도록 하고 있어요. 그뿐만 아니라 외부 병원에서 우측 흉부에 PCD를 삽입한 상태예요. 또한 Bed ridden 환자로 거동이 어려워 Foley catheter를 삽입하고 있는데 PCD 배액량뿐 아니라 I/O를 함께 체크하여 환자 상태를 면밀하게 살피는 중으로 볼 수 있겠네요. 해당 환자와 관련된 검사 결과는 어떤 것이 있을까요?

앞서 연습한 것처럼 폐렴을 의심하고 있기 때문에 Chest X-ray 검사와 혈액검사 중 hs-CRP를 먼저 살펴보았어요.

역시, 앞에서 연습한 만큼 실력이 늘었네요! 폐렴과 연결 지어 hs-CRP 결과가 중요하다고 이해한 부분도 참 잘했어요. hs-CRP 외에 혈액검사 결과에서 주의하여 살펴볼 수치에는 어떤 것이 있을까요? 검사 결과를 살펴보니 호흡기 환자임에도 GOT, GPT가 많이 상승해 있고, 전반적인 전해질 수치가 정상 범위에 있지 않죠. 해당 환자는 HBV 환자로 간에도 문제가 있어 GOT, GPT가 상승했을 수 있어요. 또한 전신 컨디션이 저하되면서 적절한 식사를 하지 못해 전체적인 전해질도 수치가 좋지 않다는 것을 알 수 있어요.

참고할 만한 또 다른 검사는 무엇이 있나요?

우선 시술이 잘되었는지 확인이 필요하겠죠? 간호기록에서 확인하거나 인계로 확인할 수도 있지만, 정확한 정보를 보려면 시술 영상 기록지를 함께 보는 것이 좋아요. 그리고 PCD를 교체하면서 배액된 흉수가 있을 텐데 I/O를 체크하는 환자이기 때문에 시술 시 흉수가 얼마나 배액 되었는지 확인해야 해요.

PCD 교체 후 Chest X-ray 오더가 추가로 발행되어 있으니 PCD 후 Chest X-ray도 함께 살펴보아야겠네요.

선생님, 그런데 Pleural 검사는 어떻게 나가는 건가요?

시술실에서 배액된 검체 110cc로 처방이 있다면 EDTA, SST, Plain bottle 등에 담아 검사를 시행할 수 있어요. 흉수 상태를 파악할 수 있기에 의미 있는 검사 결과에 함께 기입해서 살펴보면 좋아요. 또한 해당 환자가 가지고 있는 관이나 Dressing을 언제 교체하면 좋을지 함께 기록해 두면 교체 시기를 놓치지 않고 인계할 수 있어요.

주요 Medication에 Clexane이 있었는데 선생님께서 메모로 함께 적어 두셨더라고요. 환자파악 시트에 적어 둔 이유가 있을까요?

해당 환자는 최근 뇌경색을 앓았던 환자예요. 뇌경색으로 인해 Clexane을 지속적으로 투약하고 있는데 오늘 PCD 삽입으로 인해 잠시 Hold한 상황이에요. 따라서 시술 이후 Clexane 투약을 재개해야 할지 의사에게 확인이 필요하기 때문에 놓치지 않으려고 메모를 해두었어요. Clexane은 항응고제로 혈전색전증 예방을 위해 투약하기 때문에 해당 주사를 투약하는 환자에게서 혈소판 수치도 함께 주의 깊게 살펴보는 것이 좋겠죠? 그 때문에 의미 있는 검사 결과에 Platelet을 함께 메모해 둔 거예요.

추가로 Clexane은 SC로 투약하는 약물인 만큼 투약 위치를 바꿔서 투약하는 것이 필요해요. 보통 오른쪽/왼쪽 상완을 번갈아 가면서 투약하기에 환자파악 시트에 오늘 투약할 위치에 대한 내용도 함께 포함하면 좋겠어요.

그리고 저는 특이 사항에 특별하게 적은 것이 없는데 선생님께서는 여러 가지 메모를 하셨더라고요.

네, 맞아요. 특이 사항에는 의학적인 소견이나 간호와 관련된 내용은 아니지만 환자를 간호할 때 주의하거나 참고하면 좋을 것도 적어서 인계 시 활용하면 좋아요. 해당 환자는 보호자는 잘 찾아오진 않지만 현재 간병인이 상주하고 있고 환자 시력이 저하되어 있어요. 이를 다음에 간호할 선생님에게 함께 인계한다면 환자 시력이 낮은 점을 참고해서 더 조심스러운 간호가 적용될 수 있고, 보호자 호출이 필요한 응급 상황 시에도 도움이 돼요.

이 밖에도 환자 안전과 관련하여, 해당 환자는 Bed ridden이고 근력이 약해진 고령의 환자로 낙상 방지 교육과 욕창 방지 교육 및 활동을 적용해야 하는 대상군이에요. 라운딩 시 환자 및 보호자에게 교육 사항이 잘 지켜지고 있는지 확인한 후 부족하다면 추가 교육이 필요해요.

✓ TIP 이런 경우에 환자파악 시트 메모에 포함하면 좋아요!

- Pleural fluid 검사: 시술 시 채취한 흉수가 검체로 나갔는지 확인 메모

- 시술 이후 Follow-up 검사: "PCD 교체 후 Chest X-ray 예정" 항목 꼭 기재

- 관 교체 시점: Dressing 유지 중이라면 다음 교체 시기 함께 기입

- 환자 상태에 따른 교육 Point: "Bed ridden 상태로 낙상·욕창 예방 교육 필요" 등으로 기록

! 잠깐 환자파악을 할 때 이런 점을 주의해서 간호해요!

흔한 실수	환자파악 Point
입원 동기를 단순히 "호흡곤란"이라고만 기재	기저질환(폐암, PCD 유지 등)과 연결해 입원 계기까지 서술해요. 예를 들어 "PCD 삽입 후 배액 관리 및 호흡곤란 악화로 입원"이라고 적을 수 있어요.
치료 중인 장치를 생략하거나 "있음"이라고만 기재	산소 치료, PCD, Foley 등 현재 치료와 간호 중점까지 함께 명시해요.
검사 결과 수치를 단순 나열	폐렴 관련 검사(CRP, ABGA 등)를 의미와 함께 기술해요. 예를 들어 "CRP 상승, ABGA는 입원 초기에만 시행됨"이라고 적을 수 있어요.
약물명만 적고 배경은 생략	Clexane 등 주요 약물은 투약 배경 및 중단/재개 여부도 기록해요.
특이 사항 누락	간병인 유무, 시력 저하, 활동 상태 등 간호 시 참고할 수 있는 정보는 꼭 기입해요.

환자파악 시트를 바탕으로 환자 라운딩 시 살펴보아야 할 사항과 어떤 부분이 고려되면 좋을지 적어봅시다.

■ 모범 답안

환자 사정	- 활력징후(체온), SpO_2 측정, 호흡 양상, 기침 양상 사정 - 산소 주입 상태, Nasal prong 적용 부위 피부 확인 - PCD 삽입 부위, 배액 양상, Foley catheter 확인, Subclavian catheter dressing 상태 확인 - 지남력 확인, 의식수준 확인, 근력 확인, 통증 사정
환자 간호	- 산소 물 교체 - Chest PA 검사 안내 - PCD 삽입 부위의 불편감 확인 - I/O 작성법 교육, Foley catheter 관리 교육 - 수액 주입 속도 및 수액 Remain 확인

 해당 환자 라운딩 때 어떤 것을 주의 깊게 보면 좋을까요?

 일단 환자가 PCD를 교체했고 호흡곤란 증상으로 입원했으니까 호흡 양상과 산소포화도를 살펴야 할 것 같아요.

 네, 좋아요. 해당 환자는 SpO_2 target 92%로 Nasal prong 5L/min으로 산소를 공급하고 있는 환자예요. 따라서 안정 상태에서 산소포화도가 Target보다 저하되지 않도록 하고, PCD 교체 후 호흡 양상에 문제가 없는지 함께 살피는 것이 좋아요. 또한 R/O pneumonia이므로 이로 인한 열과 가래, 기침이 동반될 수 있어요. 호흡 양상을 살피면서 호흡기계에 다른 문제는 없는지 살펴보아요.

라운딩 시 발생 가능한 이벤트

혹시 환자에게 발생할 수 있는 상황은 어떤 게 있을까요? 가장 먼저는 호흡곤란이 다시 나타날 수 있어요. 또한 Pneumonia가 의심되므로 열이 날 수도 있죠. Infarct 과거력으로 인한 두통, 신경증상 변화도 발생할 수 있고, PCD가 연결되어 있기 때문에 PCD 연결 부위가 Disconnect될 수도 있어요.

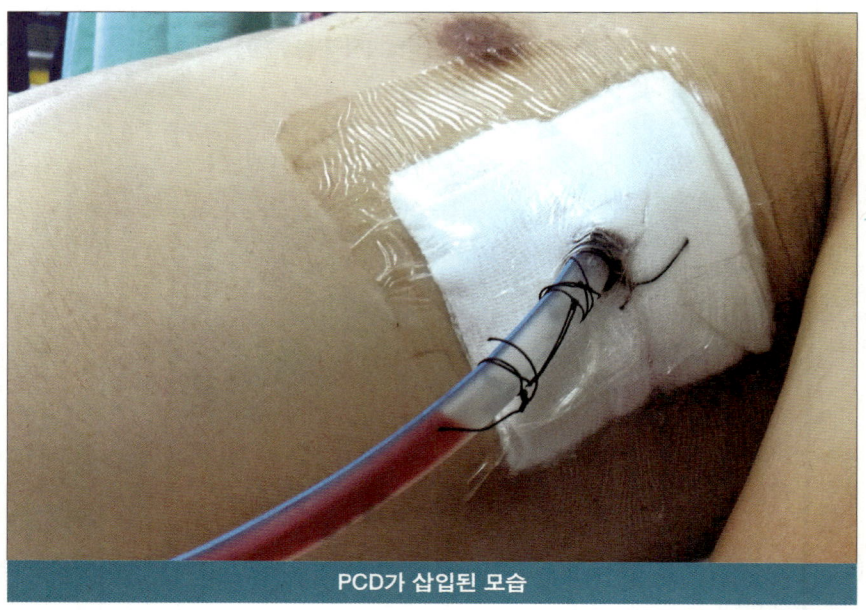

PCD가 삽입된 모습

 PCD 배액 양상을 살피는 것도 V/S 만큼 중요할 것 같아요!

 맞아요. 해당 환자는 다른 병원에서 PCD를 삽입하고 왔는데 입원한 8월 9일부터 오늘까지 배액이 잘 안된 것으로 보여요. 그래서 PCD를 교체했기 때문에 시술 후 배액량이 증가할 것이고 양상이 변화될 수 있어요. 따라서 PCD 배액량과 양상을 잘 살펴야 해요. 보통 흉수는 대체로 맑은 연노란 색을 띠는데, 배액 양상이 Bloody, Sanguineous, Serosanguineous, Serous, Pus, Dark brown 중 어떤 양상인지 살펴보고 간호기록을 해요.

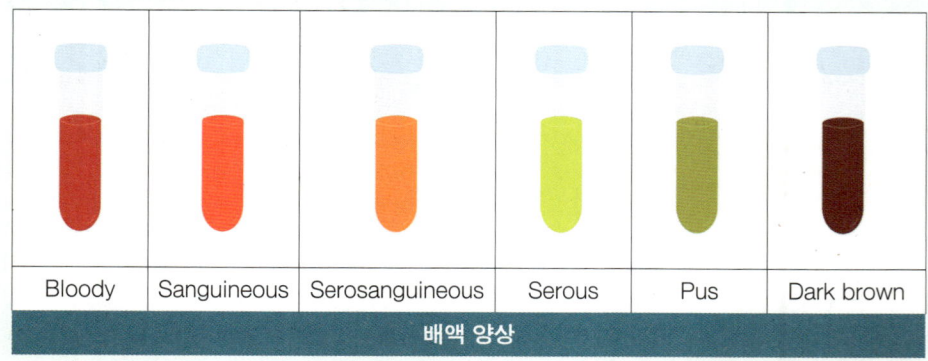

Bloody	Sanguineous	Serosanguineous	Serous	Pus	Dark brown

배액 양상

다음으로는 시술 후 오늘 얼마만큼 배액할지 의사에게 확인해야야겠죠? 만약 처음 흉관을 삽입하는 경우라면 시술 후 Clamping 상태로 병실에 올라오기 때문에 의사에게 오늘 하루 총배액량은 얼마나 하면 좋을지 확인 후 Declamping을 해요. 또 흉수가 시간당 100mL 이상 배액된다면 의사에게 알려 흉수 배액량을 다시 확인받아요. 흉수를 갑자기 많이 배액하면 폐에 무리가 갈 수 있기 때문이에요. 자, 그리고 배액 양상과 배액량뿐 아니라 어떤 걸 또 살펴야 할까요?

 음… PCD 배액관을 잘 봐야 할 것 같아요.

 네. PCD 배액관이 꼬이거나 꺾이진 않았는지, PCD가 잠겨 있지는 않은지 배액관의 상태를 잘 살펴야 해요. 그와 더불어 PCD를 교체하고 왔기 때문에 PCD 삽입 부위에 Dressing이 젖어있는지, 출혈이 있는지도 함께 살펴야 하고요. Dressing 방법에 따라 Dressing을 교체해야 하는 주기가 다르므로 Dressing 소재도 함께 살펴야 해요.

또 흉부에 삽입한 PCD이기 때문에 Chest bottle에 연결하게 되는데 Chest bottle이 문제없는 상태인지 살펴보는 것이 필요해요. 이때 환자 및 보호자에게 Chest bottle이 넘어지지 않도록 주의시키고 배액병이 삽입 부위 아래쪽에 위치하도록 교육해 주세요. 또한 PCD 삽입 부위의 통증은 없는지도 함께 확인해요.

✔ TIP   흉부 PCD/Chest tube 삽입 후 관찰해야 할 항목

- Insert 위치: Rt/Lt 확인
- Tube insert site: 피부 상태, Tube 위치(Tube가 밀려 나오지는 않았는지), Tube 고정 방법, 통증이 있다면 Pain control
- Tube dressing: Oozing 없는지, 벗겨지지는 않았는지
- 배액 양상 확인: Bloody, Sanguineous, Serosanguineous, Serous, Pus, Dark brown 등

 Chest bottle은 어떻게 살피나요?

 Chest bottle의 Water seal에서 Air leakage, Oscillation이 있는지 살펴요. Air leakage는 Water seal에 있는 Straw 끝에서 공기가 뽀글뽀글 나는지로 확인하면 돼요. Oscillation은 환자가 호흡하면서 Water seal 표면에 진동이나 파동이 있는지, 호기와 환기 시 물기둥이 움직이는지로 확인해요. Water seal을 살펴보면, 흡기 시엔 늑막 내압 감소로 물기둥이 올라가고, 호기 시엔 늑막 내압의 증가로 물기둥이 내려가요. 이때 관이 막히면 물기둥의 움직임이 없어지죠. 그럴 때 관찰한 내용을 간호기록에 기록하고 의사에게 해당 사항에 대해 알려요.

흉부 PCD가 빠졌다면?

즉시 새 배액병을 준비하고 튜브의 끝을 소독하여 새 배액병과 연결한 후, 환자에게 심호흡을 몇 번 하도록 하여 늑막강 내로 들어간 공기가 배출되게 해요. 그리고 동시에 의사에게 알려야 해요. 흉관과 흉관 배액병을 바로 재연결할 수 없는 경우, 환자 쪽의 분리된 흉관 끝을 멸균 증류수가 든 용기에 담아 Water seal을 만들어 줌으로써 기흉을 예방할 수 있게 해요.

이때 기흉이 아니면서(혈흉, 농흉 등) Air leakage가 없었던 환자는 숨을 내쉬도록 하면서(늑막강 압력이 높은 호기 상태를 유지하기 위함) 환자 측 튜브를 즉시 겸자(Kelly)로 Clamping하여 공기가 늑막강 내로 더 주입되지 않도록 해요. 튜브를 잠근 후의 환자 상태를 관찰하여 긴장성 기흉 증상인 DOE(Dyspnea On Exertion, 운동 중 호흡곤란), 청색증, 산소포화도 저하가 보이면 즉시 잠갔던 튜브를 풀어야 해요.

반대로 기흉 환자이거나 Air leakage가 있는 환자는 튜브를 Clamping하면 긴장성 기흉이 발생할 우려가 크므로 절대로 Clamping하면 안 돼요.

 PCD를 흉부에 꽂을 때 필요에 따라 Chest bottle과 연결하기도 하네요!

 네. 물론 모든 Pleural PCD를 Chest bottle과 연결하는 것은 아니지만 해당 Case에서는 Chest bottle과 연결했으니 Chest bottle을 잘 살펴야겠죠(Pigtail bag 등 병원에 따라 다양한 배액관에 연결할 수 있어요). 그리고 산소를 주입하는 환자인 만큼 산소 Bottle 물 양, 산소 줄 꼬임, Nasal prong을 적용한 환자의 피부 상태 등을 함께 확인해야 한다는 것은 이전 시간에 배웠죠? 또 해당 환자는 PCD, 산소 외에도 관을 2가지 더 가지고 있는데 무엇일까요?

 Foley catheter와 Subclavian catheter요!

 맞아요. Foley catheter를 가지고 있는 환자의 경우, Foley catheter가 꺾이거나 꼬이진 않았는지 살피고 Foley catheter에서 나오는 소변 양상을 함께 확인해요. Foley catheter에서 나오는 소변 양상은 Amber, Straw, Yellow, Brown, Blood tinged, Bloody, Orange로 확인할 수 있어요.

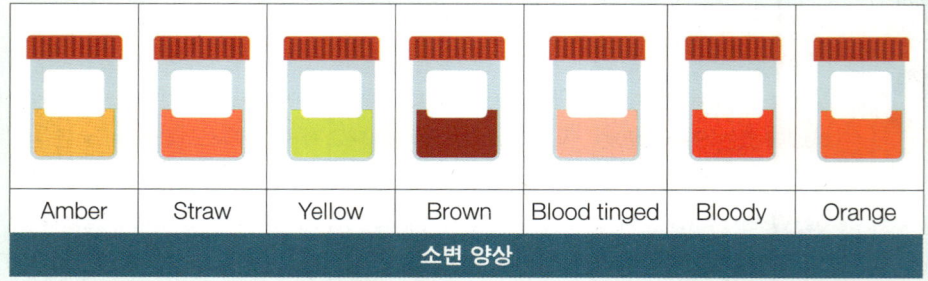

| Amber | Straw | Yellow | Brown | Blood tinged | Bloody | Orange |

소변 양상

또한 Urine bag이 바닥에 닿으면 감염 위험이 있어 Urine bag의 위치가 적절한지 살피고, Foley catheter가 막히거나 꺾이면 Catheter가 삽입된 곳에서 소변 Leakage가 있을 수 있으니 Patency 확인과 함께 소변 Leakage도 함께 살펴주세요.

이 환자는 I/O를 하고 있는 환자인 만큼 주입되는 수액의 양과 시간에 따라 소변이 적당량 배출되는지도 살펴야 해요. Foley catheter에서 나오는 소변량이 너무 적다면 다른 문제(소변 줄이 막혔거나 꼬임, 신장 기능 악화, 수액이 적정량 주입되지 않음, 환자 섭취량 저하 등)는 아닐지 함께 고려해야 해요.

아하, 환자가 가지고 있는 모든 관을 정말 잘 살펴야겠어요. Subclavian catheter는 어떤 점을 살펴야 하나요?

Subclavian catheter의 경우, 삽입된 부위의 Dressing이 젖거나 출혈은 없는지, 관이 빠져있지는 않은지, 주입되고 있는 수액 라인에 문제가 없는지도 살펴야 해요. 관이 느슨해져 약물이 새어 나온다면 Dressing이 축축하게 젖어 있겠죠. 해당 환자의 Catheter는 예전에 삽입한 것이라 출혈이 생길 일은 없겠지만, 바로 삽입하고 온 환자라면 삽입 부위에 Bleeding이나 Edema, Redness는 없는지 살펴야 해요. 해당 환자 라운딩 시 추가로 살필 부분이 있을까요?

음… 잘 모르겠어요.

산소를 사용하는 환자의 경우, 산소 공급 장치가 피부에 계속 닿아 있어 피부 손상이 발생할 수 있어요. 특히 이 환자는 고령에 침상에만 누워 있는 상태라 욕창 발생 위험이 높아요. 따라서 뼈가 돌출된 부위나 산소 공급 장치가 닿는 피부의 상태를 잘 살펴야 하며, 필요시 피부 손상을 예방하기 위해 Dressing을 적용할 수 있어요.

이 외에도 해당 환자는 흉수로 인한 전신 쇠약이 있을 수 있어요. 그리고 최근 뇌질환을 앓았던 병력이 있으므로 의식수준과 지남력을 확인하며 근력이 빠진다든지 말이 어눌해지는 등 신경증상에 변화된 점은 없는지도 함께 살펴야 해요.

그리고 이러한 모든 사정 시엔 환자 시력이 저하된 상태이므로 간호사가 갑자기 만지거나 다가가서 처치하면 환자가 당황할 수 있어요. 따라서 시력이 저하된 환자를 간호할 때는 다가가기 전에 환자에게 간호사가 방문했음을 알리고, 어떤 처치를 할 것인지와, 상태를 확인하기 위해 신체 일부를 만지게 됨을 미리 알리고 사정하면 좋겠어요.

지금까지 파악한 내용과 환자파악 시트, 간호기록 그리고 V/S 기록을 참고하여 실제로 인계하는 것처럼 연습해 봅시다.

- **V/S**

시간	SBP	DBP	PR	RR	BT	SpO$_2$
00:00	113	73	106	26	36.9	98
08:00	109	73	88	26	36.7	100
15:36	108	70	91	27	37.2	100
16:30	109	65	89	24	37.4	98

- **간호기록**(간호진단은 병원마다 상이하여 생략됨)

시간	내용
10:00	Percutaneous drainage 통해 Sanguineous하게 배액됨. Percutaneous drainage 삽입 부위 Oozing 없음. 오늘 200cc 배액되었으며, 8월 8일부터 총 700cc 배액된 상태로 Chest bottle 교환함.
15:36	검사실에서 도착함. Percutaneous drainage 통해 Bloody하게 배액됨. 의사에게 확인 후 흉관 Declamping함. 주치의가 '오늘 총 700cc 배액 예정이므로 추가로 500cc 배액하고 500cc 넘으면 Clamping하자'고 함. 의사에게 확인 후 Clexane 투약함. PCD 삽입 부위 관찰함.
16:30	Eye 4, Verbal 5, Motor 6로 의식수준 확인함. 지남력 확인함. 장소에 대한 지남력 없어 지남력을 줌. 환자 횡설수설함(상세 내용: 간병인에 따르면, 밤에는 섬망처럼 관을 잡으려 하는 등의 행동이 자주 보이는데 낮에는 덜하다고 함). 5L/min Nasal prong으로 산소 흡입 중임. 흉부 불편감 없음. 호흡곤란 없음. 빠른 호흡 있음. 기침 감소함. 호흡 양상 관찰함. 시력 감퇴 있음. 간병인이 환자 옆에 상주하고 있음. 낙상 방지 교육함. 복부 Bruise 있음. Bed ridden 상태임. 욕창 위험 요인이 있는지 확인함. 욕창 예방용 매트리스 적용해 줌. Percutaneous drainage 삽입 부위 Oozing 없음. 배액관 Declamping 상태임. Percutaneous drainage 배액 양상 Bloody함을 관찰함. Foley catheter 통해 Yellow clear 소변이 배출되고 있음.
16:42	주치의 혈관조영실에서 가져온 검체 110cc로 PCD 검사 나가고 산소 3L/min으로 감량하기로 함. 주치의에게 PCD 배액 양상 Bloody함 알림. 주치의가 'PCD 교체 후 검사실에서 배액된 양 제외하고 추가로 500cc 배액되면 Clamping 상태 유지하고 다음 날 8A 이후 Declamp 여부 확인하겠다'고 함. 3L/min로 산소 흡입량 변경함. 호흡 양상 관찰함. 산소포화도 98% 확인함.

■ **모범 답안**

나○○ 환자, NSCLC로 진단받고 Rt. pleural effusion과 호흡곤란으로 산소요구도가 높아져, Rt. PCD drainage & Supportive care 위해 입원했습니다. 현재 R/O pneumonia로 항생제 Tazoperan 투약 중이며 과거력으로는 Multifocal infarct, HBV-LC가 있어 신경과와 소화기내과에서 처방받은 약을 복용 중입니다. 8월 8일 입원 당시에 외부 병원에서 PCD 삽입한 상태였는데 PCD에서 Drain이 잘 안되어서 오늘 오후에 PCD 교체하고 왔습니다. SpO2 Target은 92%로 현재 산소 3L 주입 중이고, 전신 쇠약 및 Bed ridden 상태로 Foley 삽입하고 있고 소변은 Yellow clear하게 배출되고 있습니다. 현재 메인 수액은 Subclavian catheter 통해 Keep vein N/S와 TPN 주입 중입니다.

오늘 PCD 시술 전 Chest AP, Lab, 전일 배액량 확인 후 Declamping하여 200cc 흉수 배액되었고 데이 때 Chest bottle 교체하였습니다. 시술실에서 110cc 검체용으로 추가 배액하였으며, PCD 교체 후 Chest AP 확인 후 배액 시작했습니다. 기존 Sanguineous한 배액 양상에서 시술 후 현재 Bloody한 양상으로 약 250cc 배액되어 주치의에게 알렸고, 주치의가 오늘 시술 이후 500cc Drain되면 흉수 배액을 더는 하지 않기로 해서 MN까지 살펴보고 추가로 250cc 더 배액되면 Clamping해 주시면 됩니다.

Infarct으로 Clexane 투여 중인 환자였으나 PCD 교체 위해 8월 9일부터 Hold하였고 오늘 PLT 124K 확인하고 주치의 확인하에 PCD 교체 후 9P에 Clexane 왼쪽 팔에 투약하였습니다. 평소 환자분 시력이 저하된 상태로 주의가 필요하며, 간병인과 환자에게 낙상 방지 교육, 욕창 방지 교육 시행하였고 이브닝 때 욕창 매트리스 추가하여 적용하고 있습니다. 그리고 입원 당시부터 의식수준을 확인하였을 때 GCS 4, 5, 6으로 확인되었으며 시간과 사람에 대한 지남력은 있으나 장소에 대한 지남력은 없었습니다. 그리고 간병인에 따르면 밤에는 섬망처럼 관을 잡으려고 하는 행동이 자주 보이는데, 낮에는 특별한 문제가 없었습니다. 나이트 때 섬망 증상이 심해지는지 함께 살펴주세요.

산소 Bottle, Nasal prong은 8월 15일에 교체가 필요하고 Subclavian catheter와 PCD 삽입 부위는 메드레스 Dressing되어 있는데 Dressing 날짜가 안 맞아서 내일 함께 챙기고 앞으로 짝수날에 Dressing을 함께 챙겨주시면 됩니다. I/O는 Sub I/O 9P경 끊어 놨고 N/S와 TPN 남은 양과 오늘 총 배액된 PCD양 확인해서 포함시켜 주시면 됩니다.

 오늘 대단히 많은 이벤트가 있던 건 아닌데 인계할 사항이 많네요.

 그렇죠? 이브닝 근무를 하고 나이트 선생님에게 인계하는 것으로 가정하여, 함께 천천히 인계 흐름을 정리해 볼게요. 우선 다음 듀티 선생님이 처음 보는 환자라면, 환자의 진단명과 입원 동기를 가장 먼저 언급하여 환자파악이 원활하도록 하는 것이 좋겠죠?

네! 그다음에는 어떤 것을 이야기하면 좋을지 모르겠어요.

 진단명과 입원 동기를 이야기한 뒤에는 환자의 히스토리와 함께 관련된 복용 중인 약물에 대해 언급하는 것도 자연스럽게 환자파악하는 데 도움이 돼요. 해당 환자는 최근 뇌경색을 앓았고 HBV 환자로서 신경과와 관련된 복용약과 주사약 Clexane도 적용 중이에요. HBV와 관련된 약으로는 B형 간염약 Tenofovir alafenamide을 복용 중이었고요.

그리고 이 Case에서는 흉수 배액을 잘하는 것이 관건이기 때문에 PCD 시술과 흉수 배액량 및 양상에 대해 가장 먼저 이야기하는 것이 좋아요. 그 후 전반적인 환자 컨디션 설명과 함께 오늘 근무 때 있었던 이벤트를 인계하는 방향으로 진행하는 거죠. I/O도 하고 있는 환자이기 때문에 흉수 배액량, 소변량 체크를 잘해야 하고, 주입되는 수액은 어떤 것이 있는지 설명해 주세요.

 아직 환자파악 시트와 연결 지어 인계하는 것이 매끄럽지 못한 것 같아요.

 연습하다 보면 늘 수 있어요. 환자의 상태, 오늘 시행한 처치 및 시술, 뒤이어 근무하는 간호사들이 꼭 챙겨야 하는 중요한 내용 위주로 인계한다고 생각하면 어렵지 않아요. 그리고 나이트 때 환자가 섬망 증상이 있었던 환자라 나이트 근무 때 섬망이 더 심해지지 않는지 더 살필 수 있도록 이야기해 주면 더욱 좋답니다.

마무리로는 Chest bottle 교체 여부, Clexane 투여 재개 여부, Foley catheter 및 Nasal prong, 산소 Bottle 교체 시기, Dressing 일정까지 환자파악 시트에 적은 내용을 바탕으로 차근차근 인계해요. 인계할 때 꼼꼼하게 챙겨야 하지만 자칫 깜빡할 수 있기 때문에 이런 내용은 환자파악 시트에 메모로 적어 두는 것이 좋아요.

MEMO

PART 2

순환기내과

01 협심증(Angina)

79세 남자 도○○ 환자는 3~4개월 전부터 숨이 차고 가슴 정중앙이 쓰린 증상 있어 외래에서 검사 후 Stenosis 소견으로 3월 17일 순환기내과에 입원했다. CAG를 위해 3월 17일에 사전 검사를 시행하였고 3월 18일에 CAG 검사를 시행하였으며 이브닝 때 담당 환자로 간호하게 되었다.

Step 1 환자 정보 살펴보기

❶ 의무기록[3/17]

■ **Chief complaint(주호소)**

Stable angina

안정협심증

■ **Assessment(진단명)**

Angina

협심증

■ **Past history(병력)**

\# HTN, Dyslipidemia

고혈압(Hypertension), 이상지질혈증

\# CKD monitoring

만성신장질환(Chronic Kidney Disease) 모니터링

\# Penicillin allergy

페니실린 알레르기

■ **Present illness(현재 질환)**

상환 DOE운동 중 호흡곤란(Dyspnea On Exertion)로 타 병원에서 의뢰된 환자로 3~4개월 전부터 언덕을 오를 때 숨이 차고 가슴 정중앙이 쓰린 증상이 있다고 하며, 타 병원에서 Medication 추가한 이후 증상이 호전된 것 같다고 함.

최근 시행한 CCTA심혈관 CT 조영 검사에서 LM dense calcification자주관맥 치밀석회화, LCX 70%, RCA 70~80% Stenosis좌회전 동맥 70%, 우관동맥 70~80% 협착 소견 확인됨.

■ **Plan(치료 계획)**

W/U & CAG

검사 및 관상동맥 조영술

❷ Order[3/17]

■ 처치 및 지시

V/S check q 8hr

BR

Hyperlipidemia diet(고지혈증식) [상식] [1700 kcal]

Bwt & Ht check

Get permission: CAG, PCI

Skin preparation: Both inguinal area

Notify Dr(Angio room), if Hb $<$ 10 or Cr $>$ 1.4

If chest pain(+), notify Dr immediately

내일 Lipid panel 채혈 예정이면 8P부터 금식: 내일 8A Lipid panel 채혈

■ 투약

[PRN] Nitroglycerin 0.6mg 설하정(Nitroglycerin) 1tab [S.L]

■ 검사

CBC [EDTA BLD]

Admission panel [Serum]

Electrolyte panel-TCO$_2$ 제외 [Serum]

Coagulation panel [Citrate BLD]

hs-CRP quantitation [Serum]

Cystatin C [Serum]

Creatinine(Random urine) [소변]

Protein(Random urine) [소변]

HBsAg [Serum]

Anti-HBs [Serum]

Anti-HCV [Serum]

HIV(Ag,Ab) [Serum]

RPR 정성(Auto) [Serum]

ABO/Rh Type & Antibody Screening [EDTA 6mL]

CK-MB [Serum]

Troponin [Serum]

NT-proBNP [Serum]

Echocardiography

ECG

Chest PA

❷ Order[3/18]

■ 처치 및 지시

V/S check q 8hr

BR

Hyperlipidemia diet(고지혈증식) [상식] [1700 kcal]

NPO till study: CAG, Lipid panel

■ 투약

지시: 0A부터 투여

　　　Normal saline 1000mL bag 1bag [IV]×2 60cc/hr

[PRN] Nitroglycerin 0.6mg 설하정(Nitroglycerin) 1tab [S.L]

▶ 순환기내과

Aspirin protect 100mg tab(Aspirin enteric coated) 1tab [P.O] daily

Angibid 40mg SR tab(Isosorbide dinitrate) 1tab [P.O] daily

▶ 신장내과

Amodipin 5mg tab(Amlodipine) 1tab [P.O] daily

Diovan 160mg tab(Valsartan) 1tab [P.O] daily

Nebilet 5mg tab(Nebivolol) 1tab [P.O] daily

Lipinon 10mg tab(Atorvastatin) 0.5tab [P.O] daily

Urinon 50mg tab(Benzbromarone) 1tab [P.O] daily

K-cab 50mg tab(Tegoprazan) 1tab [P.O] daily

■ 검사

지시: 8A 채혈

　　　Lipid panel-A [Serum]

　　　LDL-cholesterol [Serum]

　　　LDL particle size 분석 [Serum]

　　　Apolipoprotein B [Serum]

■ 추가 오더

Ezet 10mg tab(Ezetimibe) 1tab [P.O] daily

Pregrel 75mg tab(Clopidogrel resinate) 1tab [P.O] daily

지시: Post CAG order

　　　V/S check: q 1hr (×2) → Then q 8hr

　　　Normal saline 1000mL bag 1bag [IV]×2 60cc/hr 시술 후 총 1L 투약

　　　- Radial로 시행한 경우

　　　　ABR

Check radial puncture site, skin color of the hand

검사 시행한 팔 쓰지 마시도록

- Femoral로 시행한 경우

  ABR

  Check femoral puncture site: Hematoma, Bruise, Oozing

  Check DPP

지시: Post lab

  CK-MB [Serum]

  Troponin [Serum]

  NT-proBNP [Serum]

  Post ECG[P]

❸ 검사 결과

■ 혈액검사[3/17]

검체 분류	검사명	검사 결과(3/17)	참고치
일반 화학	Calcium	8.8	8.8~10.5mg/dL
	Phosphorus	3.2	2.5~4.5mg/dL
	Glucose	115	70~110mg/dL
	Uric acid	2.8	3.0~7.0mg/dL
	T. protein	7.1	6.0~8.0g/dL
	Albumin	4.1	3.3~5.2g/dL
	T. bil.	0.7	0.2~1.2mg/dL
	Alk. Phos.	62	30~115IU/L
	AST(GOT)	23	1~40IU/L
	ALT(GPT)	13	1~40IU/L
	BUN	20	10~26mg/dL
	Creatinine	0.91	0.70~1.40mg/dL
	eGFR(CKD EPI Cr)	75	
	Na	137	135~145mmol/L
	K	4.1	3.5~5.5mmol/L
	Cl	102	98~110mmol/L
	Cystatin C	1.003	0.61~0.95mg/L
	eGFR(CKD EPI Cystatin C)	69.2	
	eGFR(CKD EPI Cr/Cystatin C)	73.5	
	hs-CRP	1.80	0~0.5mg/dL

검체 분류	검사명	검사 결과(3/17)	참고치
특수/일반 화학	NT-proBNP	21	0~222pg/mL
	Troponin I	<0.01	0~0.028ng/mL
	CKMB	4.1	0~6.6ng/mL
혈청검사	RPR 정성(Auto)	Nonreactive	Nonreactive
	HBsAg	Negative	Negative
	Anti-HBs	55.21	>10mIU/mL
	HIV(Ag,Ab)	Negative	Negative
	Anti-HCV	Negative	Negative(<1.0 S/CO)
일반 혈액	WBC	7.51	$4{\sim}10{\times}10^3/\mu L$
	RBC	3.36	$4.2{\sim}6.3{\times}10^6/\mu L$
	Hb	11.7	13~17g/dL
	Hct	35.4	39~52%
	MCV	105.4	81~96fL
	MCH	34.8	27~33pg
	MCHC	33.1	32~36g/dL
	RDW	11.8	11.5~14.5%
	Platelet	235	$130{\sim}400{\times}10^3/\mu L$
	PCT	0.22	0.15~0.32%
	MPV	9.4	8.9~12.0fL
	PDW	8.9	9.9~16fL
혈액 응고	PT INR	1.06	0.8~1.2INR
	PT %	91	80~120%
	PT sec	11.9	9.7~12.3sec
	aPTT	31.5	27.1~37.8sec
	Fibrinogen	359	192~411mg/dL
혈액 은행	ABO	B	
	Rh D	+	
	Ab screen	Negative	Negative

■ 혈액검사[3/18]

검체 분류	검사명	검사 결과(3/18)	직전 결과 (3/17)	참고치
일반 화학	Chol.	142		0~240mg/dL
	TG	83		0~200mg/dL
	HDL Chol.	43		35~55mg/dL
	LDL Chol.	78		0~130mg/dL
	LDL Chol.(계산식)	82		0~130mg/dL
	ApoB	61		50~110mg/dL
특수/일반 화학	NT-proBNP	13	21	0~222pg/mL
	Troponin I	<0.01	<0.01	0~0.028ng/mL
	CKMB	1.0	4.1	0~6.6ng/mL

■ **CT Angio + 3D Heart (EKG gated)(Contrast)[3/11]**

[Conclusion]

Atherosclerosis, Significant stenosis in the coronary arteries

죽상경화증, 관상동맥의 심각한 협착

■ **ECG[3/17]**

[Conclusion]

Sinus bradycardia

동맥성 서맥

Voltage criteria for left ventricular hypertrophy

좌심실 비대에 대한 전압 기준

Nonspecific ST abnormality

비특이적 ST 이상

Abnormal ECG

비정상적인 ECG

■ **Echocardiography[3/17]**

[Conclusion]

1. Generous LV cavity size and borderline systolic function: Calculated EF=56%

넉넉한 LV 크기와 경계 수축 기능: 계산된 EF=56%

2. Mid septal, Apico septal/inferior hypokinesia

중간 중격, 정점 중격/하부 저운동증

3. Normal LV wall thickness

정상적인 LV 벽 두께

4. Trivial AR, Trivial MR

경미한 AR, 경미한 MR

5. Mild TR with elevated PASP(48mmHg)

PASP가 높은 경미한 TR(48mmHg)

6. No intracardiac mass, shunt or pericardial effusion

심장 내 덩어리, 션트 또는 심낭 삼출액 없음

7. Dilated LA cavity

확장된 LA

❹ 간호 메모

■ 처치

Lt. arm IV 18G 3/21 교체

■ 보호자

보호자 O(주 보호자: 아들)

■ 물품

소변기 O

■ 알레르기

Penicillin 알레르기

조영제 알레르기

환자파악 시트 작성하기

환자 정보를 토대로 Case 환자가 어떤 환자인지, 중요하게 봐야 할 것과 오늘 근무에서 챙겨야 할 것은 무엇인지 파악해 봅시다.

■ 모범 답안

진단명, 수술명, 과거력	- Angina - HTN - Dyslipidemia - CKD	식이 및 알레르기	- 고지혈증 상식 - Penicillin 알레르기 - 조영제 알레르기
입원 동기	3~4개월 전 DOE, CCTA Stenosis 소견으로 W/U & CAG 위해 입원함	삽입관, Drain, Dressing	Lt. arm IV 18G 3/21 교체
현재 상태 및 치료	Post CAG	환자 안전	낙상 방지 교육
		의미 있는 검사 결과	- CT angio(3/11), ECG, Echocardiography - PLT, PT INR, Hb, Creatinine - CK-MB, Troponin, NT-proBNP - 고지혈증 Lab
주요 Medication	- Clopidogrel resinate 75mg - Ezetimibe 10mg(3/18~) - [PRN] Nitroglycerin 0.6mg	예정된 검사 및 처치	- 11P까지 ABR - DPP 촉지 - Hematoma, Bruise, Oozing 확인(-) - Post ECG[P]
특이 사항	- 보호자 O - 소변기 O	Consult	

꼼꼼하게 잘 적었나요? 그럼 이제 모범 답안을 살펴보아요. 말 그대로 모범 답안일 뿐 정답이 아니니 틀렸다고 생각하지 마세요. 부족한 부분은 없는지 함께 봅시다.

 해당 환자는 Stable angina로 고혈압, 고지혈증, 만성신부전 병력이 있어 진단명과 함께 정리해보았어요.

 네, 잘했어요. 단순히 과거력을 적는 데에서 그치는 것이 아니라 환자의 병력으로 인해 살펴보아야 하거나 주의해야 할 점, 관련 복용 약물은 무엇이 있을지 함께 연계해서 생각하여 환자파악 시트에 함께 메모해 주세요. 입원 동기는 어떻게 적었나요?

 3~4개월 전 호흡곤란이 있었고 검사에서 Stenosis 소견으로 검사 및 CAG 시술을 위해 입원했다고 적었어요.

 좋아요. 환자가 어떤 증상으로 입원했는지, 입원 동기를 알게 되면 환자 사정 시 어떤 증상을 잘 살펴야 할지 연결해서 생각할 수 있어요. 해당 환자는 호흡곤란이 있고 심장질환으로 입원했으니 환자의 V/S 중 혈압과 맥박을 잘 살펴야겠죠? 호흡곤란이 있는 경우, 단순히 산소포화도만 살펴볼 것이 아니라 동반되는 심장 관련 증상이 있는지 함께 살펴보아야 해요. 예를 들면 심장이 두근거리는 심계항진이 느껴지는지, 심장이 조이는 듯한 통증이 있는지 등을 함께 확인해야 하죠.

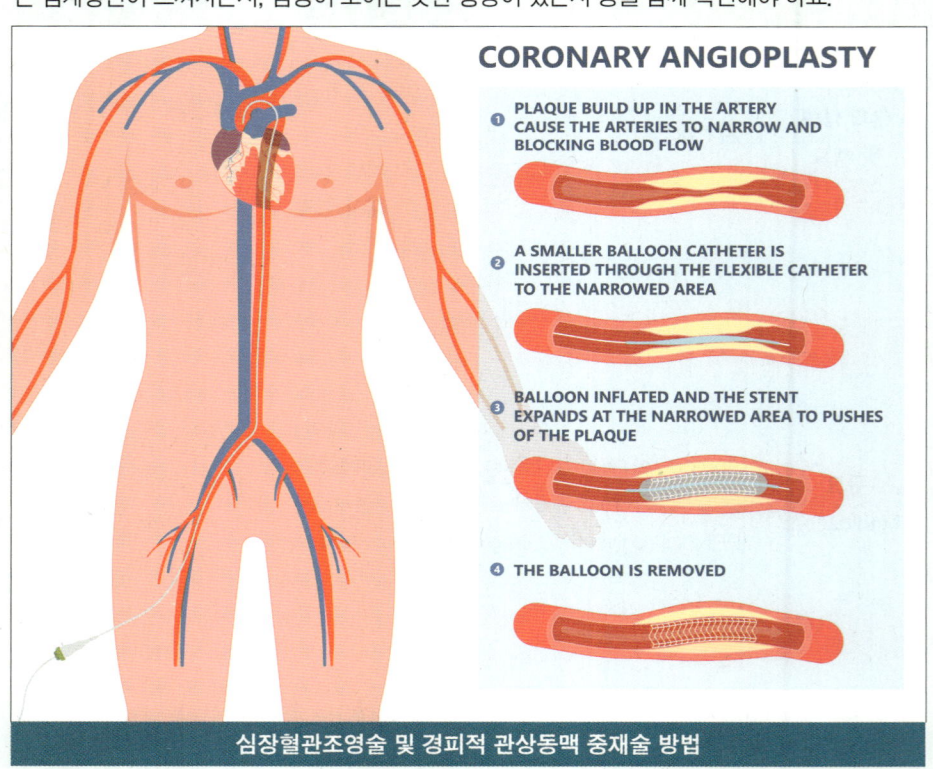

심장혈관조영술 및 경피적 관상동맥 중재술 방법

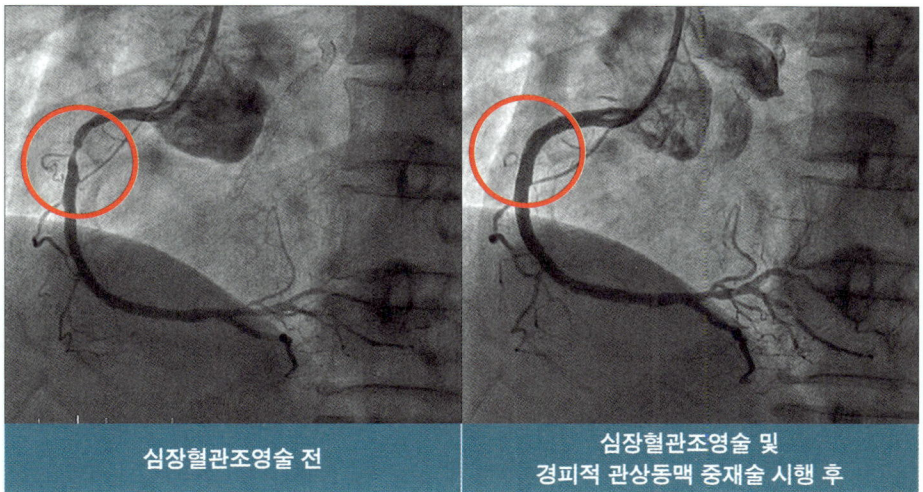

심장혈관조영술 전	심장혈관조영술 및 경피적 관상동맥 중재술 시행 후

현재 상태 및 치료에 대해서는 Post CAG라고 적었어요.

현재 환자가 어떤 상태인지, 치료와 관련된 장치가 있는지 적어 두면 좋아요. 해당 환자는 현재 부정맥 환자로 CAG 수술을 받고 온 직후예요. 이런 경우 CAG 시술 후 간호를 어떻게 해야 하는지 미리 공부하여, 환자 간호 시 필요한 처치와 사정을 해야겠네요. 그렇다면 Post CAG 환자에 대해 어떤 검사를 유의해서 살펴보면 좋을까요?

아무래도 침습적인 시술을 했으니까 혈소판과 혈액응고 관련 수치를 살펴보면 좋을 것 같아요.

네, 맞아요. 시술 전후로 가장 중요한 혈액검사를 꼽아보자면, 혈소판 수치와 혈액응고 관련 수치가 있어요. 검사 전 시술에 문제없는 수치인지 살펴보고 수치가 낮다면 시술 전 적절한 조치를 취해요. 시술 후라도 환자를 살피기 전에 혈소판 및 혈액응고 수치에 문제가 없는지 살펴두는 것이 좋겠죠. 또한 출혈이 있으면 Hb 수치가 낮아질 수 있어요. 따라서 시술 전 Hb 수치가 어땠는지 살펴보고 출혈이 생긴 경우라면 처방에 따라 Hb 검사를 추가로 진행할 수 있겠다는 것도 염두에 두는 것이 좋아요.

혈액응고 관련 수치 말고 또 어떤 검사를 유의해서 봐야 할까요?

심장 표지자(Cardiac marker)인 CK-MB, Troponin, NT-proBNP를 잘 살펴야 해요. 이 검사는 근육세포가 손상됐을 때 방출되는 단백 성분으로 심근경색 시 상승할 수 있는 수치예요. 시술 전날 검사를 시행했는데, 시술 후 이 수치가 높으면 심장에 문제가 발생했다는 것을 알 수 있겠죠. 따라서 시술 후 시행한 검사 결과를 주의 깊게 살펴야 하기 때문에 메모해 두도록 해요. 또 살펴야 하는 검사 결과가 있을까요?

심장 표지자(Cardiac marker)에 대해 알아보기

종류	설명
Troponin	심장에 특이적인 표지자로 심장이 손상된 지 수 시간 내에 증가하고 2주까지 증가 상태가 유지되는 수치예요.
CK-MB	주로 심장 근육에서 발견되는 크레아틴 활성 효소(CK)의 특정 형태로서 심장 근육세포가 손상을 입었을 때 증가해요.
NT-proBNP	심장 부전에 대한 자연적 반응으로 체내에서 분비돼요. BNP의 증가로 심장 마비를 진단할 수는 없으나 급성 심장 증후군 환자에게서 심장 문제의 위험성을 시사하는 수치로 볼 수 있어요.

음… 잘 모르겠어요.

해당 환자는 심장질환을 앓고 있는 환자예요. 순환기 환자에게 자주 시행되는 검사로 ECG(심전도)와 Echo(심초음파) 검사가 있어요. 특히 순환기 환자에게는 이 두 검사의 결과가 환자 상태를 이해하는 데 매우 중요해요. 먼저, 환자의 ECG 검사 결과에서는 서맥, 좌심실 비대, 비특이적 ST 이상이 관찰되었으며, 이는 이상 ECG 결과에 해당해요.

Echo 검사 결과를 통해서는 좌심실 박출률(Ejection Fraction, EF)이 56%로 나타났고 중격 운동 저하가 확인됐어요. 여기서 EF는 좌심실에서 혈액을 펌프질하는 능력을 평가하는 지표로서 정상범위는 55~70%예요. 환자의 EF가 56%라면 정상범위의 하한선에 가까워서 좌심실 기능이 약간 저하된 상태일 수 있어요. 이는 중격 운동 저하와 연관될 가능성이 있으며 심장 기능에 대한 면밀한 관찰과 관리가 필요하다는 것을 의미해요.

또한 이 환자는 CT Angio+3D Heart 검사를 통해 Stenosis(협착)가 발견되었어요. 환자의 검사 결과를 주의 깊게 살펴보고, 어떤 결과가 임상적으로 중요한 의미가 있는지를 알아보고 정리하는 연습이 환자파악에 큰 도움이 될 수 있어요.

주요 Medication에 Clopidogrel resinate를 적는 이유가 있을까요?

Clopidogrel resinate는 CAG 시술 후 혈전 방지를 위해 새로 추가된 약제예요. 이브닝 때 환자에게 추가로 챙겨 줘야 하는 중요한 약물이기 때문에 잊지 않고 투약하기 위해서 적어 뒀어요. 만약 데이 근무로 CAG를 시행하기 전 간호사였다면, 환자가 기존에 복용 중인 Aspirin을 복용해야 하는지 여부와 약물 농도를 증량하여 예방적 투약이 필요한지 등을 확인해야 해요. 현재는 이브닝 근무 중으로 시술 후 간호에 대해 집중하고 있지만 CAG 시술 전의 간호 시엔 중요한 부분이므로 기억해 두세요.

또한 다음 듀티 선생님에게 추가된 약물에 대해 인계할 때 누락되지 않도록 적은 것도 있어요. Ezetimibe도 오늘 추가된 약인데요, 원래 환자가 고지혈증이 있었는데 아침에 나간 고지혈증 관련 검사를 보고 주치의가 추가로 처방한 고지혈증약이에요. 그렇다면 Nitroglycerin은 왜 적어 두었을까요?

저는 PRN으로 투약해야 하는 약물이라서 적었어요.

물론 그것도 틀린 이야기는 아니에요. 그러나 모든 PRN 약물을 주요 Medication으로 적을 필요는 없어요. 해당 환자는 심장질환이 있어서 심근경색 같은 응급 상황에 바로 적용할 수 있도록 Nitroglycerin이 PRN으로 처방이 된 상태예요. 위급 시 바로 약물을 적용할 수 있도록 메모를 했다고 볼 수 있어요. 또한 실제로 Nitroglycerin이 투여된 경우, 환자파악 시트에 추가로 투여된 시간과 투여 횟수를 함께 적어 다음 듀티 인계 시 활용할 수 있어요.

네, 선생님! 그리고 예정된 처치에 적은 내용이 궁금해요.

예정된 처치에는 "11P까지 ABR, DPP 촉지, Hematoma, Bruit, Oozing 확인 (-)"이라고 메모했어요. Post CAG 간호와 관련 있는 내용으로 해당 환자를 간호할 때 살펴볼 처치들에 대해 메모해 둔 거예요. 해당 환자는 시술 시행 시 Femoral로 접근하여 ABR이 필요한 환자로서 ABR 해제 시간을 적어 누락되지 않게 하고 다음 듀티에게 인계 시에도 메모를 보고 바로 이야기해 줄 수 있겠죠. 또한 다른 메모 내용도 해당 환자 라운딩 시, 혹은 틈틈이 시술 후 문제가 없는지 꼼꼼하게 살펴보기 위해 메모를 적었다고 보시면 돼요.

환자 안전과 관련해서는 어떤 내용을 적으면 좋을까요?

환자는 현재 시술 후 ABR 중이므로 낙상 방지 교육이 필요해요. 또한 해당 환자는 CAG 시술을 받기 때문에 조영제 알레르기 유무가 중요한데, 간호 메모를 보니 알레르기가 있네요. 환자가 가지고 있는 또 다른 약물 알레르기가 있다면 주의를 기울이기 위해 함께 메모하는 것이 좋아요. 해당 환자는 Penicillin 항생제 알레르기도 있네요.

그리고 저는 특이 사항에 보호자 유무를 참고하기 위해 메모하였는데, 선생님께서는 소변기 내용을 추가로 메모하셨더라고요.

보호자 유무를 메모해 둔 것은 참 잘했어요. 왜냐하면 CAG 후 환자의 ABR 동안에 보호자 상주가 필요하기 때문이에요. 라운딩 시 환자가 시술 후 혼자 있는지, 보호자와 함께 있는지 살피긴 하겠지만, 데이 근무 선생님한테 인계받을 때 보호자 상주에 대해 인계를 받았으므로 추가로 확인하지 않고 보호자 상주 유무를 알 수 있었어요.

여기에 소변기 유무를 적은 이유를 알려드릴게요. 남자 환자는 ABR 중 화장실에 가고 싶을 때 누워서 소변기에 소변을 볼 수 있도록 CAG 시술 전 소변기를 미리 챙겨드릴 수 있어요. 이에 대해 중복으로 챙기지 않도록, 데이 근무 선생님이 소변기를 이미 챙겨주었다면 잊지 않도록 메모장에 적어 두면 좋아요.

✔ TIP 이런 경우에 환자파악 시트 메모에 포함하면 좋아요!

- Echo/ECG 이상 소견: EF 수치, 중격 운동 이상, 좌심실 비대, 서맥 등 의미 있는 심기능 관련 소견 확인 필요

- PRN 약물 중 응급약 투여 여부: 응급 시 사용되는 PRN 약물 투여 시에는 시간과 횟수 함께 기록

- 환자 상태에 따른 교육 Point: '심장질환 + ABR' 환자이므로 낙상 예방, 체위 변경 시 주의 사항 교육 필요

! 잠깐 환자파악을 할 때 이런 점을 주의해서 간호해요!

흔한 실수	환자파악 Point
입원 동기에 "시술 위해 입원"이라고만 기재	호흡곤란 증상과 병력 연결하여 "호흡곤란 증상 지속으로 협착 확인되어 CAG 시행 위해 입원"이라고 기재할 수 있어요.
혈소판, Hb, PT만 적음	출혈 위험 외에도 심장 표지자(CK-MB, Troponin, NT-proBNP 등)도 확인이 필요해요.
PRN 약물 모두 기재	응급 시 사용되는 약물(Nitroglycerin 등)만 선별하여 기록하고, 투여 시각도 메모해요.
예정 처치란에 "ABR 중"이라고만 기재	ABR 해제 시점, DPP 확인, Oozing 여부, 교육 사항 등 시술 후 주요 간호 Point를 항목화하면 좋아요.
특이 사항 누락	보호자 상주 유무, 소변기 배치 여부, 약물·조영제 알레르기 등 간호에 필요한 특이 사항을 함께 기재해요.

환자파악 시트를 바탕으로 환자 라운딩 시 살펴보아야 할 사항과 어떤 부분이 고려되면 좋을지 적어봅시다.

■ 모범 답안

환자 사정	- 활력징후(혈압, 맥박), 호흡 양상 사정 - 심장 관련 증상(심계항진, 흉부 통증 등) 사정 - 시술 부위 Bleeding, Oozing, Bruise 여부, DPP 촉지, SMC(Sensor, Motor, Circulation) 사정 - 소변량 확인
환자 간호	- 낙상 방지 교육 - Clopidogrel resinate 복용 안내 - ABR 시간 안내, CAG 후 이상 증상 발생 시 간호사 호출하도록 교육 - 수액 주입 속도 확인, 경구 수분 섭취 격려 - 심장 표지자(Cardiac marker) 채혈

 해당 환자 라운딩 때 어떤 것을 주의 깊게 보면 좋을까요?

 일단 CAG를 시행한 환자니까 CAG 후 V/S를 측정해요.

 네, 좋아요. 처방을 살펴보면 Post CAG 오더에 "V/S check: q 1hr (×2) → Then q 8hr"라고 쓰여 있죠? 시술 후 처방에 따라 V/S 측정은 1시간 간격으로 2회 시행 후 8시간마다 해야 해요. 이때 해당 환자는 CAG 후 안정을 취하고 있으므로 특히 BP와 PR을 주의 깊게 살펴요. 시술 중 사용되는 Vasodilator(혈관확장제)로 혈압이 저하될 수 있고, 또 시술 중 사용하는 Atropine 같은 약물에 의해 맥박이 상승할 수 있어요. 또한 부정맥으로 호흡곤란이 있었으므로 호흡 양상도 함께 살펴야 해요.

! 잠깐 라운딩 시 발생 가능한 이벤트

환자에게 발생할 수 있는 상황은 어떤 게 있을까요? CAG를 하고 왔으니 혈전, 감염, 출혈, 부정맥, 심장압전, 호흡곤란, 빈맥, 심근경색 등이 발생할 수 있어요. 이로 인해 호흡곤란, 흉통을 호소하거나 DPP 맥박이 촉지되지 않을 수 있어요. 또한 시술 및 약물 투약으로 인해 가려움증이나 발진 등의 과민반응이 발생할 수 있어요.

CAG를 시행했으니 심장 관련 증상도 주의 깊게 봐야 해요.

 V/S 측정과 관련 증상은 없는지 함께 사정하는 것이 좋아요. 더 나아가 이러한 증상이 있을 때 간호사를 즉시 호출하도록 안내하는 것이 필요해요. 특히 시술 후 흉통은 협착이나 혈관에 문제가 있는 경우에 발생할 수 있으므로 발생 즉시 의료진에게 이야기하도록 해요.

 네! 그리고 CAG 시술을 했으니 시술 부위 출혈 여부를 살펴야 할 것 같아요.

 맞아요. 해당 환자는 Femoral을 천자하여 시술을 진행했으므로 시술 부위에 출혈 및 Oozing, Bruise가 없는지 함께 살펴야 해요. 또한 DPP를 촉지하여 시술 부위의 하지 혈류 순환에 문제가 없는지도 살피고, SMC(Sensor, Motor, Circulation)를 사정해야 해요. DPP는 시술 전과 후에 같은 위치를 촉지하고, 바로 촉지할 수 있도록 시술 전 환자의 발등에 표시해두면 좋아요.

또한 Supine position을 취해 주고, 천자 부위의 다리를 Extension하도록 교육해요. 절대 침상 안정(Absolute Bed Rest, ABR) 시간은 천자봉합기(지혈 패드) 사용 여부에 따라 병원마다 다를 수 있으니 규정에 맞게 침상 안정을 하도록 해요. (일반적으로 지혈 패드를 사용했으면 2~4시간 ABR, 지혈 패드를 사용하지 않았으면 8시간 ABR을 해요.)

➕ 한 걸음 더 대퇴동맥 출혈이란?

CAG와 PCI 이후 가장 큰 합병증이자 사망 원인 중의 하나는 대퇴동맥 출혈이에요. 동맥의 직경에 따라 사용한 Catheter나 기구의 제한이 있으므로 고위험 시술인 경우에는 대퇴동맥을 사용하는데, 여기서 출혈이 발생하면 Dressing 거즈가 금세 피로 젖거나 Hematoma가 커지고 혈압이 떨어지는 증상이 나타나요. Hematoma나 눈에 보이는 출혈이 없어도 후복막 출혈이 있기도 해요. 뒤쪽 복막으로 다량의 출혈이 발생할 수 있어요.

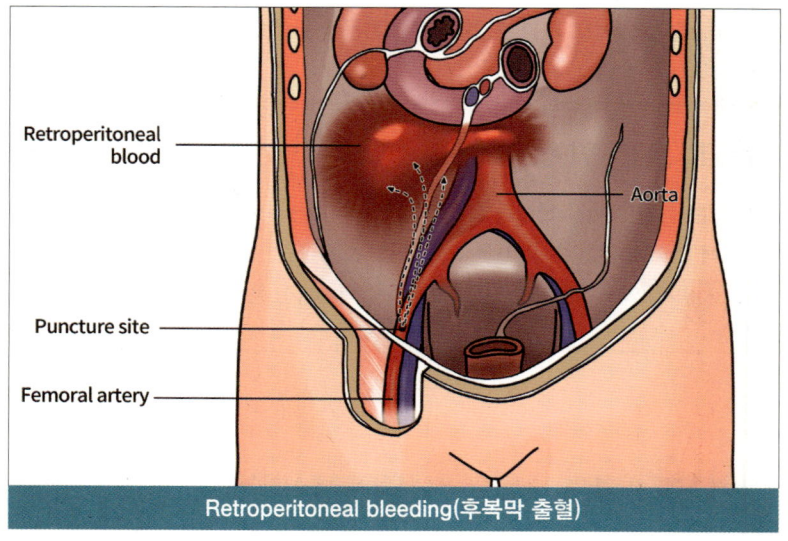

Retroperitoneal bleeding(후복막 출혈)

만약 Radial artery로 시술을 하고 왔다면 어떻게 해야 하나요?

 Radial approach로 시행한 경우에는 천자한 손목 부위에 Bleeding, Oozing, Bruise가 없는지와 SMC를 함께 살펴야 해요. 손가락의 SMC 사정도 중요하고요. 일반적으로는 출혈 유무를 확인하고 6시간 후에 압박 밴드를 제거하게 돼요. 특히 여자 환자는 남자 환자에 비해 비교적 팔이 가늘고 혈관도 가늘어서 검사 후 상완 부분이 부어오르는지 관찰해야 해요. 그리고 검사 중 Catheter와 Wire로 혈관에 손상을 줄 수 있고, 검사 후 지혈을 마친 뒤에도 부기가 남아 손이 저리다고 하는 경우도 있다는 점을 알아두세요.

또한 처방에 따라 시술을 시행한 팔은 최대한 사용하지 않도록 교육해야 해요. 시술 부위 팔에 힘을 주거나 움직이면서 자극이 가해져 지혈대가 느슨해지거나 풀리는 경우가 있으니 시술 후에는 꼭 시술받은 팔에 무리가 가지 않도록 조심해야 해요.

 시술 시 천자한 부위에 따라 간호가 달라지는군요.

 그렇죠. 그러니 CAG 간호에 대해서도 잘 알아두면 도움이 되겠죠? 또 라운딩 때 환자 수액이 잘 주입되는지 확인하는 것도 중요해요. 해당 환자는 CKD 병력으로 Monitoring을 하고 있고, 조영제 사용으로 인해 크레아티닌이 상승할 수 있어 처방에도 Normal saline을 시술 후 총 1L 투약하도록 되어 있어요. 따라서 해당 환자의 신장 기능이 저하되지 않도록 처방에 맞게 수액이 정확한 속도로 잘 들어가는지 확인해야 해요. 또한 이렇게 총 1L를 정확하게 투여하도록 처방 났을 경우, CAG 후 주입 중인 수액을 새로운 수액으로 교환하여 나이트 간호사에게 현재 주입 중인 수액이 다 들어가면 1L가 된다고 인계해 주면 좋아요.

 아하, NS 1L 처방이 난 것이 그런 이유에서였군요. 그럼 CAG 시술 후에 경구로 수분 섭취를 격려하는 것이 좋을까요?

 경구 섭취가 가능하고 금기사항이 아니라면 금식 해제 후 수분 섭취를 하도록 격려하는 것도 필요하겠지만 심장에 부하가 생길 수 있는 환자라면 수분이 과하게 섭취되는 것을 주의해야 해요. 특히 EF가 낮은 환자의 경우, 심박출률이 낮기 때문에 많은 수액을 견디는 게 부담이 될 수 있고, Fluid가 폐에 정체되어 Edema가 발생할 수 있어요.

 선생님, 그런데 소변량은 왜 확인해야 하나요?

 해당 환자는 CKD 병력이 있고, CAG 시술 중 사용되는 조영제로 신기능이 저하될 수 있어요. 그런 경우 소변량이 줄어들기 때문에 평소와 달리 소변량이 적고, 주입되는 수액에 비해 소변량이 적다면 의사에게 알려 적절한 조치를 취하도록 해요.

만약 시술 부위에서 출혈이 발생하면 어떻게 대처해야 하나요?

 지혈하는 중이거나 ABR을 해제한 뒤 출혈이 발생하면 즉시 거즈를 올리고 손으로 압박하는 Manual compression을 시행해요. 보호자와 손을 바꿀 수 있으면 바꾸고 주치의에게 바로 알려야 해요. 의사 처방에 따라 다르겠지만 30분 정도 손으로 압박한 후 모래주머니를 얹어서 지혈이 될 때까지 추가로 압박해요.

➕ 한 걸음 더 CAG 시술 시 항혈소판제를 투약하는 이유

침습적 시술을 할 때는 보통 출혈 위험성으로 인해 항혈소판제를 중단하는데 CAG 시술 시에는 오히려 항혈소판제를 투약하는 이유가 무엇일까요? CAG를 시행하는 환자분은 대부분 심장에 문제가 있어요. 실제 시술을 하다 보면 문제가 되는 혈관에 Obstruction이 있는 경우가 많아요. 시술하면서 혈전이 생기는 것을 방지하고 혈류를 묽게 해 합병증을 예방하기 위해 항혈소판제를 투약해요.

지금까지 파악한 내용과 환자파악 시트, 간호기록 그리고 V/S 기록을 참고하여 실저로 인계하는 것처럼 연습해 봅시다.

■ **V/S**

시간	SBP	DBP	PR	RR	BT	SpO$_2$
18:00	148	69	74	20	37.0	95
19:00	150	73	76	20	37.1	94
21:00	137	65	72	20	37.2	96

■ **간호기록**(간호진단은 병원마다 상이하여 생략됨)

시간	내용
21:00	심혈관내과중환자실에서 옴. 흉부 통증 없음. 흉부 불편감 없음. 호흡곤란 없음. 시술 부위 출혈 없음. 시술 부위 혈종 없음. 시술 부위 Oozing 없음. 시술 부위 출혈이 있는지 확인함. 고관절 Extension하도록 교육함. 양쪽 족배동맥 맥박 촉지 잘됨. SMC(Sensor, Motor, Circulation) 사정함. 절대 침상 안정 중임. 낙상 방지 교육함. 보호자와 같이 있게 함. Supine position으로 침상 안정을 취하도록 교육함.

■ **모범 답안**

도○○ 환자, 3~4개월 전부터 숨이 차고 가슴 정중앙이 쓰린 증상이 있어 외래에서 검사한 후 Stenosis 소견으로 W/U 및 CAG 위해 입원하였습니다. 병력으로는 HTN, Dyslipidemia, CKD로 Monitoring하고 있으며 어제 W/U은 끝냈고 오늘 7P경 CAG를 시행하였습니다. 복용 중인 약은 신장내과에서 고혈압, 고지혈증약을 같이 처방받고 있고 순환기에서 Aspirin, Angibid 복용하고 있습니다.

오늘 CAG는 Femoral artery로 시술 시행하였고 시술 부위 출혈이나 Oozing 없었으며 DPP도 촉지가 잘되었습니다. ABR 시간은 11P까지로 나이트 라운딩 때 ABR 해제 안내 부탁드립니다. Post lab으로 시행된 Cardiac marker는 어제 결과에 비해 감소한 수치로 특별한 이상은 없습니다. 추가 오더로 난 Ezet, Pregrel은 금식 해제 확인받고 9P30에 첫 투약을 하였습니다. 내일은 투약 시간 조정해서 점심에 복용하도록 스케줄을 짜두었습니다.

현재 수액은 Normal saline 60cc/hr로 주입 중이며 어제 나간 Lab에서 Creatinine 수치 괜찮았습니다. CKD monitoring 중인 환자로 주치의가 CAG 시술 후 Normal saline 1L 모두 투약하자고 해서 병실로 온 9P에 새로 1L를 바꿨습니다. 현재 주입 중인 수액 모두 투약되게 해주시고 소변은 다행히 10P에 150cc 보았다고 합니다. 보호자분이 옆에서 상주 중이며, 소변기는 병실에 가지고 있습니다.

오늘 CAG 간호와 순환기 검사에 대해 많이 알게 된 거 같아요.

 그렇죠? 이브닝 근무를 하고 나이트 선생님에게 인계하는 것으로 가정하여, 함께 천천히 인계 흐름을 정리해 볼게요. 우선 다음 듀티 선생님이 처음 보는 환자라면, 환자의 진단명과 입원 동기를 가장 먼저 언급하여 환자파악이 원활하도록 하고 오늘 시행한 시술에 대해 중점적으로 인계하면 좋아요.

 네! 그다음에는 시술 후 환자 컨디션에 대해 이야기하면 좋을 것 같아요.

 맞아요. CAG 후 환자 컨디션이 어떤지 자연스럽게 이야기하면서 나이트 때 진행되어야 할 처치와 다음 날에 투약할 약에 대해 언급하는 것도 좋아요. 환자 컨디션에 대해 이야기한 뒤 환자 병력과 시행된 검사 결과를 바탕으로 주의 깊게 살펴보아야 할 사항을 이야기하면 자연스럽겠네요. 해당 환자는 CAG 시술을 했지만 CKD로 소변량, 수액 주입 속도, Creatinine 같은 신장 수치들을 함께 잘 살펴야 했어요. 또 ABR이 나이트까지 이어져서 보호자가 옆에 상주하고 있다는 부분과 환자가 침상 안정 시 소변기를 가지고 있어 침상에서 소변을 볼 수 있다는 점도 언급해 주면 나이트 선생님이 추가로 소변기를 가져다주지 않아도 되죠. 즉 인계를 듣고 즉시 갈 정도로 환자 상태가 위급한 상황은 아니라는 것을 알 수 있어요.

 조금 더 자연스럽게 인계할 수 있도록 연습을 더 해야겠어요.

 시술 환자의 경우, 시술과 관련 있는 내용은 무엇이 있을지 환자의 병력과 연결 지어 살펴야 할 점은 없을지 생각하며 인계 연습을 하면 좋겠죠? 또 시술하고 관련이 있지는 않지만 다음 듀티 선생님이 해야 할 일이나 알아야 할 점을 정리해서 인계하면 훨씬 좋은 인계가 될 거예요.

02 심부전(Heart failure)

10월 1일에 순환기내과에 입원한 75세 남자 김○○ 환자는 장기간 순환기내과 진료 중인 환자로, 최근 움직일 때 호흡곤란이 심해지고 간헐적 가슴 통증을 호소하여 약물 치료를 위해 입원했다. 약물 치료 전, 검사 후 PICC 시술이 필요한 상황으로 10월 2일 데이 근무 때 담당 환자로 간호하게 되었다.

Step 1 환자 정보 살펴보기

❶ 의무기록[10/2]

■ **Chief complaint(주호소)**

Dyspnea on exertion

운동 시 호흡곤란

■ **Assessment(진단명)**

HF

심부전(Heart Failure)

■ **Past history(병력)**

Rt. PICA infarction(07. 7. 17)

우측 후하소뇌동맥 경색(Posterior Inferior Cerebellar Artery)

Depression

우울증

HTN, Dyslipidemia

고혈압(Hypertension), 이상지질혈증

A. Fib(15. 2. 11)

심방세동(Atrial Fibrillation)

CKD

만성신장질환(Chronic Kidney Disease)

■ **Present illness(현재 질환)**

Rt. PICA infarct, CKD hx, Intermittent chest pain간헐적 가슴 통증 및 HFpEF박출률 보존 심부전로 장기간 순환기내과 F/U 중인 분으로 호흡곤란이 악화되어 입원 치료 위해 입원함.

■ **Plan(치료 계획)**

Adm for HF management renal dose Dopa + Vasodilator + IV Furosemide continuous

심부전 관리 신장 기능에 따른 약물 조절 도파민, 혈관 확장제, 주사 제제 Furosemide 지속 주입

❷ Order[10/2]

■ 처치 및 지시

V/S check q 8hr

BR

Chronic renal failure diet(신부전식) [상식] [1800kcal] [염분 10]

Bwt check daily

I/O check daily

Foley catheter insertion

■ 투약

지시: 아래 처방 IV Dopa 1mcg/kg/min(Infusion volume 3cc/hr 이상 되도록 조제)

┌Tropin 200mg/5mL inj(Dopamine) 1amp [IV Mix]×1

└Dextrose 5% 200mL 1bag [IV]×1 195mL

지시: IV NG 10mcg/min으로 시작(SBP 110 이하 시 중단)

┌Perlinganit 10mg/10mL amp(Nitroglycerin) 2amp [IV Mix]×1

└Dextrose 5% 100mL 1bag [IV]×1 80mL

지시: 내일 아침부터 Lasix 20mg ivs + 20mg over 4hrs로 Infusion

Lasix 20mg/2mL inj(Furosemide) 1amp [IV]×1

▶ 순환기내과

Conbloc 1.25mg tab(Bisoprolol) 1tab [P.O] daily

Verquvo 2.5mg tab(Vericiguat) 1tab [P.O] daily

Sigmart 5mg tab(Nicorandil) 1tab [P.O] bid

▶ 신경과

Lixiana 60mg tab(Edoxaban) 1tab [P.O] daily

Norvasc 5mg tab(Amlodipine) 1tab [P.O] daily

Lipitor 40mg tab(Atorvastatin) 1tab [P.O] daily

Ezet 10mg tab(Ezetimibe) 1tab [P.O] daily

Pantoline 20mg tab(Pantoprazole) 1tab [P.O] daily ac

Mosazal 5mg tab(Mosapride) 1tab [P.O] bid

Q-rokel 12.5mg tab(Quetiapine) 1tab [P.O] daily hs

Dulackhan easy syrup 15mL/pkg(Lactulose) 변비용 1pkg [P.O] daily

■ 검사

CBC(Diff 포함), Reticulocyte [EDTA BLD]

Iron panel(Iron+TIBC) [Serum]

Ferritin [Serum]

Admission panel [Serum]

Electrolyte panel [Serum]

지시: 금식 없이 시행

    Lipid panel-A [Serum]

Troponin I [Serum]

CK(CPK) [Serum]

CKMB [Serum]

NT-proBNP [Serum]

ECG

Chest PA

Echocardiography

■ **Consult**

Consult to 영상의학과

■ **추가 오더**

지시: IV iron은 PICC 후 투여

    ┌Ferinject 500mg/10mL inj(Ferric carboxymaltose) 1via [IV Mix]×1

    └Normal saline 100mL bag 1bag [IV Mix]×1

PICC on call (Sample 가능한 Triple lumen으로)

Peripherally inserted with fluoroscopy (방사선 투시하)

Sono-guided procedure (단순 II) (INT-복부 외 기타)

Lidocaine HCl 1% 200mg/20mL inj (Lidocaine) 1via [마취 시 사용]×1

❸ 검사 결과

■ **혈액검사[10/2]**

검체 분류	검사명	검사 결과(10/2)	참고치
혈액 응고	PT INR	1.42	0.8~1.2INR
	PT %	60	80~120%
	PT sec	15.5	9.7~12.3sec
	aPTT	38.5	27.1~37.8sec
	Fibrinogen	457	192~411mg/dL
특수 화학	Ferritin(진검 시행)	129.30	4.6~204.7ng/mL
일반 화학	Calcium	8.7	8.8~10.5mg/dL
	Phosphorus	4.5	2.5~4.5mg/dL
	Glucose	98	70~110mg/dL
	Uric acid	7.5	3.0~7.0mg/dL
	Chol.	138	0~240mg/dL

검체 분류	검사명	검사 결과(10/2)	참고치
일반 화학	T. protein	7.0	6.0~8.0g/dL
	Albumin	3.6	3.3~5.2g/dL
	T. bil.	0.3	0.2~1.2mg/dL
	Alk. Phos.	105	30~115IU/L
	AST(GOT)	20	1~40IU/L
	ALT(GPT)	12	1~40IU/L
	CK(CPK)	74	20~270IU/L
	BUN	45	10~26mg/dL
	Creatinine	2.61	0.70~1.40mg/dL
	eGFR(CKD EPI Cr)	16.4	
	Na	137	135~145mmol/L
	K	4.8	3.5~5.5mmol/L
	Cl	102	98~110mmol/L
	Iron	48	50~130μg/dL
	TIBC	273	280~400μg/dL
	Iron saturation(%)	17.6	%
	TG	110	0~200mg/dL
	HDL Chol.	41	45~65mg/dL
	LDL Chol.(계산식)	75	0~130
	CKMB	1.3	0~6.6ng/mL
	Troponin I	0.06	0~0.028ng/mL
특수 화학	NT-proBNP	3141.0	0~222pg/mL
	BNP	4112	0~100pg/mL
일반 혈액	WBC	6.65	4~10×10^3/μL
	RBC	2.71	4~5.4×10^6/μL
	Hb	8.2	12~16g/dL
	Hct	26.7	36~48%
	MCV	98.5	79~95fL
	MCH	30.3	26~32pg
	MCHC	30.7	32~36g/dL
	RDW	14.6	11.5~14.5%
	Platelet	290	130~400×10^3/μL
	ANC	3977	1800~7000/μL

❹ Consult

■ Consult: 영상의학과

HFpEF박출률 보존 심부전로 순환기내과에서 진료 중인 환자로 IV line이 좋지 않아 약물 투약에 제한 있습니다. 지속적인 강심제 및 이뇨제 투약이 요구되는 동시에 잦은 채혈이 예상되어 채혈이 가능한 3-lumen도관 PICC를 삽입하기 위해 의뢰드립니다.

■ 회신 내용

비응급으로 시행하는 경우, 다음과 같이 약물 조절이 필요합니다.

Aspirin: 3~5days skip

Plavix: 5days skip

LMWH: 24hr or 2 doses skip

NOAC: 2~4 doses skip(Consult to specialists)

❺ 간호 메모

■ 처치

Lt. arm IV 18G 10/6 교체

Lt. arm IV 22G 10/6 교체

Foley catheter 10/2 삽입

■ 보호자

간병인 O

보호자 X(주 보호자: 아들)

■ 물품

소변기 O

Step 2 환자파악 시트 작성하기

환자 정보를 토대로 Case 환자가 어떤 환자인지, 중요하게 봐야 할 것과 오늘 근무에서 챙겨야 할 것은 무엇인지 파악해 봅시다.

■ 모범 답안

진단명, 수술명, 과거력	- HF - Rt. PICA territory infarction - Depression - HTN, Dyslipidemia - A. Fib - CKD	식이 및 알레르기	신부전식 상식
입원 동기	Intermittent chest pain 및 HFpEF로 장기간 순환기내과 F/U 중인 분으로서 호흡곤란이 악화되어 입원 치료 위해 입원함	삽입관, Drain, Dressing	- Lt. arm IV 18G 10/6 교체 - Lt. arm IV 22G 10/6 교체 - Foley catheter 10/2 삽입 - PICC 테가덤 Dressing 10/9 교체
현재 상태 및 치료	- Bwt daily - I/O daily → Sub I/O 확인 (-) - Foley catheter - Renal dose Dopa, Vasodilator, IV lasix continuous	환자 안전	- 감염 관리 교육 - 낙상 방지 교육
		의미 있는 검사 결과	- PLT, PT INR - Creatinine, BUN, eGFR - CK-MB, Troponin, NT-proBNP, BNP - HDL Chol, LDL Chol, TG
주요 Medication	- Dopamine 200mg 1mcg/kg/min - Nitroglycerin 20mg 10mcg/min	예정된 검사 및 처치	- PICC 시술 on call - ECG - Chest PA - Echocardiography
특이 사항	- 간병인 O - 소변기 O	Consult	영상의학과(PICC 삽입) → 회신(+)

꼼꼼하게 잘 적었나요? 그럼 이제 모범 답안을 살펴보아요. 말 그대로 모범 답안일 뿐 정답이 아니니 틀렸다고 생각하지 마세요. 부족한 부분은 없는지 함께 봅시다. 환자의 병력은 어떻게 되나요?

 해당 환자는 HF로 입원한 환자예요.

 네, 이 환자는 HF 치료가 필요하지만 기저질환도 함께 고려해야 해요. 과거 병력을 살펴보면, 2007년에 Rt. PICA territory infarction을 앓았으며 Depression, HTN, Dyslipidemia(이상지질혈증), CKD(만성신장질환) 그리고 2015년에는 A. Fib(심방세동)의 병력이 있어요. 내과 환자는 한 가지 질환만 있는 경우가 드물기 때문에 병력을 종합적으로 이해하고 주의해야 할 점을 파악하는 것이 중요해요.

또한 병력 간의 연관성을 염두에 두고 기록하는 것이 좋아요. 예를 들어 이 환자의 고혈압과 고지혈증은 심혈관계 합병증 위험을 높일 수 있으므로, 관련된 처치와 검사를 더 꼼꼼히 관리해야 한다는 점을 떠올릴 수 있어요. 특히 고혈압 환자는 혈압 관리를, 심방세동 병력이 있는 환자는 심박수 모니터링을 더욱 신경 써야 하고요.

 병력을 통해 환자파악을 더 다양한 방면으로 생각해 볼 수 있어야겠네요. 그리고 입원 동기는 Intermittent chest pain 및 HFpEF로 장기간 순환기내과 F/U 중인 분이 호흡곤란 악화로 입원 치료 위해 입원했다고 적어 보았어요.

 환자가 어떤 증상으로 입원했는지를 알면, 환자 사정 시 주의 깊게 살펴야 할 증상과 연결 지어 생각할 수 있어요. 또한 현재 상태와 관련하여 환자를 더욱 잘 이해할 수 있어요.

예를 들어, 호흡곤란으로 입원한 경우라면 산소포화도뿐 아니라 심박수, 혈압, 맥박 등도 자세히 확인해야 해요. 이와 함께 심장이 조이는 느낌이나 두근거림(심계항진) 같은 추가 증상 여부도 환자에게 물어본다면 환자의 상태를 파악하는 데 도움이 돼요. 특히 심장질환으로 인한 호흡곤란은 폐 문제와는 다르게 산소포화도가 급격히 떨어지지는 않지만 SpO_2가 유지된 상태에서도 호흡곤란을 호소하는 경우가 많아요. 따라서 증상의 원인을 정확히 알기 전에는 환자가 호소하는 증상에 따라 필요한 모든 요소를 면밀하게 사정해야 해요.

 현재 상태 및 치료에 대해서 입원 동기와 연결 지어 생각해 보려고 하는데 쉽지 않아요.

 HF 환자의 치료에서 가장 중요한 것은 I/O 체크와 체중 변화 그리고 투여 중인 심혈관 약물에 대한 철저한 이해예요. 순환기내과에서는 특히 심부전 환자의 I/O와 체중 변화가 매우 중요한 관리 지표로 여겨진답니다. 이는 심부전 치료 시 I/O 데이터가 약물 투여 속도와 용량 조정의 핵심 근거가 되기 때문이에요.

I/O 체크를 통해 수분 균형을 확인하며 환자의 상태를 전반적으로 살펴 동반 증상이 있는지 꼼꼼히 점검해야 해요. 또한 심혈관 약물은 투약 시 각별한 주의가 필요하므로 환자가 지속적으로 투여받고 있는 약물을 정리해 두면 근무 시작 시 환자 상태를 신속하게 파악할 수 있어요. 예를 들어, 현재 상태 및 치료 항목에는 Bwt check daily, I/O check daily, Foley catheter 등을 기록할 수 있어요. 이때 I/O의 양상을 확인하기 위해 Sub I/O를 측정하고자 환자파악 시트에 표시를 해둘 수 있겠죠.

 심혈관 약물은 종류도 다양하고 주의할 점도 많을 것 같아 더 어렵게 느껴져요.

 심혈관 약물은 용량과 주입 속도에 따라 환자 상태에 큰 영향을 미칠 수 있으므로 주요 약물은 정확히 기재하고 주입 용량이나 주의 사항은 주요 Medication 항목에 상세히 정리해야 해요.

예를 들어, 도파민은 용량에 따라 혈압과 신장 기능에 영향을 미칠 수 있으므로 근무마다 용량과 속도를 확인해야 해요. 이를 통해 적정 용량으로 정확히 주입되고 있는지 확인하고 이상이 발견되면 즉각 조치할 수 있어야 해요. 따라서 심혈관 약물은 현재 치료 항목에서 반드시 기록해야 할 주요 내용 중 하나예요. 그렇다면 심부전 환자에게 특히 주의 깊게 살펴야 할 검사는 어떤 것이 있을까요?

 음… 아무래도 처방된 영상 검사가 중요할 것 같아요.

 맞아요. 아직 검사 시행 전이지만 심부전 환자에게서는 ECG(심전도)와 Echo(심초음파) 결과를 자세히 살펴야 해요. 심부전 환자의 ECG와 Echo 검사는 환자의 심장 기능과 구조를 평가하고 심부전의 원인 및 진행 상태를 파악하기 위해 꼭 필요해요.

 추후 검사를 시행하게 된다면 Echo 검사 결과에서는 어떤 내용을 살펴야 하나요?

 Echo 검사 결과에서는 특히 좌심실 박출률(Ejection Fraction, EF) 수치가 중요해요. EF 수치는 심장 기능 평가에서 중요한 지표로서 정상 범위는 55~70%예요. 심실은 혈액을 Pumping할 때 일정량의 혈액이 항상 남아있는데요, EF가 너무 낮거나 높아도 심장 기능에 문제를 일으킬 수 있어요. EF가 낮아 심장이 혈액을 충분히 배출하지 못하여 혈액이 심장에 남아있다면 심부전으로 이어질 수 있고, 좌심방으로 혈액이 역류하거나 폐로 부담이 전해져 폐부종과 같은 호흡기 문제도 발생할 수 있어요. EF가 낮은 심부전 환자의 경우, 치료 방침은 크게 수액 주입을 제한하고 엄격한 I/O 균형을 맞추는 거예요.

혈액검사에서도 주의 깊게 봐야 하는 수치가 있을 것 같아요.

 대표적으로 CK-MB, Troponin, NT-proBNP, BNP가 있어요. BNP(B-type Natriuretic Peptide)는 심부전의 진단과 경과 평가에 주로 활용되는 검사예요. NT-proBNP는 심실에서 생성되며 심실 기능 이상을 더 정확히 반영하기 때문에 주요 검사로 사용돼요. CK-MB는 심장 근육에서 주로 발견되는 효소로서 심근의 괴사나 손상을 반영하고요. CK가 먼저 상승하고 이후에 CK-MB가 상승하므로 심근경색이나 심부전 같은 심혈관계 질환에서 조기 진단에 중요한 역할을 해요.

그렇다면 환자의 병력을 고려할 때 특히 주의 깊게 살펴야 할 검사 수치는 어떤 것일까요?

➕ 한 걸음 더 BNP, NT-proBNP

BNP는 심실에서 가해지는 용적과 압력이 증가할 때 유리되는 호르몬이에요. 정상 수치는 100pg/mL 이하이며 이 수치가 크면 클수록 심부전도 그만큼 더 심각하고 환자의 증상도 심해질 수 있어요.

BNP의 전구물질인 Pro-BNP는 활성호르몬인 BNP와 비활성조각인 NT-proBNP로 나뉘어 혈액으로 방출돼요. BNP가 혈액 중에 유지되는 동안 NT-proBNP는 혈장에서 빠르게 제거되는데, 이때 전구물질인 Pro-BNP는 심장의 심실에서 혈관의 벽이나 폐에 의해 활성화되어 BNP로 변환돼요.

심부전증은 심장이 효과적으로 작동하지 않아 혈액을 충분히 순환하지 않는 상태의 질환이기 때문에 심장 부하가 증가하고, 심장 부하 상태에서 BNP와 NT-proBNP가 증가하게 돼요. 따라서 Pro-BNP 수치는 심부전증의 정도 추정에 도움이 되므로 주로 심부전증의 진단과 치료 모니터링에 사용돼요.

 음… 잘 모르겠어요.

 해당 환자는 현재 PICC 시술 예정이며 병력에 CKD(만성신장질환) 이력이 있어요. 이를 고려하면 시술 시 출혈 위험성을 확인하기 위해 PLT(혈소판)와 PT/INR 수치를 반드시 살펴야 하고, CKD와 관련된 크레아티닌(Creatinine), BUN, eGFR 수치도 꼼꼼히 확인해야 해요. 의무기록을 검토하니 도파민을 신장용량(Renal dose)에 맞춰 투약하려는 계획이 확인되었는데 이는 신장 기능 수치를 정밀하게 평가할 필요가 있음을 의미해요.

마지막으로, 환자의 기저질환 중 고지혈증 이력이 있기 때문에 HDL Cholesterol, TG(중성지방), LDL Cholesterol 수치도 함께 살피고, 변화 추이를 관찰하는 것도 중요해요.

해당 질환과 관련된 수치만 잘 봐야 한다고 생각했는데 환자의 기저질환에 따라 함께 살펴야 할 수치가 많네요.

순환기내과에서 환자파악 시트에 적어야 할 항목이 조금 더 명확해졌나요? 이제 식이, 삽입관, Dressing에 대해 구체적으로 살펴볼게요.

식이의 경우, 해당 환자는 CKD 병력으로 인해 Chronic renal failure diet(신부전식)가 처방되었어요. 처방 내용은 [상식] [1800kcal] [염분 10]으로 치료 식이예요. 따라서 환자가 제공된 식사 외에 과도한 염분 섭취를 하지 않도록 교육하고 이를 모니터링해야겠죠?

삽입관 및 Dressing 항목에서는 IV와 삽입관 Dressing 날짜를 기록할 수 있겠네요. 현재 환자는 PICC 삽입 전으로, IV를 통해 약물을 주입하고 있어요. 예를 들어 도파민은 단독 투여가 필요한 약물로서 지속적 주입을 위해 적절한 IV line 확보가 필수적이에요. 실제로 해당 환자는 현재 왼팔에 22G와 18G 두 가지 Line이 확보되어 있어요. 그리고 처방에 IV iron은 PICC 삽입 후 투약하라고 되어 있는데, 이는 Ferric carboxymaltose가 철분(Iron)제이기 때문에 말초정맥 투약도 가능하지만 Extravasation 시 색소 침착이 있을 수 있어 중심정맥관을 확보한 후에 투약하라고 지시한 것으로 볼 수 있어요.

이 외에도 환자가 Foley catheter를 삽입하고 있어 이를 관리하기 위한 내용도 함께 기록해야 해요. 그리고 오늘 PICC 시술이 완료된 후에는 Dressing 날짜를 확인하고 환자파악 시트에 해당 정보를 추가로 작성하여 Dressing 관리를 할 수 있도록 준비하는 것이 중요해요.

현재 파악한 내용을 적어 두고 환자 상태가 변화하면 추가로 환자파악 시트에 표시해야겠군요.

네. 환자파악 시트는 환자파악을 위한 것으로 라운딩 전에 작성하고 근무 중에 추가된 부분도 메모하여 인계 시 활용하거나 업무를 돕기 위한 용도로도 활용할 수 있어요. 이번에는 예정된 검사와 처치 칸에 어떤 내용을 적으면 좋을까요?

오늘 PICC 시술이 예정이니까 PICC 시술 On call을 적었어요.

현재 주입 중인 약물은 지속적인 투여가 필요하므로 IV 확보가 어려운 환자는 추가로 중심정맥관 (PICC)을 삽입하기도 해요. PICC 시술 후에는 사용에 문제가 없는지 확인한 뒤, 기존 IV route를 제거하고 PICC를 통해 약물을 주입해야 해요. 이를 위해 환자파악 시트에 관련 메모를 남기는 것이 유용하겠죠?

또 오늘 예정된 검사로 ECG, Chest PA, Echocardiography가 있어요.

세 검사 중 예약 없이 바로 진행 가능한 검사는 시술 시간을 피해 빠르게 시행할 수 있도록 환자에게 안내하는 것이 좋아요. 특히, 예약 후 검사실에서 Call을 받고 진행되는 검사인 Echo와 PICC 시술 시간이 겹치지 않도록 주의해야 해요. 검사실과 시술실 일정이 아직 조율되지 않았다면 검사 시간을 먼저 확인한 후 원활한 진행을 위해 시간의 조정이 필요해요. 이를 통해 환자가 불필요하게 대기하지 않도록 하며 검사와 시술이 효율적으로 진행되게 할 수 있어요.

검사와 시술이 많은 날에는 꼭 일정을 잘 확인해야겠네요.

맞아요. 처방된 날에 모든 필요한 절차를 진행할 수 있도록 해야 해요. 환자 교육이 중요한 부분이니 어떤 내용을 교육해야 할지 함께 살펴볼게요.

해당 환자는 Foley catheter를 가지고 있고 PICC 삽입 시술을 앞두고 있으므로 감염 관리 교육이 필수적이에요. 먼저 Foley catheter 관리 방법을 교육하여 감염 예방에 대해 안내하고, PICC 시술 후에는 PICC 관리 방법을 상세히 안내하여 PICC를 통한 감염을 방지하는 교육을 제공해요. 또한 지속적으로 주입되는 심혈관 약물이 있고 심부전 증상이 악화되어 낙상 위험이 높으므로 낙상 방지 교육도 중요해요.

환자의 현재 상태와 예정 시술을 파악하며 교육할 내용도 함께 정리해야겠네요. 그리고 Consult에는 영상의학과 Consult를 적었어요.

네. 현재 영상의학과 Consult 회신이 들어와 확인할 수 있네요. 그러나 시술 전이기 때문에 아직 모든 사항이 해결된 것은 아니므로 환자파악 시트에 관련 내용을 기록하는 것이 좋아요. 회신 내용을 살펴보면 HFpEF로 순환기내과에서 진료 중인 환자로 Pulmonary hypertension과 관련된 상태로 IV line이 좋지 않아 약물 투약에 제한이 있으며, 지속적인 강심제 및 이뇨제 투약이 요구되며 자주 채혈이 필요하여 채혈 가능한 3-lumen PICC 삽입을 의뢰하는 내용이었어요. 자, 살펴본 회신 내용에서 중요한 부분은 무엇일까요?

PICC 시술 예정이라는 것만 확인하고 다른 내용은 꼼꼼히 살피지 못한 것 같아요. 회신에서 어떤 내용을 중요하게 봐야 하나요?

회신을 보면 시술을 진행하기 위해서는 항혈소판제와 항응고제 등의 약물을 중단해야 한다는 내용도 포함되어 있어요. 물론 담당 의사가 이 내용을 확인하여 처방을 조정하겠지만 Consult 내용을 먼저 확인하고 필요시 담당 의사에게 전달하여 조치하는 것도 중요해요.

Aspirin은 3일에서 5일 중단이 필요하고, Plavix는 5일, LMWH[Low-Molecular-Weight Heparin, 저분자량 헤파린(항응고제)]는 24hr 또는 2회 중단, NOAC(Non-vitamin K antagonist Oral Anti-Coagulant, 비타민K 비의존성 경구용 항응고제)는 2~4회 중단이 필요하다고 되어 있네요. 환자가 이 약물들을 투약 중이라면 시술 전 약물 중단이 필요해요. 만약 약물 중단이 이루어지지 않은 상태라면 시술 전 담당 의사에게 확인하여 시술 진행 여부를 반드시 확인받아야 해요.

항혈소판제, 항응고제

환자를 간호하다 보면 항혈전제라는 약물을 자주 접하게 돼요. 항혈전제는 크게 항혈소판제와 항응고제로 나뉘는데 이 둘의 차이를 명확히 이해해야 순환기내과에서 환자 간호와 약물 관리에 실수가 없어요.

1. 항혈소판제(Antiplatelet agents)

- **작용 기전:** 항혈소판제는 혈소판 응집을 억제하여 혈전 형성을 방지해요.

- **주요 약물**

· 아스피린(Aspirin): 혈소판 응집을 억제하는 가장 흔한 약물

· 클로피도그렐(Clopidogrel): 관상동맥질환 환자에게 자주 사용

· 티카그렐러(Ticagrelor): 급성관상동맥증후군 환자에게 주로 사용

- **투약 환자 간호 시 주의 사항**

· 출혈 위험: 멍, 출혈 여부 관찰, 특히 잇몸 출혈과 같은 경미한 증상부터 확인

· 금기 확인: 과거 위장관 출혈, 알레르기 병력이 있는 환자에게는 주의 필요

· 복용 지침: 복용 시 음식과 함께 섭취하거나 위장 장애를 방지하기 위한 방법 교육

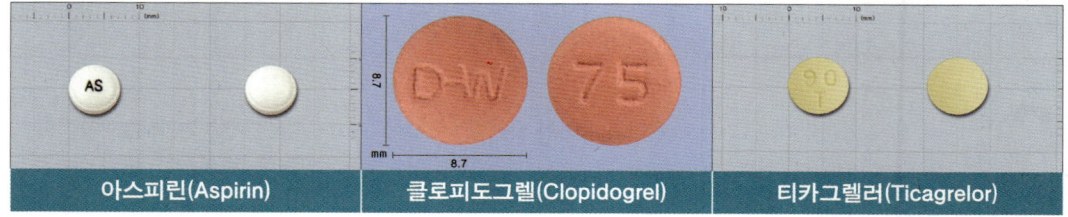

| 아스피린(Aspirin) | 클로피도그렐(Clopidogrel) | 티카그렐러(Ticagrelor) |

2. 항응고제(Anticoagulants)

- **작용 기전:** 항응고제는 혈소판 응집 이후 진행되는 응고 연쇄 반응을 억제하는 것이 핵심이에요.

- **주요 약물**

· 와파린(Warfarin): 경구용 항응고제, INR 모니터링 필수

· 헤파린(Heparin): 정맥 투여, 수술 후 혈전 예방에 사용

· 리바록사반(Rivaroxaban), 다비가트란(Dabigatran): 새로운 경구용 항응고제(NOAC)

- **투약 환자 간호 시 주의 사항**

· INR 모니터링: 와파린 복용 환자의 경우, 적절한 INR 범위를 유지해야 하며 과도한 출혈을 방지하기 위해 환자 교육 필요

· 약물 상호작용: 와파린은 비타민 K와 상호작용을 하므로 녹황색 채소 섭취량을 일관되게 유지하도록 교육

· 출혈 감시: 소변, 대변에서 혈액 흔적(흑색변, 혈뇨)의 관찰이 필요

· 투약 중단 시기: 시술이나 수술 전 항응고제 중단 여부 반드시 확인

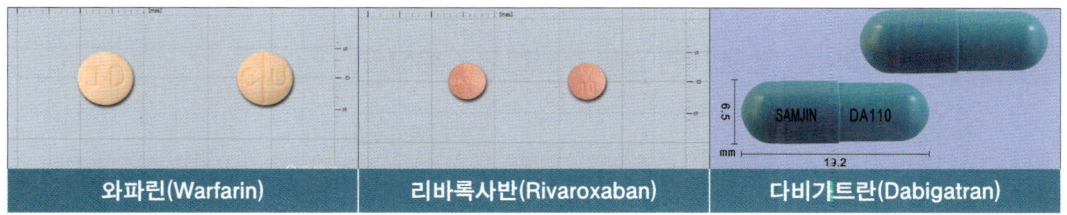

| 와파린(Warfarin) | 리바록사반(Rivaroxaban) | 다비가트란(Dabigatran) |

 항혈전제 투약 중이라면 시술 전 중단 시기를 꼭 확인해야겠네요. 그리고 특이 사항으로는 간병인 유무와 소변기 유무에 대해 작성했어요.

 좋아요. 보호자 및 상주 간병인을 확인하고 Foley catheter가 있는 분이니 Foey catheter를 비울 때 사용할 소변기를 드리고 추가로 제공하지 않기 위해 메모를 적어 두는 것도 좋겠네요.

✔ TIP 이런 경우에 환자파악 시트 메모에 포함하면 좋아요!

- Daily 체중 & I/O 체크: 체중 변화는 심부전 치료 반응을 판단하는 핵심 지표. "Bwt check daily 또는 I/O check daily" 항목 꼭 기재

- 삽입관 관리: 현재 IV line 수와 게이지, Foley 여부 및 관리 상태 포함, PICC 시술 전후 Dressing 날짜 기록 필수

- 검사 및 시술 일정 조정: PICC 시술 전 ECG, Echo 등 검사 시간이 겹치지 않도록 조정. "Echo on call / PICC 시술 예정, 시간 조정 필요" 등을 기재

- 시술 전 약물 중단 여부: Aspirin, Plavix, NOAC 등 항혈전제 중단 여부 확인 및 메모. 'Plavix 중단 3일 차 / 시술 가능 확인 요망" 등으로 정리

! 잠깐 **환자파악을 할 때 이런 점을 주의해서 간호해요!**

흔한 실수	환자파악 Point
단순히 입원 질환만 기록	기저질환 간 연관성을 파악해요. HF, HTN, CKD, A. Fib, Hyperlipidemia 등 병력을 종합적으로 고려할 수 있어요.
입원 동기를 단순 열거	주증상과 관련된 사정 항목을 연결하여 호흡곤란 시 SpO_2, HR, BP, 호소 증상을 세밀히 사정해요.
I/O 단순 체크	I/O, 체중 변화는 약물 조절의 핵심 지표예요. Daily 체중, 투약 후 변화를 면밀하게 관찰해요.
약물명만 인계	심혈관 약물은 용량·속도까지 확인하고, 특히 도파민은 Renal dose 여부의 확인이 필수예요.
검사 결과만 나열	핵심 수치 요약과 임상 해석을 포함해요. EF 수치, ST 이상, NT-proBNP 등 임상적 의미까지 확인해요.
식이만 전달	치료식 의미를 이해하고 교육으로 연결해요. CKD 환자에게는 염분 제한 식이 교육을 포함하면 좋아요.
PICC 시술만 기재	항응고제 중단 여부 꼭 확인해요. Plavix, NOAC 등 중단 기간을 고려한 일정 조정은 필수예요.

환자파악 시트를 바탕으로 환자 라운딩 시 살펴보아야 할 사항과 어떤 부분이 고려되면 좋을지 적어봅시다.

■ **모범 답안**

환자 사정	- 활력징후(혈압, 맥박), 호흡 양상, 기침 양상 사정 - 부종, 복수, 폐 잡음 확인, I/O 확인 - 중심정맥관 PICC dressing 상태 확인, Foley catheter 확인 - 피로 사정 - 체중 측정
환자 간호	- 지속적 주입 약물 모니터링 - I/O 작성법 교육, 영양 및 식이 관리 교육 - 감염 예방 관리, 낙상 방지 교육

 환자 사정 시 살펴야 할 것에 대해서 잘 정리했나요? 모범 답안을 참고하여 함께 정리해 봅시다. 먼저 혈압과 맥박을 사정해야 해요.

 심부전 환자인 만큼 혈압과 맥박은 중요한 사정 항목이라고 생각했어요.

 좋아요. 혈압은 심부전 환자의 심장 기능과 직접적으로 연관되어 있어요. 고혈압은 심장의 부담을 증가시키고, 저혈압은 심박출량 감소를 의미할 수 있어요. 또한 맥박은 심장의 능력을 반영하므로 심박수가 비정상적으로 높거나 낮으면 심부전 악화의 증상으로 볼 수 있고요. 따라서 맥박수가 빠르거나 불규칙하다면 즉시 의사에게 알려야 해요. 또 어떤 것을 사정할 수 있을까요?

! 잠깐 라운딩 시 발생 가능한 이벤트

혹시 환자에게 발생할 수 있는 상황은 어떤 게 있을까요? 해당 환자는 심부전 환자이므로 심부전과 관련된 심화 증상, 곧 호흡곤란, 흉통, 심계항진 등이 나타날 수 있어요.

호흡 양상 확인 및 호흡곤란 증상이 있는지 살펴요.

 맞아요. 심부전으로 인해 폐에 체액이 저류되면 호흡곤란이 발생할 수 있고 특히 누운 자세에서 호흡곤란이 심해지는 기좌호흡은 심부전 악화의 증상으로 볼 수 있어요. 따라서 산소포화도와 함께 호흡수와 호흡 양상을 살펴요. 더 나아가 청진기로 폐음을 들어 수포음이 있는지도 확인할 수 있고요. 또 V/S과 함께 중요하게 살펴야 할 것이 있어요. 혈압, 맥박, 호흡을 살핀 뒤 또 중요하게 챙겨야 할 항목이 무엇일까요?

 음… 체중 변화인가요?

 맞아요. 심부전 환자의 간호에서 가장 중요한 포인트가 체중 변화와 I/O 측정이라고 했어요. 따라서 환자의 체중 변화는 꼭 사정해야 하는 항목 중 하나예요. 체중 증가는 체액이 저류된 상태를 의미하며 심부전 증상 악화의 지표가 될 수 있어요. 매일 같은 시간에 같은 조건(공복 시)에서 측정해야 하며, 하루에 체중 변화가 1kg 이상 차이 나면 즉시 의사에게 알려요. 자칫 놓칠 수 있고 쉽게 생각할 수 있는데 심부전 환자에서는 굉장히 중요한 지표 중 하나예요. 이와 함께 잘 살펴야 하는 것이 바로 I/O예요. 소변량 체크가 중요해요.

 소변량 확인은 왜 중요한가요?

 신장은 심장 기능과 밀접하게 연결되어 있어서 소변량의 감소는 심박출량 저하나 신장 기능 저하를 의미할 수 있어요. 소변량을 정확하게 측정하고 소변 색과 농도도 함께 관찰해요. 또한 이뇨제를 투약하고 있다면 이뇨제 투약 후 소변량이 증가하는지 혹은 효과가 없는지 함께 사정이 필요해요. 소변량과 I/O 양상만큼 또 중요한 항목이 바로 부종 사정이에요.

 부종은 심부전과 어떤 관련이 있나요?

 말초부종은 체액 저류를 의미하며 심부전이 진행될수록 부종이 심해질 수 있어요. 발목, 다리 등의 부위를 눌러 부종 정도를 평가하고 사지의 피부 상태도 함께 살펴보면 좋아요. 또한 복수도 살펴보아야 하는데요, 심부전이 진행되어 간 기능에 영향을 미치면 복수가 찰 수 있어요. 복수가 있다면 복부둘레와 복부팽만감도 함께 사정하면 좋고요. 또 어떤 것들을 사정할 수 있을까요?

음… 잘 모르겠어요.

마지막으로, 폐 잡음을 사정해요. 심부전 환자의 폐에 체액이 저류되면 폐 잡음(수포음)이 발생할 수 있어요. 이는 폐울혈이 된 것으로 볼 수 있으며 폐부종의 증상이라고 할 수 있어요. 청진기를 이용해 흉부 양쪽을 대칭적으로 청진하고 수포음이나 천명음이 들린다면 간호기록에 남기고 의사에게 알려요. 이와 더불어 기침 양상을 사정할 수 있어요. 폐울혈이 심해지면 기침이 나타나고 야간에 하는 심한 기침은 심부전이 악화된 증상으로 볼 수 있어요. 기침이 있다면 기침 양상을 사정하여 빈도(간헐적, 지속적, 발작적 등)와 양상(Mild, Moderate, Tolerable, Severe)을 기록해요.

심부전 환자 사정 시 살펴야 할 항목이 정말 많네요! 제가 놓친 부분도 다시 꼼꼼하게 살펴서 공부해야겠어요.

심부전이 악화되면 호흡곤란, 흉통, 심계항진 등이 나타날 수 있기 때문에 이런 증상은 없는지 확인하는 것도 매우 중요해요.

호흡곤란은 폐울혈이 심해지면서 나타날 수 있다고 했어요. 좌심실 부전으로 인해 혈액이 폐정맥에 축적되면서 폐부종이 나타나 환자가 호흡곤란을 경험할 수 있고 또는 호흡 시 필요한 산소가 충분히 공급되지 않아 산소포화도가 저하될 수 있어요. 이럴 때는 환자를 즉시 반좌위(Semi-fowler's position)로 앉혀 중력을 이용해 폐에 혈액이 덜 몰리도록 돕고 산소포화도를 확인한 후 저산소증이 있다면 산소 투여(2~4L/min)를 시작해요.

호흡 상태를 지속적으로 모니터링하며 심박수, 호흡수, 산소포화도 등을 기록해요. 의사에게 즉시 보고하여 폐부종 여부를 확인하고 필요시 처방이 된다면 이뇨제나 혈관확장제를 새로 투여하거나 투여 중이던 용량을 늘릴 수 있죠. 추가로 기침이나 수포음 같은 폐 상태 변화를 관찰하여 기록하고 적절한 조치를 취해야 해요.

그렇군요. 심부전이 심해지면 여러 응급 상황이 발생할 수 있겠네요. 흉통은 왜 생기나요?

흉통은 심장에 산소 공급이 부족한 상태(허혈)로 인해 발생할 수 있어요. 이는 심장으로 가는 혈류가 감소하거나 심장 근육에 과도한 부담이 생길 때 나타나요. 특히 관상동맥질환이 동반된 심부전 환자에서 흔하게 나타날 수 있는 증상이에요.

그럴 때는 환자를 즉시 안정시킨 뒤 침대에서 안정된 자세를 유지하고 동시에 혈압, 심박수, 산소포화도 등을 확인하여 상태를 모니터링해요. 의사에게 보고하여 흉통의 원인을 평가하기 위해 필요시 ECG 검사가 즉시 시행될 수 있도록 조치하고 처방된 Nitroglycerin 등을 투약하며 환자 상태를 지속적으로 관찰해요.

아까 심부전이 악화되면 심박수가 비정상적으로 높아질 수 있다고 하셨는데, 그래서 심계항진이 나타나는 건가요?

 맞아요. 심박출량 감소를 보상하기 위해 심장이 빠르게 뛰어 빈맥이 생길 수 있고, 부정맥이 동반된 경우에도 나타날 수 있어요. 이는 심장의 전기적 신호 전달에 이상이 생긴 상태예요. 이때에도 흉통 시 대처와 같이, 환자 안정 후 V/S를 측정하고 의사에게 보고하여 ECG 검사가 이루어질 수 있도록 해요. 필요시 처방된 항부정맥 약물을 투여한 다음, 약물의 효과와 동반 증상을 관찰하고요. 증상이 감소했다면 카페인 섭취를 줄이고 과도한 스트레스를 피하도록 안내해요.

 심장이 중요한 기관인 만큼 응급 상황이 발생하면 정말 당황스러울 것 같아요.

 그래서 대처 방법을 잘 기억해 두었다가 빠른 시간 안에 적절한 대처를 할 수 있도록 해야 해요! 이어서 환자 간호에는 어떤 것들이 있는지 이야기해 볼까요?

 제 생각에 중요한 약물이 주입되는 환자니까 약물 모니터링이 중요할 것 같아요.

 맞아요. 지속적으로 주입되는 약물이 2가지, 바로 Dopamine과 Nitroglycerin이에요. 두 가지 약물 모두 심부전 치료에 중요한 약물이고요.

Dopamine은 심부전 환자에게서 심박출량을 증가시키고 혈압을 유지하거나 개선하기 위해 자주 사용되는 약물로서 심부전 환자의 상태를 개선하는 데 매우 유용한 약물이죠. 혈역학적 상태에 강한 영향을 미치는 약물이기 때문에 잘못된 용량 설정이나 부작용 관리 소홀로 심각한 문제를 유발할 수 있어요.

따라서 간호사는 약물의 작용과 용량별 영향을 이해하고 지속적인 모니터링과 적절한 대처로 환자의 안전을 보장해야 해요. 특히 지금처럼 지속 주입 시 더 신중하게 모니터링해야 하고요. 약물이 정확한 주입 속도로 유지되고 있는지 확인하고 심박수 증가(빈맥) 및 부정맥 발생 여부를 모니터링해요. 심박수가 비정상적으로 증가하거나 불규칙하면 즉시 의사에게 알려야 해요.

이 외에도 Dopamine은 고위험 약물로 말초정맥으로 주입되면 혈관 수축을 일으켜 혈관 손상이 있을 수 있어요. 그래서 IV 주입 시에는 항상 IV 삽입 부위를 주의 깊게 살피도록 해요. 장기적으로 지속 주입이 필요한 경우에는 해당 Case처럼 중심정맥관을 삽입할 수 있어요.

그렇다면 Nitroglycerin 주입 관리는 어떻게 해야 하나요?

 Nitroglycerin은 혈관확장제로서 정맥을 확장하여 심장의 전부하를 낮추고 폐울혈을 감소시켜 호흡곤란 증상을 완화하는 약이에요. 그러나 혈압이 떨어질 수 있어 혈압 모니터링이 필요하죠. 특히 심부전 환자는 혈압이 떨어지면 저혈압 쇼크로 이어질 위험이 있어 더욱 주의 깊게 살펴야 해요. 심부전 환자는 환자마다 적정 혈압 범위가 다르므로 목표 혈압을 숙지하고 있다가 수축기 혈압이 평소와 달리 큰 폭으로 떨어지면 즉시 의사에게 알려야 해요.

혈관 확장에 따른 부작용으로 두통과 어지러움이 발생할 수 있으니 이런 증상이 있는지 함께 살피고 낙상 위험에 대한 교육도 필요하고요. 또 지속 주입으로 투여되기 때문에 주입 속도가 처방과 일치하는지 확인해야 해요. 속도가 너무 빠르면 저혈압 위험이 커지고 너무 느리면 약물 효과가 부족할 수 있지요.

보통 Nitroglycerin은 협심증 환자에게 설하로 투여하는 경우를 많이 봤을 거예요. 그런데 해당 Case처럼 급성심부전 환자에서는 정맥으로 투여해 혈관확장제로서의 역할도 한다는 점을 기억해 주세요.

 선생님, 그런데 효과가 반대인 Dopamine과 Nitroglycerin을 왜 동시에 사용하나요?

 Dopamine은 심장의 수축력을 증가시키고 혈압을 유지하여 조직 관류를 돕는 역할을 하고, Nitroglycerin은 혈관을 확장해 심장의 부담을 줄이며 폐울혈을 개선하는 데 효과적이에요. 즉, Dopamine은 '심장을 도와주는 약'으로, Nitroglycerin은 '심장의 짐을 덜어주는 약'으로 이해할 수 있어요. 이처럼 심부전 환자의 전반적인 순환 상태를 안정시키기 위해 각기 다른 작용을 하는 약물을 병용할 수 있으므로 각 약물의 작용과 부작용을 이해하고 적절히 모니터링하는 것이 중요해요. 약물 주입 모니터링 외에 환자 간호로 중요한 내용에는 어떤 것이 있을까요?

 심부전 치료에서 I/O 측정이 중요하니 I/O 작성이 잘 이루어지고 있는지 확인하고 기록이 불량하다면 작성 방법을 교육해야 해요.

 맞아요! I/O 기록은 심부전 환자의 체액 균형을 평가하는 데 필수적이에요. 심부전 환자는 체액 저류로 인해 부종이나 폐울혈이 악화될 수 있으므로 정확한 I/O 기록은 환자 상태를 파악하고 치료 계획을 세우는 데 중요한 역할을 해요. 따라서 섭취량(음료, 수프 등)과 정맥 주입액의 양이 정확히 기록되어 있는지 살피고 소변량, 대변량(설사 시) 등을 정확하게 측정해야 한답니다.

측정에서 끝나는 것이 아니라 듀티당 그리고 하루당 총 체액 균형이 양성(Positive)인지 음성(Negative)인지 확인해야 하고요. 기록의 정확성을 위해 매번 확인하고, 설명을 통해 환자와 보호자가 이해할 수 있도록 해요. 특히 이뇨제가 사용되는 경우에는 이뇨제 투약 후의 I/O 변화 양상, 특히 소변량의 변화를 살펴야 하죠. 심부전 환자에 대한 또 다른 간호로는 어떤 것이 있을까요?

심부전 환자 이뇨제 투약 시 고려 사항

이뇨제는 심부전 환자의 호흡곤란과 부종을 완화하고 폐울혈 증상을 개선하는 데 사용되는 1차 치료 약물로 중요해요.

1. I/O 체크와 Foley catheter 삽입 여부 확인

이뇨제 처방 시에는 환자의 소변량을 정확히 모니터링하기 위해 I/O 체크 처방이 함께 이루어져요. 그러므로 Foley catheter 삽입 처방이 누락되어 있다면 삽입 여부를 담당 의사에게 확인하는 과정이 필요해요.

2. 투약 후 소변량 모니터링

Furosemide 투여 후 환자의 시간당 소변량이 체중 1kg당 1~1.5mL 이하라면 이뇨 효과가 충분하지 않은 것으로 간주해요. 소변량이 지나치게 적거나 치료 목표를 충족하지 못하는 경우에는 담당 의사에게 알리고 약물 용량을 조정하거나 추가 처방을 논의해야 해요.

3. 전해질 불균형 모니터링

이뇨제를 지속적으로 주입하면 체내 칼륨(K)이 과도하게 배출되어 저칼륨혈증이 발생할 수 있어요. 칼륨 농도가 비정상적으로 낮아지면 부정맥 등의 심각한 합병증을 초래할 수 있으므로 정기적인 전해질 검사가 필요해요.

4. 혈압 관리

이뇨제는 혈압을 낮출 수 있으므로, 특히 저혈압이 발생할 위험이 있는 환자는 혈압을 주기적으로 측정하고 변화 여부를 자세하게 관찰하는 것이 중요해요. 혈압이 급격히 떨어지면 의사에게 즉시 보고하여 적절한 조치를 취해야 하고요.

그렇군요! I/O는 측정만 잘하면 된다고 생각했는데 생각보다 더 중요하네요. 다른 간호로는 환자의 식이 관리가 중요할 것 같아요.

환자 처방에 염분 10g으로 제한했던 것 생각나나요? 심부전 환자는 체중 관리와 나트륨 섭취 제한이 정말 중요해요. 심부전으로 인해 체액이 저류되면 체중이 증가하는데 나트륨 섭취는 체액 저류를 악화할 수 있어서 환자 교육 시 저염식 섭취의 필요성을 강조해 주세요. 나트륨 제한으로 체액 저류를 줄이고 혈압 조절과 심장 부담을 줄이는 효과를 설명해요. 또한 적정 칼로리를 섭취할 수 있도록 교육해요. 이는 체중 증가를 방지하고 적정 체중을 유지하기 위한 것으로 처방 식이 외에 간식 섭취를 제한하는 것이 좋아요. 수분 제한이 필요한 경우에는 의사의 처방에 따라 수분 섭취량을 제한하고 하루 권장량을 안내해요.

식이 관리도 굉장히 철저하게 해야 하는군요.

 그렇죠. 다음으로는 중심정맥관 간호가 필요해요. IV로 약물을 지속적으로 주입할 때 IV 삽입 부위의 발적, 부종, 통증이 없는지 확인하듯이 중심정맥관(해당 환자는 PICC)을 가지고 있는 환자라면 중심정맥관 Dressing 상태를 확인해야 해요.

심부전 환자는 장기적인 약물 투여를 위해 PICC를 삽입한 경우가 많은데요, 감염 및 합병증 예방을 위한 감염 관리가 중요해요. PICC dressing 상태를 확인하여 Dressing 부위에 발적, 부종, 삼출물이 있는지, Catheter 위치가 바뀌었거나 빠진 흔적이 없는지 확인해요. Dressing은 매주 정기적으로 교체해요. 하지만 젖거나 오염되었을 때는 즉시 교체하며 Dressing 교체 시에는 무균술을 준수해요. 또 환자와 보호자에게 Dressing 부위의 청결 유지와 이상 증상 발생 시 즉각 보고의 중요성을 교육해 주세요. 해당 환자는 감염 관리에서 중요한 부분이 또 있죠?

 아! Foley catheter 말씀이시죠?

 네. 소변량 모니터링을 위해 Foley catheter를 삽입했어요. 이뇨제가 투입된 이후 말고도 적어도 2시간 간격으로 소변량을 측정하여 체액 균형과 신장 기능을 평가해요. 라운딩 시 Foley catheter가 막히거나 꼬이지 않았는지, 소변 주머니가 올바르게 위치했는지도 확인하고요. 감염 예방을 위해 Catheter 주변의 청결을 유지하며, 환자와 보호자에게 Catheter를 잡아당기거나 심하게 움직이지 않도록 교육해야 해요. 이렇게 해당 환자는 PICC 및 Foley catheter의 감염 예방 관리 교육이 중요한데요, 마지막으로 낙상 방지 교육도 중요해요.

 낙상 방지 교육도 정말 중요하죠. 심부전 환자이고 지속적으로 주입되는 심혈관 약물이 있어 주의가 필요해요.

 맞아요. 심부전 환자는 저혈압, 약물 부작용(어지러움, 두통) 등으로 인해 낙상의 위험이 증가해요. 따라서 자세 변경 시 천천히 움직이도록 하고 누운 자세에서 일어설 때도 서서히 움직여 기립성 저혈압을 예방해요. 또 필요하다면 보행기 등 보조 도구의 사용 방법을 교육하여 낙상을 방지하고요. 라운딩 때마다 주변 환경을 점검하여 방 안에서 걸려 넘어질 수 있는 물건은 미리 정리하고, 화장실 이용 중의 낙상에도 주의하도록 안내해요. 낙상 예방을 위해 사지 근력 상태를 살피거나 안전바의 위치를 확인하고 환자가 필요시 간호사를 호출할 수 있도록 호출 벨의 위치도 안내해 주세요.

지금까지 파악한 내용과 환자파악 시트, 간호기록 그리고 V/S 기록을 참고하여 실제로 인계하는 것처럼 연습해 봅시다.

■ V/S

시간	SBP	DBP	PR	RR	BT	SpO2
00:00	121	69	67	21	37.1	97
08:00	118	75	62	20	37.2	96
13:10	105	56	65			
13:20	101	55	64			

■ 검사 결과

ECG[10/2]

[Conclusion]

Sinus rhythm with 1st degree A-V block

1도 A-V 차단이 있는 동맥 리듬

T wave abnormality, Consider lateral ischemia

T파 이상, 측면 허혈 고려

Abnormal ECG

비정상적인 ECG

Echocardiography[10/2]

[Conclusion]

1. Mildly dilated LV cavity size and preserved systolic function: calculated EF 56%

경미하게 확장된 LV 공동 크기와 보존된 수축 기능: 계산된 EF 56%

2. No regional wall motion abnormality

국소 벽 운동 이상 없음

3. Normal LV wall thickness

정상 LV 벽 두께

4. Sclerotic AV, Trivial TR with mildly elevated PASP of 46mmHg

경화성 AV, 경미하게 상승된 PASP 46mmHg를 가진 경미한 TR

5. No intracardiac mass, shunt or pericardial effusion

심장 내 덩어리, 션트 또는 심낭 삼출액 없음

6. Dilated LA

확장된 LA

■ **간호기록**(간호진단은 병원마다 상이하여 생략됨)

시간	내용
08:00	Mild한 호흡곤란 있음. 기침 없음. 복수 없음. 기력 저하 있음. 피로 호소함. 처방에 의해 Dopamine 1mcg/kg/min(6cc/hr)로 지속적으로 투여함. 처방에 의해 Nitroglycerin 10mcg/min(3cc/hr)로 지속적으로 투여함. 전신부종 2단계임. 흉부 통증 없음. 오른쪽 허벅지 통증 NRS 2점, 욱신욱신 쑤시는 양상이 간헐적으로 있음. 통증을 표현하도록 격려함. 통증을 관찰하기로 함. 베개로 오른쪽 허벅지 지지해 줌. 보호자와 같이 있게 함. 낙상 방지 교육함.
09:00	14Fr Foley catheter 삽입함. Foley catheter 통한 소변을 관찰함. 감염 예방 교육 시행함.
12:30	PICC 시술 후 병실로 돌아옴. 말초삽입형 중심정맥관 삽입 부위를 관찰함. 말초삽입형 중심정맥관 삽입 부위에 문제없음. 말초삽입형 중심정맥관 삽입 부위에 출혈 없음. 우측 팔 보호에 대해 교육함.
13:00	PICC 사용이 가능하며 채혈도 가능함을 의사에게 확인함. IV catheter 제거함. 말초삽입형 중심정맥관으로 Dopamine, Nitroglycerin 약물을 주입함.
13:20	혈압 측정함(101/55mmHg). 의사에게 10분 간격으로 혈압 측정 결과 SBP 2회 110mmHg 미만으로 측정됨을 알림. 의사 처방에 의해 Nitroglycerin 약물의 주입을 중지함.

■ **모범 답안**

김○○ 환자, 최근 움직일 때 호흡곤란이 심해지고 간헐적 가슴 통증 호소하여 약물 치료 위해 입원했습니다. 병력으로는 HF, Rt. PICA territory infarction, Depression, HTN, Dyslipidemia, A. Fib, CKD가 있습니다.

처방을 살펴보면, Bwt daily 측정, I/O daily 측정 필요하며 오늘 Foley 삽입했습니다. 식이는 신부전식으로 염분 10g 제한 있어 식이요법을 교육하였습니다.

투약 중인 약물은 Dopa 1mcg/kg/min, 100kg 기준으로 Dopa 195mg을 D5W 195cc와 Mix하여 6cc/hr로 PICC 빨간 Lumen으로 주입 중입니다. NG는 10mcg/min으로 NG 20mg을 D5W 80cc와 Mix하여 3cc/hr로 주입하다가 1시 20분경 SBP 110 이하로 2번 체크되어 의사 확인 후 주입 중단하였습니다. Furosemide 20mg은 오늘 한 번 9A에 투약하였으며 9A에 Foley 삽입한 후 50분 뒤에 소변 150cc 배출된 것 확인하였습니다. Furosemide는 내일 아침에 20mg IVS 투약한 후 20mg 추가로 Over 4hr 투약이 필요하여 익일에 투약을 챙겨주시면 됩니다. 기존에 순환기약, 신경과약을 복용하던 환자이고, 현재 처방약으로 복용 중입니다.

오늘 검사는 ECG, Chest PA, Echocardiograpy를 시행했습니다. ECG에서는 비특이적 ST 이상이 보였고, Echo에서는 EF 56%와 중격 운동 저하가 확인되었습니다. Lab 검사는 PLT 290K, PT INR 1.42로 PICC 시술 후 출혈 등 문제없었고, CK-MB 1.3, Troponin 0.06, NT-proBNP 3141, BNP 4112로 NT-pro BNP와 BNP는 상승되어 있었습니다. Creatinine 2.61, BUN 45 수치가 높으나 소변 배출에는 현재 특별히 문제가 없고 eGFR 16.4로 낮은 상태입니다. 콜레스테롤 수치 HDL Chol. 41, TG 110, LDL Chol. 75로 특별히 문제없었습니다. Hb 8.2로 추가 처방된 Ferinject는 1P30에 투약하였습니다.

영상 Consult는 PICC 삽입과 관련된 것으로, 오늘 오른쪽으로 3-lumen PICC를 삽입하였으며, 삽입 부위를 관찰하였을 때 특별한 문제는 없고 출혈도 없었습니다. 간호기록을 살펴보면 환자는 Mild한 호흡곤란 있으나 기침이나 복수는 없으며 기력 저하와 전신부종이 있습니다. 통증은 현재 흉부 통증은 없으며, 오른쪽 허벅지 통증이 있어 베개로 허벅지를 지지해 주었더니 조금 완화된다고 환자가 표현하였습니다.

PICC는 테가덤 Dressing으로 되어 있어 10월 9일에 Dressing 챙겨 주시면 되고 환자 및 보호자에게 우측 팔 보호에 대해 교육하였습니다. Foley와 PICC를 가지고 있어 감염 관리 교육을 시행했습니다. 현재 간병인이 옆에 상주 중이며 병실에 소변기를 가지고 있고, I/O는 3P까지 확인하여 기록에 입력해 두었습니다. 나머지 Remain부터 받아주시면 됩니다.

 오늘 심부전 환자를 인계하는 게 어려웠어요. 확인할 게 많아서 어떤 걸 먼저 말해야 할지 헷갈렸어요.

 심부전 환자 같은 내과 환자는 병력도 많고 서로 영향을 주는 요소가 많아서 인계가 어렵게 느껴질 수 있어요. 인계는 환자의 상태를 듣는 사람이 한눈에 파악하고, 이어질 간호를 잘할 수 있도록 돕는 거예요. 흐름에 따라 차근차근 살펴보면 훨씬 수월해질 거예요. 그래서 오늘은 데이 근무 후 이브닝 근무 선생님에게 인계한다는 상황으로 가정하고 천천히 같이 정리해볼까요?

 네! 그래서 입원한 이유와 환자 병력에 대해서 언급하고 자연스럽게 처방을 보며 현재 치료에 대해 인계해 보았어요.

 좋아요. 우선, 다음 듀티 선생님이 환자를 처음 본다면 환자의 진단명과 입원 동기를 가장 먼저 언급해서 환자 상태를 파악하기 쉽게 만들어야 해요. 오늘 환자는 심부전으로 움직일 때 호흡곤란과 가슴 통증이 심해져 입원했잖아요. 이렇게 입원 이유를 먼저 언급하면 듣는 사람도 환자의 전반적인 상태를 빠르게 이해할 수 있어요.

 그런데 그다음에는 어떤 흐름으로 이어가는 것이 좋을지 잘 모르겠어요.

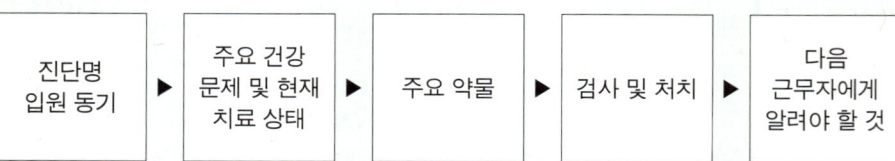

인계 흐름을 위와 같이 정리해 보았어요. 환자의 진단명과 입원 동기를 설명하였으니, 그다음에는 환자의 주요 건강 문제와 현재 치료 상태를 중심으로 설명하는 것이 중요해요. 심부전 환자의 인계에서는 현재 치료 상황을 전달할 때 체중 변화와 I/O 변화를 꼭 확인해야 해요. 아직 입원 초기라 특별한 변화는 없었다고 하더라도 앞으로 체중과 I/O 변화를 지속적으로 관찰해야 한다고 전달하는 것이 중요해요.

또한 심부전 치료를 위해 현재 주입 중인 심혈관계 약물도 중요한 부분이에요. 이런 약물은 민감하게 작용하기 때문에 주입 속도나 혼합 용량 같은 세부 사항을 정확히 인계해야 해요. 예를 들어, 오늘 Dopamine 1mcg/kg/min(6cc/hr)을 주입하고 있었으니 속도와 용량을 정확히 알려줘야 해요. 약물에 민감한 환자일수록 이런 세부 사항은 필수예요. 약물 주입 상황은 환자의 상태에 큰 영향을 줄 수 있으니 더욱 세심하게 전달하는 것이 필요해요.

✔ TIP 도파민 약물 계산 예시

Dopamine 200mg/5cc 약물을 D5W 195cc에 희석하여 총 용액 용량을 200cc로 Mix했을 때, 이 용액에서 1cc당 도파민 용량을 계산해 봅시다.

총 도파민 용량/총 용액 용량 = 200mg/200cc = 1mg/cc
따라서 도파민 1cc당 도파민 농도는 1mg

이때 처방대로 1mcg/kg/min으로 약물 주입 속도를 맞춰야 하는데, 환자의 몸무게가 100kg라고 한다면

$$주입\ 속도\ cc/hr = \frac{투여\ 용량(mcg/kg/min) \times 환자\ 체중(kg) \times 60}{용액\ 농도(mcg/cc)} = \frac{1mcg/kg/min \times 100kg \times 60}{1000mcg/cc} = 6cc/hr$$

속도로 주입해요.

약물에 대해 인계하는 것이 어려웠는데 차분히 다시 정리해 보아야겠네요.

해당 환자의 주요 문제는 호흡곤란, 심부전, 신기능 저하로 요약할 수 있어요. 현재 Dopamine은 신기능에 영향을 주지 않을 정도의 낮은 용량으로 주입되고 있으며 심혈관계 약물을 지속적으로 투여해야 하는 상황이기에 PICC(중심정맥관) 시술이 필요한 상태였고요. 심부전 환자이므로 호흡곤란과 가슴 통증의 여부를 지속적으로 살펴야 하고 수축기 혈압과 맥박 상태를 주의 깊게 관찰해요.

이와 더불어 NT-proBNP, BNP 같은 수치도 함께 살펴서 언급할 수 있어야 해요. 또한 혈압이 저하되면 Nitroglycerin 주입 중단이 필요한지 즉시 의사와 상의해야 한다는 점도 중요해요. Nitroglycerin 주입의 시작과 중단 이유 및 시점은 명확히 인계해야 한답니다.

그렇군요. 그리고 환자의 신기능과 관련된 상황도 함께 인계하면 될까요?

네. 환자의 신장 기능 저하와 관련된 상황도 주의 깊게 관리해야 해요. 예를 들어, Furosemide 투약 후 Foley catheter를 통해 소변이 잘 배출되는지 확인해야 해요. 모범 답안에서는 "Furosemide 20mg를 오늘 한 번 9A에 투약했으며, 50분 뒤 Foley를 통해 소변 150cc 배출을 확인했습니다."라고 언급했어요. 이뿐만 아니라 관련된 혈액검사 결과를 확인하고, 인계 시 신장 기능과 관련된 수치를 함께 전달하는 것이 좋아요.

 환자 상태를 명확히 파악하고 인계를 잘하기 위해서는 환자의 주요 건강 문제와 관련된 항목들을 유기적으로 연결해 생각하는 습관이 필요하겠군요.

 맞아요. 또한 오늘 새롭게 시행된 시술이나 검사가 있다면 그 결과와 환자의 현재 상태를 반드시 함께 언급해야 해요. 오늘 환자가 PICC 시술을 받았으므로 PICC의 상태와 위치, Dressing 상태, 감염 관리 교육 내용을 언급하면 좋겠네요. 특히 PICC처럼 여러 개의 Lumen(관)이 있는 경우, 각 Lumen에 어떤 약물이 들어가고 있는지도 이야기하면 다음 듀티 선생님이 약물을 확인하기가 쉬워져요.

검사 결과도 중요한데, 예를 들어 오늘 Echo에서는 EF 56%와 중격 운동 저하가 확인됐고 ECG에서는 비특이적 ST 이상이 있었어요. 이런 검사 결과는 환자 상태를 이해하는 데 꼭 필요한 정보니까 빠트리면 안 돼요.

 정말 세세하게 인계해야겠군요.

 우선순위를 정해 인계하고, 다음 듀티 선생님이 해결해야 할 일을 명확히 정리해서 전달하면 좋아요. 예를 들어, Ferinject(철분제)가 추가 처방되었더라도 이미 투약이 완료된 상태라면 다음 듀티 선생님이 따로 해결하지 않아도 된다고 언급해 줄 수 있어요. 반대로 내일 Furosemide 투약이 예정되어 있다면 이를 반드시 인계해야 하고 또한 10월 9일에 Dressing 교체가 필요한 점도 잊지 말고 알려줘야 해요.

또한 심부전 환자는 I/O를 매일 확인해야 하므로 데이 근무 중에 I/O를 현재까지 배출한 양과 주입된 약물, 경구 수분 섭취량 등을 계산해서 중간 Sub I/O를 끊어서 입력했다면 다음 듀티 선생님이 어디서부터 Remain 약물(주입 중인 IV 약물의 양)을 받아야 하는지 구체적으로 전달해 주세요. 듣는 사람 입장에서 무엇을 해야 할지 바로 이해할 수 있도록이요.

 환자의 병력이 복잡하고 이뤄지는 처치가 많은 경우에는 환자 상태를 정확히 이해하고 핵심 상황 위주로 명확히 인계하는 것이 정말 중요하겠네요.

 인계는 단순한 정보 전달이 아니라 듣는 사람이 환자 상태를 즉시 파악하고 필요한 업무를 이어받을 수 있도록 돕는 과정이에요. 환자의 상태를 잘 이해하고 우선순위대로 간결하고도 명확하게 전달해야 다음 근무자가 안전하고 효과적으로 업무할 수 있으니 이를 항상 염두에 두세요!

MEMO

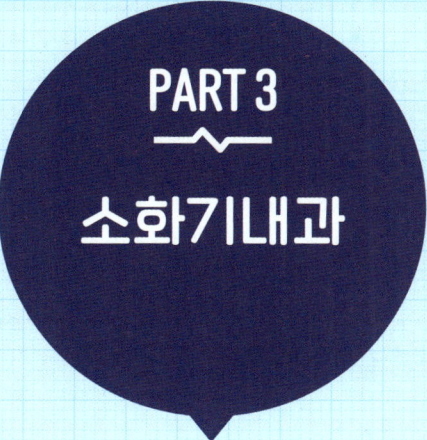

PART 3

소화기내과

01 간경화(Liver cirrhosis), 내출혈(Internal hemorrhage)

소화기내과에 8월 25일 입원한 59세 여자인 마○○ 환자는 평소 E. varix로 EVL 시술을 받고도 금주를 하지 못하던 환자이고, 이번에도 예정된 EVL 시술받으러 입원했다. 입원 2일 전 Melena가 있었지만 현재는 더 없다고 한다. 입원 후 EVL 시술 예정으로 대기하던 중 8월 26일 1P경 환자 Hematemesis로 간호사 호출 후 환자 상태 저하로 EVL Hold된 상황에서 이브닝 듀티로 근무하게 되었다. 현재 환자 상태는 Melena 5회, Hematemesis 3회가 있었고 DRE 검사에서 Positive가 나온 상황이다.

Step 1 환자 정보 살펴보기

❶ 의무기록[8/25]

- **Chief complaint(주호소)**

  E. varix, Melena

  식도정맥류(Esophageal varix), 흑색변

- **Assessment(진단명)**

  Alcoholic liver cirrhosis

  알콜성 간경화

- **Past history(병력)**

  # LC

  간경화(Liver Cirrhosis)

  # E. varix

  S/P EVL #1

  내시경 정맥류 결찰술(Endoscopic Variceal Ligation) 1회 시행

  # HCC

  간세포암(Hepatocellular Carcinoma)

  S/P TACE

  동맥화학색전술(Transcatheter Arterial Chemoembolization)

- **Present illness(현재 질환)**

  상환 Alcoholic LC with E. varix로 이전에도 E. varix bleeding으로 입원 치료 받은 적 있음. 이후에도 금주하지 못하였고 입원 2일 전 Melena가 있었으며 예정된 EVL #2 위해 입원함.

■ **Plan(치료 계획)**

EVL #2, Melena W/U

내시경 정맥류 결찰술 2회차 시행, 흑색변 검사

---

❷ Order[8/26]

■ **처치 및 지시**

-Pre EVL order-

V/S check q 8hr

BR

NPO(금식)

Bwt(×3/week)

-Post EVL order-

V/S check

ABR: 시술 종료 후 3시간 Lt. lateral position 유지

NPO till: 익일 아침까지

If chest pain, hematemesis, dizziness, notify to Dr.

■ **투약**

지시: 18G Rt. arm에 KVO 해주세요

Dextrose 5% 1000mL bag 1bag [IV]×1

Livact granule(Livact) 1pkg [P.O] tid

Legalon 140mg cap(Silymarin) 1cap [P.O] bid

Beecom tab 1tab [P.O] daily

Bioflor 250mg powder(Saccharomyces boulardii) 1pkg [P.O] tid ac

■ **추가 오더**

V/S check q 2hr

BR

NPO(금식)

NIBP monitoring

ECG monitoring

SaO_2 monitoring

L-tube insertion

L-tube irrigation 300cc

DRE 즉시 시행

지시: 500cc full drip → 80cc/hr로 유지

    Normal saline 1000mL bag 1bag [IV]×2

지시: Terlipressin 2mg loading → 1mg q 6h

    Teripin S 1mg/8.5mL inj(Terlipressin) (2-1-1-1)mg [IVS]×4

지시: Pantoline 80mg loading

    ┌Pantoline 40mg inj(Pantoprazole) 2via [IV Mix]×1

    └Normal saline 100mL bag 1bag [IV Mix]×1

지시: Pantoline 80mg loading 후 8mg/hr 속도로 지속 주입

    ┌Pantoline 40mg inj(Pantoprazole) 2via [IV]×1

    └Normal saline 100mL bag 1bag [IV]×1

CBC [EDTA BLD]

WBC differential count [EDTA BLD]

Admission panel [Serum]

Electrolyte panel-TCO_2 제외 [Serum]

CO_2, Total [Serum]

Cholesterol [Serum]

Osmolality (Serum) [Serum]

Coagulation panel [Citrate BLD]

ESR [EDTA BLD]

hs-CRP quantitation [Serum]

Renal panel [Serum]

Bilirubin, direct [Serum]

Ammonia [EDTA 6mL-Amm]

GGT [Serum]

Amylase(S) [Serum]

Lipase [Serum]

U/A(Stick + Microscopy) panel [소변]

CT Bl bleeding 3D(Contrast)

지시: Post L-tube insertion

    Abdomen supine [P]

ABO/Rh Type & Antibody screening [EDTA 6mL]

Red blood cell(400mL)×2

Plateletpheresis(Leukocyte-depleted)-5일 보관×1

지시: 수혈 1시간 뒤 채혈

    CBC [EDTA BLD]

    Coagulation panel [Citrate BLD]

❸ 검사 결과

- 혈액검사[8/26]

검체 분류	검사명	검사 결과(8/26)	직전 결과(8/1)	참고치
일반 혈액	WBC	10.20	9.91	$4 \sim 10 \times 10^3/\mu L$
	RBC	1.58	3.01	$4.2 \sim 6.3 \times 10^6/\mu L$
	Hb	5.9	9.3	13~17g/dL
	Hct	18.8	28.4	39~52%
	MCV	119.0	94.4	81~96fL
	MCH	37.3	30.9	27~33pg
	MCHC	31.4	32.7	32~36g/dL
	RDW	18.0	15.2	11.5~14.5%
	Platelet	56	88	$130 \sim 400 \times 10^3/\mu L$
	PCT	0.07	0.10	0.15~0.32%
	MPV	11.7	10.8	7.4~10.4fL
	PDW	14.3	11.0	9.9~16fL
	ANC	5100	6153	1800~7000/μL
혈액 은행	ABO	O		
	Rh D	+		
	Ab screen	Negative		Negative
혈액 응고	PT INR	2.41	1.60	0.8~1.2INR
	PT %	30	50	80~120%
	PT sec	28.4	18.9	10.6~12.9sec
	aPTT	140.5	40.6	25.1~36.2sec
	Fibrinogen	69	119	192~411mg/dL
일반 화학	Calcium	7.1		8.8~10.5mg/dL
	Phosphorus	3.2		2.5~4.5mg/dL
	Uric acid	3.9		3.0~7.0mg/dL
	Chol.	49		0~240mg/dL
	CK(CPK)	92		20~270IU/L
	Na	140		135~145mmol/L
	K	5.4		3.5~5.5mmol/L
	Cl	110		98~110mmol/L
	hs-CRP	0.11		0~0.5mg/dL
	Mg	1.1		1.5~2.5mEq/L
	iCa	1.04		1.05~1.35mmol/L
	Osmo-S	312		289~302mOsm/kg
	D. bil.	1.5		0~0.5mg/dL

검체 분류	검사명	검사 결과(8/26)	직전 결과(8/1)	참고치
일반 화학	AST(GOT)	300		1~40IU/L
	ALT(GPT)	87		1~40IU/L
	Amylase(S)	397		28~100U/L
	BUN	22		10~26mg/dL
	Creatinine	0.82		0.70~1.40mg/dL
	eGFR(MDRD)	95.8		mL/min/1.73m^2
	Ammonia	415		27.2~102μg/dL

❹ Consult

■ Consult: 영상의학과

상기 환자 Alcoholic LC with E. varix로 이전에도 E. varix bleeding으로 입원 치료를 받은 적이 있고 이후에도 금주하지 못하였으며, 입원 2일 전 Melena가 있었고 예정된 EVL #2 위해 입원한 환자로 EVL 시술 전 Melena, Hematemesis로 L-tube 유지 중입니다. CT 검사는 응급으로 시행 예정이며 Embolization색전술 prn) BRTO풍선 보조 역행성 정맥 제거술 위해 의뢰드립니다.

■ 회신 내용

GI bleeding embolization prn) BRTO 시행하겠습니다.

위장관 출혈 색전술 필요시 풍선 보조 역행성 정맥 제거술

❺ 간호 메모

■ 처치

Lt. arm IV 18G 8/30 교체

Rt. arm IV 18G 8/30 교체

L-tube 18Fr 70cm 고정 → Irrigation 후 clamping

■ 보호자

보호자 상주 X(주 보호자: 남편)

■ 물품

기저귀 O

■ 알레르기

테가덤 Dressing 알레르기

환자파악 시트 작성하기

환자 정보를 토대로 Case 환자가 어떤 환자인지, 중요하게 봐야 할 것과 오늘 근무에서 챙겨야 할 것은 무엇인지 파악해 봅시다.

■ 모범 답안

진단명, 수술명, 과거력	- Alcoholic liver cirrhosis - E. varix S/P EVL #1 - HCC S/P TACE	식이 및 알레르기	- 금식 - 테가덤 Dressing 알레르기
입원 동기	EVL 시술을 받고도 금주를 하지 못했으며 입원 2일 전 Melena가 있었던 분으로 EVL #2 위해 입원함	삽입관, Drain, Dressing	- Lt. arm IV 18G 8/30 교체 - Rt. arm IV 18G 8/30 교체 - L-tube clamping
현재 상태 및 치료	- Active GI bleeding → NIBP monitoring - 18Fr L-tube in situ - Melena×5회 - Hematemesis×3회 - DRE (+)	환자 안전	- 침상 안정 - 낙상 방지 교육 - 좌측위 체위 교육
		의미 있는 검사 결과	- PLT, PT INR, Hb - BUN, Cr - GOT/GPT, Ammonia

주요
Medication
	- N/S 500 Full drip → 80cc/hr
	- Terlipressin
	- Pantoprazole 80mg loading
	  → 8mg/hr
		예정된
		검사 및
		처치
			- 수혈(Pheresis×1, RBC×2), 수혈
			  동의서(+)
			- Embolization prn BRTO 동의서(+)
			- EVL hold
			- CT

특이 사항	- 보호자 X → Call(+) - 기저귀 O	Consult	영상의학과(Embolization) → 회신(+)

꼼꼼하게 잘 적었나요? 그럼 이제 모범 답안을 살펴보아요. 말 그대로 모범 답안일 뿐 정답이 아니니 틀렸다고 생각하지 마세요. 부족한 부분은 없는지 함께 봅시다.

 해당 환자는 LC 환자로 E. varix가 있어 EVL 시술을 받은 이력 있고 HCC로 TACE 시술을 받았던 병력이 있어요.

 네, 잘했어요. 진단명과 함께 어떤 이력이 있는지 꼼꼼하게 잘 적었네요. 해당 환자는 EVL 이력이 있는데 첫 시술 후 기간이 지나서 EVL을 2차로 시술받으러 온 환자였어요. 이렇게 LC 환자로 E. varix가 있는 환자 입원 시에는 Melena나 Hematemesis는 없는지 함께 사정하는 것이 좋아요. 입원 2일 전 Melena가 있었다는 것을 참고하여 혹시 입원 중 내출혈이 발생하진 않을지, Melena가 더 발생하진 않을지 염두에 두고 환자를 살펴보면 좋겠죠.

 그래서 입원 동기에 EVL #2와 함께 Melena가 있었던 내용을 함께 적어 보았어요.

 좋아요. 입원 시 환자 사정을 통해 어떤 증상을 잘 살펴야 할지 연결해서 생각할 수 있어요. 또한 EVL #2 시술을 하러 왔기 때문에 EVL 시술을 위한 준비가 잘되어 있는지 살펴보는 것도 필요해요.

해당 Case에서는 EVL 시술 전 내출혈이 발생한 상황으로 EVL 시술을 중단하고 새로운 시술을 준비해야 하는 상황이에요. 이와 더불어 시술을 위해 금식 중인 상태였다는 것을 메모로 적을 수 있겠네요. 마침 내출혈로 금식이 필요한데 환자는 시술로 미리 금식을 하고 있던 상황이므로 환자에게 금식하라고 추가 교육을 하지 않아도 돼요. 또 알레르기 부분에는 테가덤 Dressing 알레르기가 있었다는 데이 근무 선생님의 인계를 듣고 혹시라도 알레르기가 있는 테가덤 Dressing을 하지 않도록 메모에 함께 적어 두면 좋아요.

 현재 상태와 치료에 대해서는 어떻게 적어야 할지 고민스러웠어요.

 현재 상태에서 환자가 어떤 상태인지, 치료와 관련된 주의 사항이 있는지 적어 두면 돼요. 해당 환자는 현재 Active GI bleeding으로 NIBP 모니터링 중이에요. 또 L-tube를 삽입하여 Irrigation 후 Clamping 상태로 유지 중이고요. 그리고 현재까지 Melena 5회, Hematemesis 3회가 있었고 DRE 검사에서 Positive가 확인됐어요. 이렇게 입원 동기와는 다른 상황이지만, 현재 환자의 상태와 치료에 대해 기술하면 환자파악에 도움이 될 수 있어요.

DRE(Digital Rectal Examination)는 직장 수지 검사를 말해요. 의료진이 환자의 항문에 손가락을 삽입하여 직장 아래와 항문까지 촉진해요. 흑변, 토혈, 혈변이 있을 시 DRE를 시행하여 항문에 피가 묻어 나오는지 확인하는 거죠.

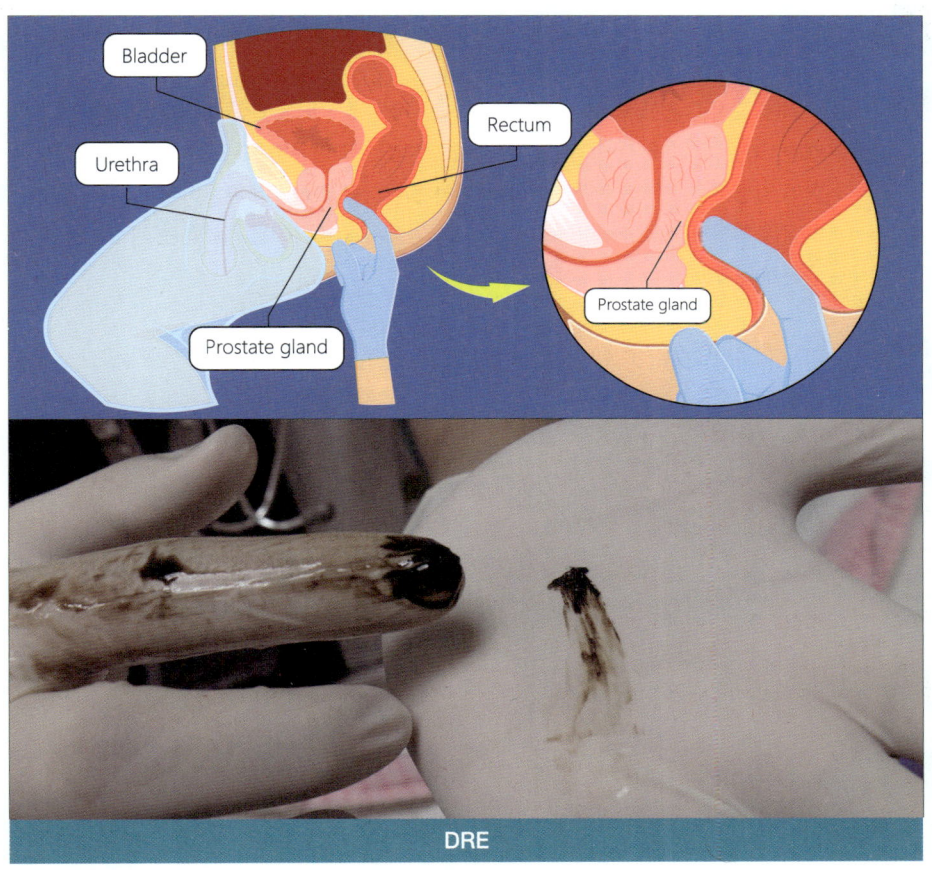

DRE

음… Active bleeding인지 어떻게 알 수 있었나요?

일단 Melena와 Hematemesis의 양과 횟수 등 환자의 증상으로 알 수 있어요. 내출혈이 있는 경우 혈액검사 결과에서 PLT, PT INR, Hb에 이상이 있을 수 있어요. 응급으로 처방된 CT를 촬영하게 된다면 CT 검사 결과에서도 출혈 여부를 확인할 수 있어요. 자세히 살펴보아야 할 의미 있는 검사 결과와 함께 연결해서 생각해 볼 수 있어요.

내출혈 상황 시에는 그런 검사들을 주로 잘 살펴야 하는군요.

네. 이 외에도 해당 환자의 혈액검사에서 GOT, GPT에 이상이 있고 Ammonia 수치가 높다는 것이 확인돼요. LC, HCC 환자로 원래 간 기능에 문제가 있을 수 있지만, 해당 수치 를 보면 현재 상태가 심각한 상태임을 알 수 있어요. Ammonia는 위장관에서 대사를 통해 생성되므로 Ammonia 수치가 높다면 간질환, 신부전, 위장관 출혈을 의심해 볼 수 있어요. 현재 상황에서는 '위장관 출혈과 간 기능 저하로 Ammonia 수치가 높아졌을 수 있겠구나.'라고 생각할 수 있어요.

선생님, 그런데 BUN과 Creatinine은 왜 의미 있는 검사 결과로 짚어주신 건가요?

 신기능 저하로 인해 BUN 수치가 상승하는 경우에는 보통 Cr도 함께 상승하지만, 출혈이 원인일 때는 Cr은 정상이면서 BUN만 상승할 수 있어요. 그 이유는 위나 십이지장 등 상부 위장관에서 출혈이 발생하면 혈액이 위장 안으로 들어가 음식처럼 소화되기 때문이에요. 이때 분해된 혈액 내 단백질은 아미노산과 암모니아로 전환되고, 간에서 암모니아를 처리하는 과정에서 BUN 수치가 상승하게 돼요.

 검사 결과를 환자 상태와 연결 지어 생각하는 연습을 더 해야겠어요. 주요 Medication은 어떻게 적어야 하나요?

 해당 환자는 EVL 시술을 대기하다 응급 상황이 발생한 상태이므로 새로 추가된 오더에서 주요 Medication이 어떻게 변경되었는지 살피는 것이 좋아요. D5W 1L 수액에서 내출혈 발생 후 N/S 1L로 수액이 변경되었고, 500mL를 Full drip 한 뒤 80cc/hr로 유지 중이죠. 이를 인계 시 활용하거나 스스로도 환자의 현재 수액이 어떻게 들어가는지 참고하기 위해 적어 둘 수 있겠어요.

 추가된 오더 중에 자주 못 보던 Terlipressin라는 약도 있었어요.

 잘 모르는 약은 환자파악 시트에 적어서 무슨 약인지 함께 메모해 두면 환자파악 시 도움이 돼요. Terlipressin의 처방을 살펴보니 약물 처방 끝에 "(2-1-1-1)"이라는 표기가 있어요. 이는 첫 투약은 2mg, 그 이후 3회는 1mg로 투약하라는 의미예요. 이 약물은 특히 보험 기준이 까다로워 의사 처방에 따라 19amp까지만 쓸 수 있기에 투약되는 개수를 카운트해야 해요.

Pantoprazole은 소화성 궤양 출혈 시 투여하는 약물이에요. Pantoprazole 80mg loading 후 8mg/hr로 주입되고 있는 현재 상황을 파악하여 라운딩 시 약물이 잘 주입되고 있는지 확인해야 해요. 또한 근무 중 약물을 이어서 연결해야 할 수 있기 때문에 약물을 Mix하는 방법도 환자파악 시트에 메모해 두세요. 생소한 약물이나 환자 상태 변화와 더불어 추가된 약물은 함께 메모해 두면 환자파악에 도움이 돼요.

 그렇군요. 잘 모르는 약, 환자 상태 변화 후 추가된 약은 꼭 메모해 둘게요.

 이와 연결 지어 삽입관을 적어 두는 곳에 IV는 몇 개가 있는지 확인하고 메모로 적어 두는 것도 좋아요. 응급 상황 시에는 추가로 약물이 주입될 수 있으므로 응급 상황에는 IV를 2개 이상 확보하는 것이 필요해요. 현재 Case 환자는 수액과 더불어 투약해야 하는 약물이 많고 수혈도 해야 하는 상황으로 IV가 2개 이상 필요한데요, 수혈은 단독으로 투여되어야 하기 때문이에요. 수혈과 Fluid 약물을 다른 IV line에 투약하더라도 약물과 혈액을 동시에 투약할지 여부는 꼭 의사에게 확인한 후에 진행해요. 왜냐하면 응급 상황이 아닌 이상 Edema 발생 가능성을 고려하여 Total volume 조절이 필요하기 때문이에요.

또 해당 환자는 L-tube를 가지고 있는데 Tube의 현재 상태를 함께 메모해 두는 것도 환자파악에 도움이 되겠네요.

 예정된 검사 및 처치에는 Embolization을 적어보았어요.

 네, 잘했어요. 내출혈로 혈액검사를 진행하고 투약으로 응급 처치를 하였지만 출혈을 완전히 잡을 수 없기 때문에 영상의학과에 의뢰하여 Embolization을 진행할 예정이에요. 상황에 따라 BRTO 시술도 함께 진행될 수 있는 상황으로 Consult를 보고 메모를 추가로 함께 적어도 좋겠어요. CT 검사도 가능한 빨리 시행해야 하기 때문에 누락되지 않도록 메모해야겠죠? 이렇게 메모를 하는 이유는 시술과 관련된 준비 사항이나 시술 후 간호에 대해 미리 준비하고 환자파악을 하기 위함이에요.

또 예정된 검사와 처치로는 수혈도 적어 둘 수 있어요. 수혈이 한두 개가 아니기 때문에 인계 시에도 어떤 혈액을 얼마만큼 투약하였는지 참고하기 위해서 메모해 두는 것이 좋아요. 또한 현재 상태가 EVL 시술이 Hold된 상태이기 때문에 예정된 시술에서 Hold를 추가로 적어 주었어요.

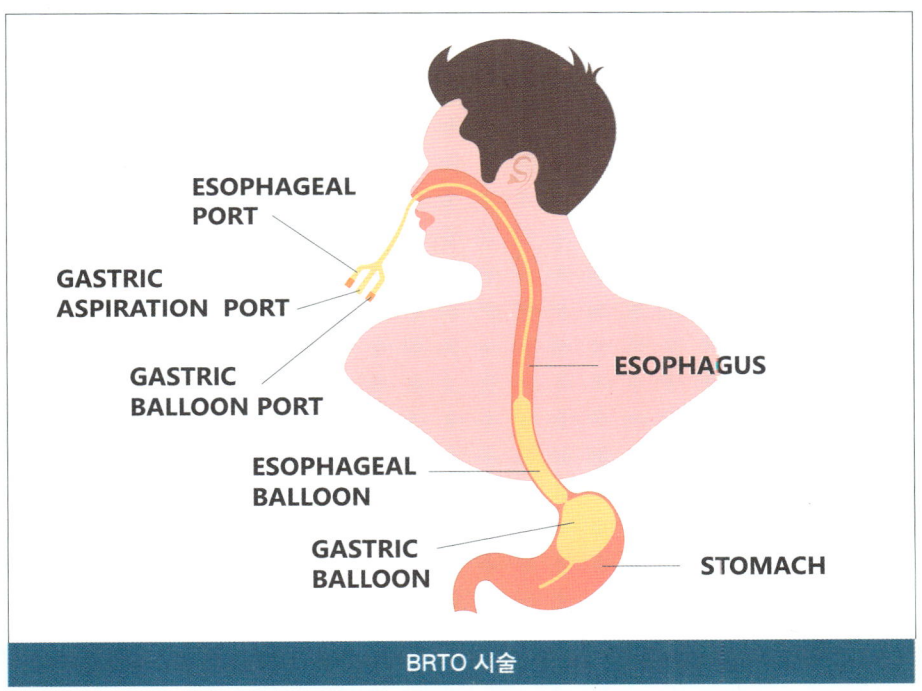

BRTO 시술

 예정된 내용을 자세히 적어 두니 해당 환자를 간호할 때 해야 할 일에 대해 파악하기 좋네요.

 그렇죠. 그리고 이렇게 응급 상황이 발생하면 보호자 유무를 확인하는 것도 매우 중요해요. 데이 근무 선생님께서 보호자가 없는 것을 알고 현재 보호자를 호출했다는 인계를 받았어요. 보호자가 오지 않는다면 언제쯤 올 수 있는지 재확인해 보는 것도 필요하겠네요.

환자 교육 때 낙상 방지 교육이 필요한 것은 알겠는데 좌측위 교육은 왜 해야 하나요?

 좌측위를 취하면 구토물이 기도로 넘어가는 각도를 줄여서 Aspiration을 예방할 수 있어요. 특히 토혈이 있는 환자의 경우, 혈액이 폐로 흡인되는 것을 막기 위해 좌측위 체위를 유지하도록 교육하는 것이 중요해요. 낙상 예방을 위해 가능하면 대변도 침상에서 볼 수 있도록 대변기나 기저귀를 준비하도록 해주세요. 또한 해당 환자는 Melena가 있어 그 양을 체크하는 것도 중요하기 때문에 기저귀를 사용하시도록 하고 기저귀 무게를 측정하여 Melena양을 확인할 수 있어요. 이때 다음 근무자의 편의와 업무 효율성을 위해 미리 환자분이 주로 쓰는 기저귀의 무게를 측정하여 기록해 두면 좋아요.

✔ TIP 출혈로 혈압이 떨어졌는데도 좌측위를 취해야 할까?

출혈이 동반된 상황에서 혈압이 저하되었다고 해서 무조건 다리를 심장보다 높이는 자세를 취하는 것은 적절하지 않을 수 있어요. 특히 상부위장관에 출혈이 있는 경우, 환자를 눕힌 채 다리를 올리면 복부 압력이 증가하면서 위장 내 압력도 높아져 출혈이 더 악화될 수 있어요. 따라서 이런 경우에는 좌측위 체위를 유지하며 출혈이 악화되지 않도록 주의하는 것이 중요해요.

✔ TIP 이런 경우에 환자파악 시트 메모에 포함하면 좋아요!

- 출혈 양상 상세 기록: Melena, Hematemesis 횟수 및 DRE 결과 함께 기재 (예: "Melena 5회 / Hematemesis 3회 / DRE positive")

- 시술 전 상태 및 준비 메모: EVL 예정이었으나 내출혈로 Hold, 이후 Embolization 예정임을 기록 (예: "EVL hold / Embolization 예정 / PRN BRTO")

- L-tube 상태 및 관리: Irrigation 후 Clamping 여부 및 내용물 양상 기록

- 기저귀 무게 기록용 기준 메모: Melena양 측정을 위해 기저귀 무게 측정 후 기록 (예: "사용 기저귀 무게 110g 기준")

흔한 실수	환자파악 Point
Terlipressin 등 생소한 약물을 메모하지 않음	약물 이름, 투약 횟수, 투약법, Mix 방법을 함께 메모해요.
수혈과 수액을 동일 Line으로 투약하려 함	수혈은 단독 Line이 필요해요. IV line 개수와 위치를 꼭 확인해요.
L-tube 삽입 후 상태를 기록하지 않음	L-tube clamping 여부, 배액량, 양상 등을 기재해요.
기저귀 무게 측정 기준 없이 Melena양을 기재	기저귀 무게 기준을 미리 측정하고 메모해요.
금식 중인 환자에게 추가로 금식 교육함	이미 금식 중이면 중복 교육을 피하고 상태가 잘 유지되고 있는지 확인해요.
테가덤 Dressing 알레르기 확인 후 기록 누락	알레르기는 반드시 메모하고, 대체 Dressing을 사용해요.
보호자 부재 시 별도 조치 없이 지나침	보호자 유무와 연락 상황을 명확히 기록해서 전달해요.
약물 회차나 잔여량을 추적하지 않음	"Terlipressin 2/4회 완료, 4vial 사용"이라고 적어 남은 약물 수를 기재해요.

라운딩 리스트 작성하기

환자파악 시트를 바탕으로 환자 라운딩 시 살펴보아야 할 사항과 어떤 부분이 고려되면 좋을지 적어봅시다.

■ **모범 답안**

환자 사정	- 활력징후(혈압), SpO_2 측정 - ECG rhythm 확인 - 어지러움 양상, 의식 사정, 식은땀·창백함 사정 - Melena 양상, Hematemesis 양상 - L-tube 삽입 위치 확인
환자 간호	- 침상 안정 교육, 낙상 방지 교육, 좌측위 교육 - Melena양 측정, 수액 속도 확인, Pantoprazole 주입 속도 및 Remain 확인 - 수혈 간호 - Embolization prn BRTO 전/후 간호

 해당 환자의 라운딩 때 어떤 것을 주의 깊게 보면 좋을까요?

 일단 Active bleeding이 있는 환자인 만큼 V/S을 중요하게 살펴야 할 것 같아요.

 네, 맞아요. 출혈이 많으면 혈압이 떨어질 수 있어요. 또한 토혈 환자는 Aspiration이 되면 SpO_2가 떨어질 수도 있고요. 따라서 혈압과 SpO_2를 잘 살펴보아요. 또한 NIBP 모니터링을 하고 있으므로 ECG도 함께 살피는 것이 좋아요. 출혈량이 많아지면 부정맥이 발생할 수 있기 때문이에요.

! 잠깐 **라운딩 시 발생 가능한 이벤트**

혹시 환자에게 발생할 수 있는 상황은 어떤 게 있을까요? 현재 환자는 Bleeding이 있는 상황으로 증상이 악화되면 과다출혈이 발생하여 의식 변화, 어지러움 호소, Shock, 부정맥 등의 증상이 나타날 수 있어요.

 또 중요하게 살펴야 할 것이 있을까요?

 출혈로 인한 Shock가 발생하지 않는지 잘 살펴야 해요. Shock 증상으로는 식은땀, 창백함, 말초혈관 재출혈 등이 있어요. 출혈로 인해 산소 공급이 원활하지 못하면 Shock로 진행될 수 있어서 V/S와 함께 의식수준을 주의 깊게 살펴야 해요. 또 출혈로 인한 Dizziness를 호소할 수 있으니 낙상 방지 교육 및 침상 안정을 교육하면서 어지러움 증상도 Mild, Moderate, Severe 중 어떤 양상인지 살펴야 해요. 또 어떤 걸 살피면 좋을까요?

Melena 양상과 Hematemesis 양상도 살펴야 할 것 같아요.

 좋아요. 현재 Active bleeding으로 두 가지 증상이 나타나기 때문에 그 양상을 잘 살펴야 해요. Hematemesis가 있긴 하지만 다행히 출혈량은 적다고 해요. 토혈은 봉지나 대·소변기에 할 수 있도록 하고, Melena는 기저귀에 보도록 하여 그 무게를 측정해요. 간호기록을 적을 때에 사진도 함께 올린다면 객관적으로 판단하기에도 좋겠죠? 또 양상을 살피는 것 외에도 어떤 걸 살펴야 할까요?

 음… 잘 모르겠어요.

 환자는 L-tube를 삽입하고 Irrigation한 뒤 L-tube를 유지 중인 환자예요. 따라서 L-tube 삽입 위치를 잘 살펴야 해요. L-tube를 코에 고정하긴 하지만 환자의 움직임에 따라 위치가 더 빠져있는 경우도 있어요. L-tube를 보면 삽입된 길이가 숫자로 적혀있는데요, 듀티마다 해당 삽입 위치를 확인하고 기록해야 해요. 그림을 보면 화살표 위치에 "70cm"라고 쓰여 있는 게 보이죠? 이 위치에 적혀있는 길이를 확인해요.

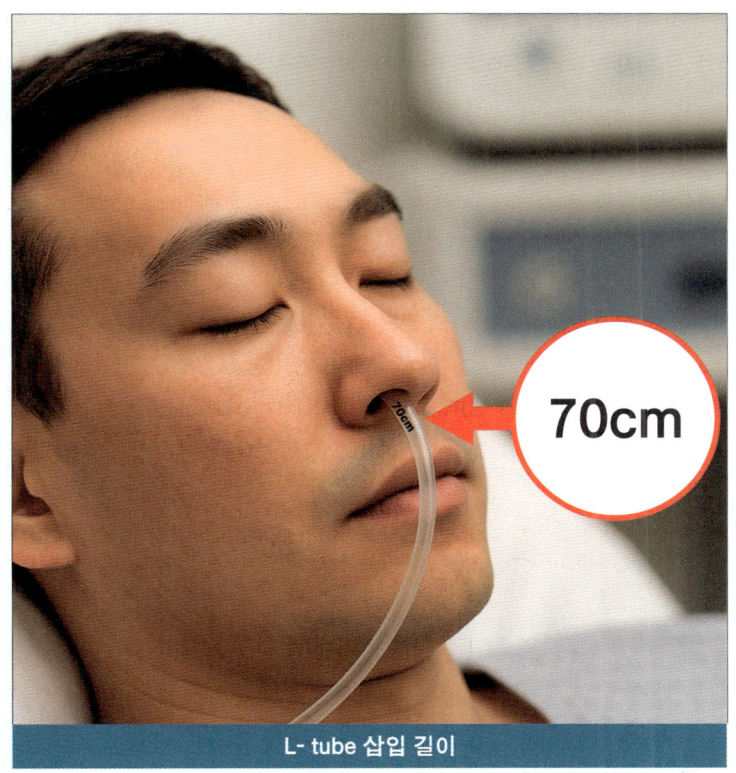

L- tube 삽입 길이

위치뿐 아니라 Clamping이 되어 있는지, 배액되도록 했는지도 살펴야 해요. Irrigation 후 Clamping을 유지해야 하므로 L-tube 끝도 잘 살펴야겠네요. X-ray 검사는 Portable이기 때문에 검사실에 연락하여 검사가 진행될 수 있도록 접수해야 해요. 그다음에 라운딩 시 해야 할 간호로는 어떤 것이 있을까요?

X-ray는 보통 검사실에 가서 시행하는 경우가 많은데 해당 Case처럼 Portable X-ray를 하는 경우도 있어요. 물론 Lateral X-ray 같이 꼭 검사실에서만 시행이 가능한 것도 있지만, 해당 Case처럼 응급 상황인 경우에는 환자 이송 시 위험이 크므로 Portable X-ray를 시행하게 돼요. 이 외에도 환자 통증이 너무 심하여 이동이 어려운 경우, 배액관이 많아 탈관의 위험이 있는 경우, 전신 쇠약이 심하고 낙상 위험이 높은 경우에 Portable X-ray를 시행할 수 있어요.

낙상 방지 교육, 침상 안정 교육, 좌측위 교육 같은 환자 교육이 필요해요.

좋아요. 이때 보호자가 있다면 보호자에게도 함께 교육하는 것이 좋답니다. 또 다른 간호로는 수액 속도 및 약물 속도 확인이 필요해요. 해당 환자는 N/S 1L 80cc/hr, Pantoprazole 8mg/hr로 주입 중이며 출혈이 있어 수액을 충분히 투약하려는 환자로, IV 기능이 떨어지거나 막혀서 처방에 맞게 수액이 주입되지 않는다면 Line을 변경해 주세요. Pantoprazole은 위장관 출혈 시 주요하게 투약되는 약이므로 정확한 양으로 유지되고 있는지 확인하고, Infusion pump에는 이상이 없는지, IV 삽입 부위는 문제없는지 함께 잘 확인해요. 그리고 현재 추가로 처방된 오더 중에 해결하지 못한 수혈이 있죠?

네. 혈액이 준비되는 대로 수혈 간호가 필요할 것 같아요.

수혈을 하기 위해서는 수혈 동의서가 있어야 하고, 20G 이상의 IV line 그리고 해당 환자의 ABO 검사가 필요해요. 입원 후 첫 검사라면 ABO 검사가 1~2회 시행되어야 해요(병원 규정 및 병원 최초 검사 여부에 따라 다를 수 있어요). 모두 준비됐다면 혈액 은행에 전화하여 혈액을 접수해야 하는데요, 현재 혈액이 접수된 상태이고 불출만 기다리고 있는 상황이에요. 해당 환자는 Pheresis와 RBC가 처방되었는데 어떤 것부터 수혈해야 할까요?

음… 출혈이 심하니까 RBC를 먼저 투약해야 할 것 같아요.

정해진 규칙이 있는 것은 아니지만 투약 시간이 짧은 혈액부터 투약하거나 응급 상황 시에는 먼저 준비가 가능한 혈액부터 주입해요. Pheresis는 1시간 이내, RBC는 2~3시간 주입해야 하기 때문에 Pheresis 후 RBC를 수혈하는 것이 좋아요. 수혈을 하게 되면 다른 수액과 혼합하여 사용하면 안 돼요. 혈액제제와 혼합하여 같은 Line으로 투약할 수 있는 수액제제는 생리식염수뿐이고 다른 수액이 함께 주입된다면 용혈이 될 수 있어요. 라운딩 때 꼭 수액 및 수혈 주입 Line을 잘 살펴야 해요.

Varix가 있거나 Varix bleeding event가 있는 환자는 RBC 수혈 시 주입 속도를 다른 환자에 비해 천천히 해야 합니다! RBC는 혈액의 Volume이 많기 때문에 빠르게 주입하면 혈류량이 순간적으로 증가하여 Varix에 영향을 끼칠 수 있어요. 따라서 재출혈 방지를 위해 수혈을 천천히 진행해야 해요.

수혈을 하면서 Embolization prn BRTO 시술 준비도 해야 할 것 같아요.

맞아요. 언제 영상의학과에서 시술 Call이 올지 모르니 수혈만 하며 손 놓고 있는 것이 아니라 응급 시술에 바로 들어갈 수 있도록 시술 준비도 해야 해요. 기본적으로 시술을 위해 속옷 탈의, IV line 확보, 동의서, DPP 촉지(대퇴동맥 천자 시), 제모, 금식 등이 필요할 수 있어요.

응급 상황인 만큼 환자분이 설명을 듣거나 스스로 제모 등의 시술 준비를 할 수 없으니, 담당 간호사가 챙겨서 시술에 필요한 것이 있는지 확인한 후 준비해요.

아, 응급 상황에서도 정말 침착하게 환자 사정과 간호를 해서 환자에게 도움이 되어야겠군요.

또 하나의 팁을 주자면, 환자가 기저귀를 착용하고 있을 때도 출혈량과 배설량을 구분하여 면밀하게 살펴야 한다는 거예요. I/O를 체크하는 환자라면 기저귀에 배설된 양도 꼭 확인합니다!

지금까지 파악한 내용과 환자파악 시트, 간호기록 그리고 V/S 기록을 참고하여 실제로 인계하는 것처럼 연습해 봅시다.

■ V/S

시간	SBP	DBP	PR	RR	BT	SpO$_2$
08:00	131	58	95	20	37.1	99
13:00	86	35	110	21	37.2	96
14:00	95	66	117	21	37.0	96
16:00	100	62	112	20	36.9	97
19:00	116	56	97	20	37.0	98

■ 검사 결과

CT GI bleeding 3D(Contrast)[8/26]

[Conclusion]

Large hematoma in the stomach. Active bleeding. Suspected gastric varices

위에 큰 혈종. 활동성 출혈. 위정맥류 의심

Abdomen supine[8/26]

[Conclusion]

L-tube inserted. Not delineated bowel gas

L-튜브 삽입됨. 장 가스 구분 안 됨

■ 간호기록(간호진단은 병원마다 상이하여 생략됨)

시간	내용
08:00	EVL 시술 위해 금식 중임. 통증 없음. 보행 장애 없음. 흑색변 없음. 필요시 도움을 요청하도록 격려함.
13:00	20g Melena 있음. 토혈 10cc 있음. 출혈 양상 확인함. V/S 측정함. 의사에게 Melena 다량과 토혈 소량 있음 알림. 혈압 저하됨. 좌측위 취함.
13:10	NIBP monitoring 시작함. N/S 500mL 최고 주입 속도로 투약함. 보호자 호출함. 기저귀 착용하도록 함. 금식 유지하도록 교육함.
13:30	L-tube 18Fr 70cm 삽입함. Portable X-ray 촬영함. L-tube 사용 가능하다고 의사 확인함. DRE 시행함. DRE 결과 Positive 확인함. Irrigation 양상 및 DRE 결과를 의사에게 알림. Infusion pump 통해 Pantoprazole 8mg/hr로 주입 시작함. Melena 40g 있음. 토혈 5cc 있음.

시간	내용
14:00	Normal saline 80cc/hr로 주입 시작함. Melena 20g, Hematemesis 5cc 있음. L-tube Irrigation 300cc 시행함. Irrigation 양상 Bloody 확인함. CT, Embolization과 BRTO, 수혈 동의서 확인함. CT 검사실 보냄.
16:00	V/S 측정함. 의식수준 Alert 확인함. Shock 증상 확인함. 창백함 없음. 식은땀 없음. 치료 목적으로 금식 중임. L-tube 70cm 유지중임. Infusion pump 통해 Pantoprazole 8mg/hr로 주입 중임. N/S 80cc/hr로 주입 중임. Hematemesis 없음. Melena 40g 있음. 환의 교환함. 보호자 상주하도록 함. 낙상 방지 교육 및 절대 침상 안정하도록 함. Embolization 시술 위해 제모 확인함. 족배동맥 촉지함. 위아래 속옷 탈의하도록 함. 금식 유지하도록 함.
16:15	Pheresis 도착하여 혈액 확인함. 혈액 정보와 공기 방울, 혼탁도, 색깔의 이상이 없음을 확인한 후 수혈 시작함.
16:30	수혈 시작 15분 이내 활력징후 측정함. 수혈 중 환자 상태 관찰함. 수혈 중 부작용 없음.
16:35	의사에게 Foley catheter 삽입하자고 확인함. Foley catheter 삽입함. Foley catheter 통해 Amber 양상으로 소변 배출됨. 의사에게 L-tube 익일까지 유지하자고 확인함.
16:45	Pheresis 수혈 종료함. RBC #1 도착하여 혈액 확인함. 혈액 정보와 공기 방울, 혼탁도, 색깔의 이상이 없음을 확인한 후 수혈 시작함.
17:00	수혈 시작 15분 이내 활력징후 측정함. 수혈 중 환자 상태 관찰함. 수혈 중 부작용 없음. 영상의학과로 환자 이송함.
19:00	환자 병실로 돌아옴. V/S 측정함. Melena 없음. Hematemesis 없음. 족배동맥 촉지 잘됨. 시술 부위 Oozing 및 출혈 없음. 보호자 상주 확인함. 금식 유지하도록 함. 수액 및 투약 속도 확인함.
20:30	RBC #2 도착하여 혈액 확인함. 혈액 정보와 공기 방울, 혼탁도, 색깔의 이상이 없음을 확인한 후 수혈 시작함.

■ **모범 답안**

마○○ 환자, Alcoholic LC with E. varix로 이전에도 E. varix bleeding으로 입원 치료 받은 적 있으며 HCC로 TACE 시술도 받았던 환자입니다. EVL 시술 이후에도 금주하지 못하였으며 입원 2일 전 Melena 가 있었고 예정된 EVL #2 위해 입원했으나 오늘 EVL 시술 전 Melena와 토혈 있어 EVL을 Hold하고 응급으로 Embolization 시행했습니다.

데이 때 1P시경 콜벨 눌러 가보니 Melena와 Hematemesis 있었고 Melena는 총 5회, 120g 봤고 Hematemesis는 총 3회 있었으나 양이 많지 않았고 20cc 정도였습니다. 응급으로 시행한 CT에서 위에 Large hematoma와 Active bleeding 소견을 보였습니다. DRE 검사 결과 Positive 양상이었고 Irrigation 300cc 시행했는데 Bloody한 양상으로 확인되었습니다. 현재 L-tube 18Fr 70cm으로 고정되어 있고 Clamping 상태로 내일까지 유지하자고 의사에게 확인을 받았습니다.

1P경 내출혈 발생 당시 BP 86/35로 저하되어 N/S Full drip 500cc 투약되었고 현재 80cc/hr로 유지 중입니다. 추가된 약물로는 Terlipressin 2mg 로딩 후 7P30에 1mg 추가 투약되었으며 1A30에 커버해 주시고 내일 아침 7A30까지 투약 후에 추가 투약 여부의 확인이 필요합니다. Pantoprazole은 80mg 로딩 후 8mg/hr로 주입 중이며 1A경 약물 교체가 필요합니다.

1P에 나간 혈액검사에서 Hb 5.9, PLT 56K, PT INR 2.41 확인되어 오늘 이브닝 때 Pheresis 1pack, RBC 2pack 수혈을 진행했습니다. 수혈 종료 1시간 후 CBC, Coa lab 채혈 필요하여 11P30에 채혈 접수해 주시면 됩니다. 다른 Lab을 보시면 OT/PT 300/87, Ammonia 415로 높은 상태입니다. 다행히 BUN, Creatinine 수치는 괜찮았습니다.

BRTO 후 Melena, Hematemesis도 없고 BP도 Stable한 양상이며 DPP 촉지가 잘되었고, 시술 부위에 Oozing 및 출혈이 없었습니다. 응급 상황 발생 당시 보호자가 Call해서 현재 보호자 따님이 상주 중입니다.

 이브닝 근무를 하고 나이트 선생님에게 인계하는 것으로 가정하여 함께 인계 연습을 해봅시다.

 먼저 환자 진단명과 입원 동기에 대해 이야기했어요.

 네. 환자의 진단명과 병력 그리고 입원 동기를 통해 많은 정보를 얻을 수 있는데 이것이 환자파악의 시작이에요. 그리고 해당 환자는 입원하여 EVL 시술 예정이었으나 내출혈이 발생하여 EVL이 중단되고 Embolization이 시행되었어요. 동기와 함께 자연스럽게 현재 상태에 대해 이야기할 수 있겠어요.

 그 다음에는 오늘 발생한 응급 상황의 전체적인 흐름에 대해 이야기했어요.

 좋아요. 응급 상황 당시 환자 증상과 진행된 검사에 대한 소견을 이야기하고 시행된 처치도 이야기하면 자연스러운 흐름으로 인계할 수 있어요. 이때 추가된 약물도 함께 언급하면 좋아요.

 혈액검사 결과에 대해서도 자세하게 인계해야 하죠?

 시행된 처치와 더불어 환자 상태를 이야기할 때 혈액검사 결과도 빼놓을 수 없겠죠. 이때 단순히 혈액검사 결과만 나열하는 것이 아니라 해당 수치로 인해 취해진 처방이나 처치도 함께 이야기하면 좋아요.

해당 환자의 경우, 출혈로 인해 Hb이 저하되었고 PT INR, PLT 수치에 문제가 있었어요. 이를 교정하기 위해 Phresis 1pack과 RBC 2pack을 수혈한 내용을 함께 언급하면 자연스럽겠네요. 또한 나이트 근무자가 해야 할 일을 함께 이야기하는 것도 필요한데요, 이 경우 수혈 종료 1시간 뒤 채혈을 언제 해야 할지 시간과 함께 이야기해야겠죠.

나이트 근무자를 위해 업무 내용을 인수인계한다는 점을 기억할게요.

채혈뿐 아니라 Pantoprazole이 N/S 100mL에 Mix되어 12시간 정도 투약이 가능하기 때문에, 1P 경에 투약한 Pantoprazole을 나이트 근무 시 교체해야 하는 상황이에요. 나이트 근무자가 라운딩 갈 때 미리 약물을 섞어서 들고 갈 수 있도록 인계 때 이야기해 주면 업무가 훨씬 수월해지겠죠? 또 Terlipressin은 총 4회 투약하도록 처방이 있고 다음 날에는 오더가 없다면, 투약을 유지하는 것인지, D/C가 필요한 것인지 다음 날 의사의 확인이 필요하므로 그런 내용을 함께 이야기해 주면 좋겠네요. 또 어떤 내용을 인계하면 좋을까요?

음… 잘 모르겠어요.

오늘 추가로 시행된 BRTO와 관련된 이야기를 언급해 주세요. 시술 후 DPP가 잘 촉지되었는지, 시술 부위에는 문제가 없었는지, 시술 후 환자 V/S은 괜찮은지, Melena와 토혈은 더 없었는지 등, 현재 환자 상태를 언급하여 나이트 근무자가 라운딩 때 살펴볼 것에 대해 미리 알 수 있도록 해주면 좋아요.

담관암(Cholangiocarcinoma), 복수 천자(Paracentesis)

56세 여자인 방○○ 환자는 6월 30일에 소화기내과에 입원했다. Cholangiocarcinoma로 진단받은 후 항암 치료 중, PD 소견으로 항암요법을 변경하기 위해 입원했다. 입원 당시 복부팽만이 심해진 상태였으며 황달도 있어 항암요법 시작 전에 컨디션을 조절하기 위해 입원 중인 상태였다. 입원하여 확인한 CT 검사에서 Cholangitis가 확인되어 PTGBD 삽입하였고, 복수 천자 예정이다. 현재 환자는 Fever를 호소한다. 해당 케이스 환자를 7월 1일 데이 근무 때 담당 간호사로 간호하게 되었다.

Step 1 환자 정보 살펴보기

❶ 의무기록[6/30]

■ **Chief complaint(주호소)**

Ascites, Jaundice

복수, 황달

■ **Assessment(진단명)**

Cholangiocarcinoma

담관암

■ **Past history(병력)**

\# Cholangiocarcinoma, PVTT

담관암, 문맥종양혈전(Portal Vein Tumor Thrombosis)

S/P GP #11(2023. 2. 28.~2024. 2. 21.) → PD

GP(Gemcitabin+Cisplatin) 항암 11차 시행 → 진행 병변(Progressive Disease)

S/P ERCP, ERBD revision(2023. 3. 27.)

내시경적역행담췌관조영술(Endoscopic Retrograde Cholangiopancreatography) 내시경적역행담도배액술(Endoscopic Retrograde Biliary Drainage) 재확인

■ **Present illness(현재 질환)**

상환 특이 병력이 없는 분으로, 1달 동안 지속되는 Jaundice황달 및 Pruritus가려움증에 대해 소화기내과 외래 내원함. 이후 시행한 Image 및 Biopsy영상 검사 및 조직검사 결과 Intrahepatic cholangiocarcinoma adenocarcinoma간내담관암 선암 M/multiple LN다발성 림프절 전이가 확인되어 GP 진행함(2023. 2. 28.~). 마지막 항암 후로 복부팽만 심해졌다고 하며 입원 전 복통과 오한은 없었음. Chemotherapy change항암화학요법 변경 및 Paracentesis복수 천자 위해 입원함.

■ **Plan(치료 계획)**

Admission for chemo, Paracentesis

항암 및 복수 천자술 위해 입원

❷ Order[7/1]

■ **처치 및 지시**

V/S check q 8hr

BR

고단백상식 [상식]

Bwt & Ht check

PTGBD irrigation 10cc daily

■ **투약**

Peri olimel N4E 말초 1000mL 1bag [IV] q24h

Ursa 200mg tab(UDCA) 1tab [P.O] bid

Megace F susp 625mg/5mL pkg(Megestrol acetate) 1pkg [P.O] daily

Targin PR 10mg/5mg tab(Oxycodone/Naloxone HCl) 1tab [P.O] bid q12h

Norzyme40000 cap 1cap [P.O] tid

Mag-O 500mg cap(MgO) 1cap [P.O] tid

■ **검사**

CBC [EDTA BLD]

WBC differential count [EDTA BLD]

Admission panel [Serum]

Electrolyte panel-TCO$_2$ 제외 [Serum]

Calcium, Ionized [Serum]

Coagulation panel [Citrate BLD]

Amylase(S) [Serum]

Lipase [Serum]

hs-CRP quantitation [Serum]

Procalcitonin quantitation [Serum]

#1 Blood culture [Blood, Peripheral]

#2 Blood culture [Blood, Peripheral]

■ **Consult**

Consult to 영상의학과

■ **추가 오더**

SONO guided aspiration (Ascites, Therapeutic)
Body fluid chemistry (Except CSF)[Ascitic/SST]
Body fluid panel (Cell count, Diff. count) [EDTA Ascitic]
Albumin [Ascitic/SST]
지시: Ascites 3L 천자 시 Albumin 1btl 투약, 총 4L 배액
　　 Albumin 20% 100mL 1btl [IV]×1

---

❸ 검사 결과
■ 혈액검사[7/1]

검사 날짜	검사 항목	검사 결과(7/1)	직전 결과(6/30)	참고치
일반 화학	Amylase(S)	112	41	28~100U/L
	Lipase	6	11	7~60U/L
	Calcium	8.6	8.9	8.8~10.5mg/dL
	Phosphorus	2.4	2.8	2.5~4.5mg/dL
	Glucose	287	311	70~110mg/dL
	Uric acid	1.5	2.3	3.0~7.0mg/dL
	T. protein	6.1	6.3	6.0~8.0g/dL
	Albumin	2.7	2.9	3.3~5.2g/dL
	T. bil.	3.3	3.0	0.2~1.2mg/dL
	Alk. phos.	221	238	30~115IU/L
	AST(GOT)	31	33	1~40IU/L
	ALT(GPT)	22	21	1~40IU/L
	BUN	10	9	10~26mg/dL
	Creatinine	0.55	0.57	0.70~1.40mg/dL
	eGFR(CKD EPI Cr)	99.5	98.9	
	Na	133	132	135~145mmol/L
	K	3.7	3.8	3.5~5.5mmol/L
	Cl	101	98	98~110mmol/L
	hs-CRP	6.13	7.23	0~0.5mg/dL
	PCT 정량	0.380	0.318	0~0.5ng/mL
혈액 응고	PT INR	1.14	1.20	0.8~1.2INR
	PT %	82	69	80~120%
	PT sec	12.8	14.6	9.7~12.3sec
	aPTT	26.5	28.6	27.1~37.8sec
	Fibrinogen	362	340	192~411mg/dL

일반 혈액	WBC	14.45	11.48	$4\sim10\times10^3/\mu L$
	RBC	2.82	3.03	$4\sim5.4\times10^6/\mu L$
	Hb	9.7	9.9	12~16g/dL
	Hct	27.8	29.2	36~48%
	Platelet	75	54	$130\sim400\times10^3/\mu L$
	PCT	0.08	0.04	0.15~0.32%
	ANC	12436	9850	$1800\sim7000/\mu L$

■ **CT Pancreatobiliary+Pelvis(Contrast)[6/30]**

[Conclusion]

Increased tumor burden. Increased size of biliary abcess(5.8cm) in liver S6. Progression of diffuse Rt. IHD dilatation with cholangiohepatitis

종양 부담 증가. 간 S6에서 담관 농양 크기 증가(5.8cm). 담관간염을 동반한 확산성 Rt. IHD 확장의 진행

■ **PTGBD 시술 Sono-guided procedure[6/30]**

[Conclusion]

Percutaneous cholecystostomy was done with 8.5Fr pigtail catheter. No immediate complication

경피적 담낭절개술은 8.5Fr 피그테일 카테터로 시행되었음. 즉각적인 합병증은 없었음

❹ Consult

■ **Consult: 영상의학과**

Intrahepatic cholangiocarcinoma adenocarcinoma간내담관암 선암 환자로 M/multiple LN다발성 림프절 전이 가 확인되어 GP 항암 후 복부팽만 심해져 초음파 유도 복수 천자 의뢰 드립니다.

❺ 간호 메모

■ **처치**

Lt. arm IV 18G 7/5 교체

PTGBD 메드레스 Dressing 7/2 교체

■ **보호자**

보호자 O(주 보호자: 남편)

■ **물품**

소변기 O

환자 정보를 토대로 Case 환자가 어떤 환자인지, 중요하게 봐야 할 것과 오늘 근무에서 챙겨야 할 것은 무엇인지 파악해 봅시다.

■ **모범 답안**

진단명, 수술명, 과거력	- Cholangiocarcinoma - PVTT	식이 및 알레르기	고단백상식
입원 동기	Chemo Tx change 및 Paracentesis 위해 입원함	삽입관, Drain, Dressing	- Lt. arm IV 18G 7/5 교체 - PTGBD 메드레스 Dressing 7/2 교체
현재 상태 및 치료	- Cholangiohepatitis - 복부팽만, Jaundice - 6/30 PTGBD 삽입 - 7/1 Paracentesis - Fever	환자 안전	- 낙상 방지 교육 - 감염 관리 교육
		의미 있는 검사 결과	- Pancreas pelvis CT(6/30) - PLT, PT INR - T. bil., Albumin - hs-CRP, Procalcitonin - Blood culture 결과(-)
주요 Medication	- Albumin 1btl (-)	예정된 검사 및 처치	- BT F/U - PTGBD 배액량, 양상 확인(-) - PTGBD irrigation 10cc daily - Paracentesis 4L 배액(-)
특이 사항	- 보호자 O - 소변기 O	Consult	영상의학과(복수 천자) → 회신(-)

꼼꼼하게 잘 적었나요? 그럼 이제 모범 답안을 살펴보아요. 말 그대로 모범 답안일 뿐 정답이 아니니 틀렸다고 생각하지 마세요. 부족한 부분은 없는지 함께 봅시다.

 해당 환자는 Cholangiocarcinoma로 PVTT 병력이 있어 진단명과 함께 정리해보았어요.

 Cholangiocarcinoma는 간 안쪽과 바깥쪽에 따라 나눌 수 있어요. 해당 환자는 Intrahepatic cholangiocarcinoma 환자로 간 안쪽 담도에 암이 있는 Case예요. 이와 더불어 PVTT가 발생했던 이력이 있는 환자네요. 입원 동기는 어떻게 적었나요?

 입원 동기는 Chemotherapy change 및 Paracentesis를 위해 입원했어요.

 맞아요. 해당 환자는 1달 동안 지속된 황달과 소양감으로 병원에 내원했다 진단을 받고 항암을 하던 중, PD 소견을 받고 항암을 바꾸기 위해 입원한 환자예요. 또 입원 전 복부팽만감이 심하다고 했네요. 이때 복부팽만감은 복수로 인해 발생한 경우가 많아요. 외래에서도 복수로 보고 복수 천자도 함께 하기 위해 입원했네요. 입원한 동기는 아니었지만 환자 상태에서 관심을 가져야 할 내용이 있었어요. 어떤 내용일까요?

 음… PTGBD를 삽입한 내용이요!

 네. PTGBD를 삽입한 이유를 살펴보면 Cholangiohepatitis로 진단을 받았던 것이었어요. 이와 관련해서 Fever도 발생할 수 있고, 혈액검사에 보면 hs-CRP, Procalcitonin, Blood culture가 처방됐음도 확인할 수 있어요. 입원 동기와는 관련이 없지만 환자 질병과 관련해서 동반되어 나타날 수 있는 질병이나 증상을 고려한다면 환자파악이 더욱 쉬워요. 그렇다면 의미 있는 검사 결과에는 어떤 것이 있을까요?

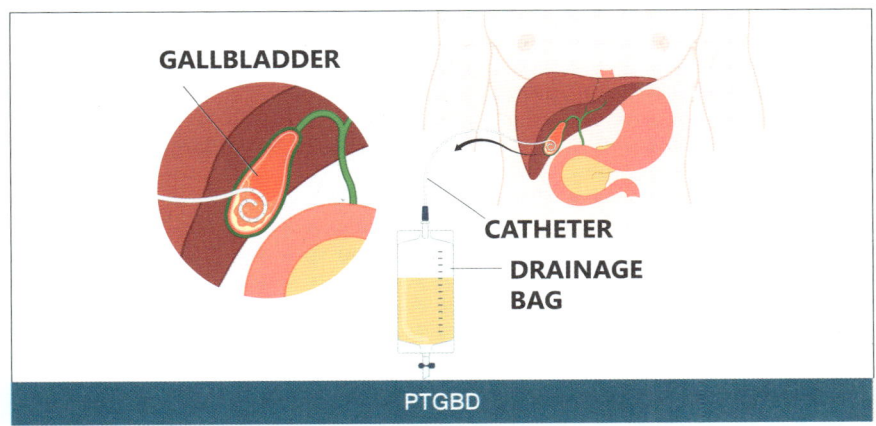

 hs-CRP, Procalcitonin, Blood culture는 앞서 이야기해 주셨고, 그와 더불어 CT도 잘 봐야할 것 같아요.

네, 맞아요. 입원 시 시행한 Pancreas pelvis CT에서 Cholangiohepatitis를 확인할 수 있어요. 또 CT를 잘 살펴보면, Liver abcess가 커지고 Tumor도 커져서 전반적으로 환자 상태가 악화되었음을 알 수 있어요. 그리고 이런 환자 컨디션에서 Fever가 발생했다면 hs-CRP, Procalcitonin, Blood culture를 함께 살펴야 해요.

hs-CRP는 염증이나 감염뿐만 아니라 심근경색(심장마비), 수술 후, 외상 시에도 증가할 수 있어요. CRP는 급성기 반응 물질로 여겨지는 여러 단백질 중 하나로서 여러 감염 질환 및 자가 면역 질환과 관련된 염증 변화를 감시하는 데 사용되곤 해요. 또한 혈액 내 Procalcitonin 수치는 패혈증 발생 시 빠르고 유의하게 증가해요. Procalcitonin 검사는 초기 단계에서 세균 감염의 존재를 발견하는 데 도움을 주고, 위독한 환자 증상의 다른 원인과 세균성 감염을 감별하기 위하여 주로 이용하는 검사예요.

Blood culture는 혈액 내 미생물을 배양하여 혈액 감염 원인을 알아보는 검사로서 검사 결과가 나오는데 3~4일이 소요될 수 있어요. 따라서 Blood culture 결과도 면밀하게 살펴야 해요. 또 혈액검사에서도 더 살펴야할 것이 있어요. 바로 T. bil., Albumin이에요. 담도계 암을 진단받은 환자는 Bilirubin과 Albumin 수치도 함께 잘 살펴야 해요. Bilirubin 검사는 간 손상 징후 및 증상이 있거나 간질환, 담관 폐쇄, 용혈성 빈혈 혹은 간과 관련된 대사 문제가 있을 때 시행해요. Direct bilirubin이 증가하고 황달이 나타나면 담관 폐쇄와 간질환을 시사한다고 볼 수 있어요. 황달이 심하다면 Bilirubin 수치가 높을 것으로 알 수 있고 Albumin 수치가 낮다면 복수와 관련지어 생각할 수 있어요.

또 어제는 PTGBD 삽입 시술, 오늘은 복수 천자를 시행해야 하는데 비교적 안전한 시술이지만, 혈액 응고 수치에 문제가 없는지 확인할 필요가 있겠죠. 예정된 처치에는 어떤 내용이 포함되면 좋을까요?

저는 PTGBD의 배액량을 확인하고자 메모를 해두었어요.

좋아요. PTGBD의 배액량뿐 아니라 배액 양상도 함께 꼭 확인해요. 그리고 오늘 복수 천자를 할 예정이기 때문에 최대 배액량이 처방에 명시되어 있어요. 복수를 너무 많이 빼면 체내의 체액이 과도하게 제거되면서 혈압이 떨어질 수 있어요. 환자 상태에 맞게 적당량을 배액하는 것이 중요하기 때문에 예정된 처치에 복수 배액량을 메모해 두는 것도 좋겠어요.

또 환자가 열이 동반되고 있으니까 잘 살피기 위해 BT 확인도 함께 적어둘 수 있겠네요. 그렇다면, 주요 Medication에는 어떤 점을 메모하면 좋을까요?

저는 TPN과 수액을 적었어요.

주로 투약하는 수액과 수액 속도를 적어서 라운딩 시 활용할 수 있겠지요. 이 Case에서는 수액보다는 Albumin 투약에 대해 메모를 하면 좋겠죠. 왜냐하면 복수 천자 시 배액되는 양에 따라 Albumin 투약 여부를 결정하기 때문이에요. 보통 3L 이상 배액을 하면 Albumin 1btl을 투약하게 돼요. 따라서 배액량을 잘 체크하고 Albumin 투약 여부를 확인하기 위해 주요 Medication에 Albumin을 함께 적어주면 좋겠어요. 이때 Albumin은 4시간 이상 천천히 주입해야 해요.

환자파악 시트에 또 어떤 내용을 더 적을 수 있을까요?

 복수 천자를 병실에서도 진행하지만 영상의학과에 의뢰하여 진행할 수도 있어요. 또 복수 천자를 시행하면 일정 시간 배액을 해야 하기 때문에 침상 안정을 해요. 침상 안정 시 소변이 급할 수 있으니 소변기가 필요하고, 보호자의 상주가 필요하겠죠? 해당 내용을 함께 적어 주면 좋겠어요.

✔ TIP 이런 경우에 환자파악 시트 메모에 포함하면 좋아요!

- 발열 여부 및 체온 기록: PTGBD 삽입과 관련한 감염 가능성을 모니터링하기 위해 BT 체크 및 Fever 유무를 지속적으로 관찰

- T. bil. 및 Albumin 수치 확인: 이는 황달, 복수와 밀접한 관련이 있는 수치로서 환자의 전반적인 간 기능 상태를 파악하기 위해 확인 필요

- Albumin 투약 여부: 복수 배액량이 3L 이상이면 Albumin 투약 필요. 투약 예정 여부를 미리 확인하고 4시간 이상 천천히 주입해야 한다는 점에 유의

! 잠깐 환자파악을 할 때 이런 점을 주의해서 간호해요!

흔한 실수	환자파악 Point
입원 동기 외 주요 증상 간과(예: 발열, 복부팽만)	PTGBD 삽입 이유, 복수로 인한 증상 등도 함께 고려해요.
PTGBD 배액 확인을 놓침	배액량과 양상(농, 담즙색 등)을 함께 확인하고 기록해요.
복수 천자 처방만 보고 배액량 체크는 안 함	복수 배액 시 최대 허용량을 메모하고, 체액 과다 제거에 주의해요.
혈액 응고 수치 확인 누락	PT/INR, Hb, Plt 등 복수 천자 전에 응고 능력 확인은 필수예요.
황달 증상만 보고 Bilirubin 수치만 확인	Albumin 수치도 함께 확인해요. 복수 형성과 관련 있어요.
발열 상황에서 hs-CRP만 보고 끝냄	hs-CRP, Procalcitonin, Blood Culture 이 3종을 확인해야 해요.
복수 천자 처치만 확인하고 간호 환경 미정비	소변기를 준비하며, 보호자 동반 여부를 확인하고, 침상 안정이 필수임을 교육해요.

환자파악 시트를 바탕으로 환자 라운딩 시 살펴보아야 할 사항과 어떤 부분이 고려되면 좋을지 적어봅시다.

■ 모범 답안

환자 사정	- 활력징후(혈압, 체온), 의식 상태 사정 - 복부 강직, 피부 온도, 소변량 확인 - 복수 천자 부위와 배액량 및 배액 양상 확인, 체중 측정 및 몸무게 변화 확인 - 복부팽만감, 복부 둘레 및 부종 사정 - PTGBD 삽입 부위와 배액량 및 배액 양상 확인, PTGBD bag과 Line 확인, Irrigation양 확인
환자 간호	- 감염 관리 교육 - Albumin 투약, 복수 천자 후 혈압 체크, 복수 검체 접수 - PTGBD bag 관리 교육

 해당 환자 라운딩 때 어떤 것을 주의 깊게 보면 좋을까요?

 일단 복수 천자를 하고 있는 상황이라 체액이 배출되면 혈압이 떨어질 수 있기 때문에 혈압을 측정해요.

 네, 맞아요. 복수 천자를 하고 있는 상태이므로 천자 전과 후에 혈압 측정을 하고 그뿐만 아니라 어지러움을 느끼는지, 복부팽만감은 어떤지, 복수 천자 후 복통은 없는지도 함께 확인하면 좋아요.

왜냐하면 복수에는 단백질이 많으므로 많은 양을 제거하면 혈청 교질 삼투압이 감소하고 그로 인해 혈관 내에서 복강 내로 체액이 이동해 저혈량이나 쇼크를 일으킬 수 있고, 단백질과 칼륨(K)도 소실돼요. 따라서 시술 후 체온, 활력징후, 복부 강직, 의식 상태, 피부 온도, 점막 습윤 상태, 소변량 등을 함께 살펴요.

또 복부 둘레를 측정해요. 복수 천자 전의 둘레와 천자 후의 둘레를 비교하기 위함이에요. 이때 같은 곳의 둘레를 측정해서 비교해요. 또 어떤 것을 살필 수 있을까요?

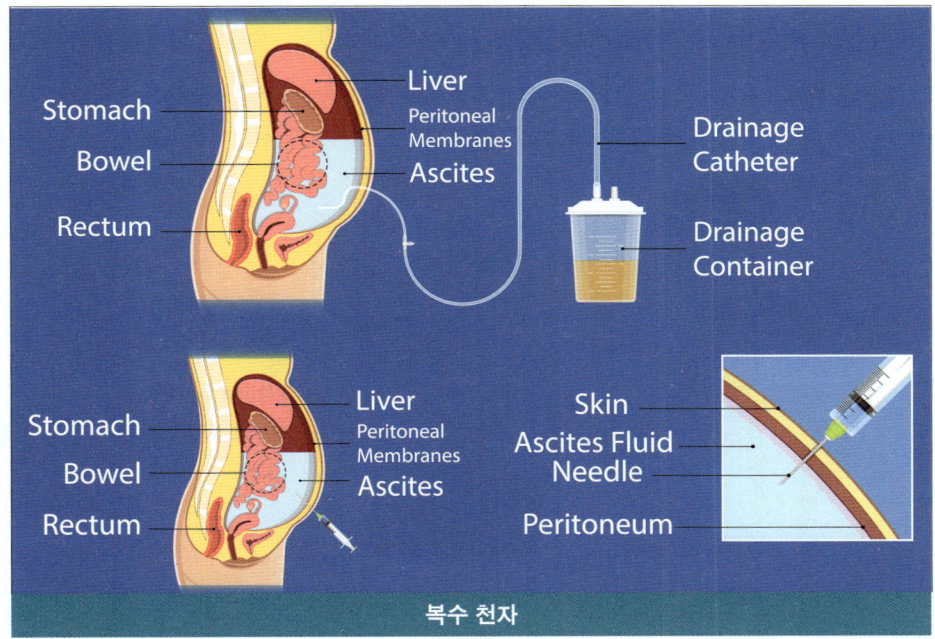

복수 천자

! 잠깐 ▸ 라운딩 시 발생 가능한 이벤트

혹시 환자에게 발생할 수 있는 상황은 어떤 게 있을까요? 현재 환자는 복수 천자를 하여 많은 양의 체액이 배출된 상태로 혈압 저하와 전신 허약감이 나타날 수 있어요. 혈압 저하로 나타날 수 있는 어지러움 증상과 전신 허약감으로 인한 낙상에 유의해야 해요.

네! 체액 배출 후 몸무게를 측정할 수 있어요.

복수 천자를 한 후에는 몸무게의 변화도 있겠죠. 서서 측정이 가능하면 바로 측정해도 되지만 거동이 어려운 경우 In bed로 측정해야 할 수 있어요. 이런 경우 In bed를 듀티마다 측정하긴 어려우니 다음 날 오전에 측정할 수도 있답니다.

간경변 환자나 복수가 있는 환자의 몸무게를 자주 측정해야 하는 이유는 복수가 증가하면 몸무게가 급격히 늘 수 있기 때문이에요. 이때 몸무게뿐만 아니라 복부 둘레도 함께 측정하여 복수가 증가하는지 사정할 수 있어요. 또 사지에 부종이 나타날 수 있어요. 이렇게 간질환 환자를 볼 때 '몸무게, 복수, 부종'을 함께 살펴야 한다고 기억해 두시면 좋아요. 또 해당 환자를 살필 때 어떤 것을 사정해야 할까요?

✔ TIP   복부 둘레 측정하는 방법

복부 둘레를 측정할 때는 갈비뼈 맨 아래와 골반 가장 위 가운데 부분을 측정하도록 해요. 날마다 복부 둘레 측정을 해야 하는 환자는 정확한 사정을 위해 복부에 측정 부위를 표시해 두는 것이 필요해요.

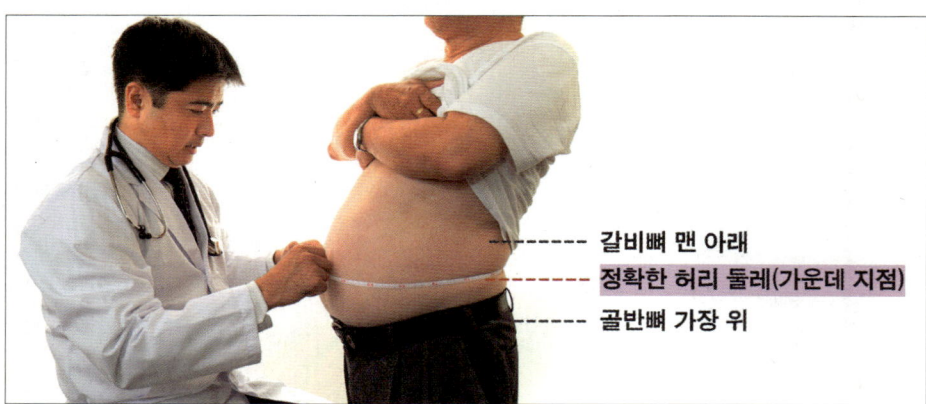

- ------ 갈비뼈 맨 아래
- ------ 정확한 허리 둘레(가운데 지점)
- ------ 골반뼈 가장 위

음… 복수의 배액 양상을 확인해야 할 것 같아요.

복수의 배액 양상을 살필 때는 복수의 색을 살펴야 해요. 복수의 양상은 Serous, Serosanguineous, Sanguineous, Bloody, Pus 등으로 살필 수 있어요. 만약 복수 색깔이 혼탁하면 감염을 의심할 수 있어요. 복수는 세균이 번식하기에 좋은 환경이므로 감염 위험도 커요.

또 복수의 양을 체크해요. 시술실에서 배액된 양은 얼마인지 간호기록이나 시술기록을 통해 확인하고 병동에서 추가로 배액하는 경우에는 검체로 나가는 양과 총 배액된 양을 잘 살펴요. 총 배액된 복수의 양이 3L가 넘으면 처방대로 Albumin 1btl을 투약해요. 다음으로 해당 환자에게서 복수 천자와 관련된 것 외에도 어떤 것을 살펴야 할까요?

✔ TIP   복수 천자는 병실에서도, 시술실에서도 할 수 있어요!

해당 환자처럼 영상의학과에 의뢰해서 시술실에서 복수 천자를 시행하는 경우도 있고, Portable 초음파 기계를 이용하여 의사가 병동에서 복수 천자를 하기도 해요. 초음파 기계를 보지 않고 하는 경우도 많아요. 만약 병동에서 시술한다면 복수 천자 준비물을 챙겨야 해요. 준비물로는 복수 천자 세트, 초음파 기계, 배액병(넉넉하게 준비), 거즈, 천자 후 붙일 Dressing 재료 등이 있어요.

PTGBD 배액관을 살펴야 할 것 같아요.

 좋아요. 환자가 가지고 있는 튜브는 배액 중인 상태라면 양상과 배액량을 항상 라운딩 때 챙겨야 함을 잊지 마세요! PTGBD 관을 어제 시술한 상태이므로 PTGBD 삽입 부위에 Oozing이나 출혈 등의 문제는 없는지 살피고 배액 양상과 적절한 배액량인지를 살펴요. PTGBD 배액관 양상은 Bile, Bloody, Sanguineous, Serosanguineous, Seros, Brown, Green 등으로 살필 수 있어요.

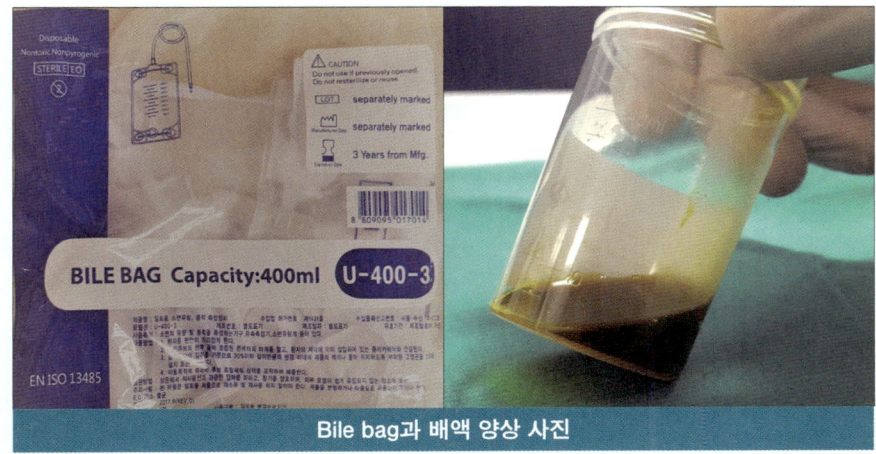
Bile bag과 배액 양상 사진

배액량은 양에 따라 다르지만 보통 듀티마다 Bag을 비워주고 간호기록에 남겨요. 특히 I/O를 하는 경우, Bag에서 배액된 것을 빼고 계산하는 경우가 있는데 Output에 Bile bag을 비운 양도 함께 체크해야 한다는 점을 잊지 마세요. 또 배액 양상과 양뿐 아니라 Bag line에 문제가 없는지 살펴야 해요. Line이 꺾이거나 꼬여서 배액이 되지 않는 경우도 있어요. 또 감염 위험을 방지하기 위해 Bag이 삽입 부위보다 더 낮게 위치하도록 해요. 거꾸로 역류하지 않도록이요.

 아하, 감염 관리 교육을 꼭 해야겠군요.

 그렇죠. 또 감염 관리 교육 시 복수 천자를 시행한 부위에도 물이 닿지 않게 하고, 감염되지 않도록 깨끗하게 관리하도록 하는 것이 좋아요. Dressing은 다음 날 제거하고 천자 부위에 문제가 없는지를 확인해요. 간혹 복수 천자 부위에서 복수가 새어 나오는 경우가 있어요. 이런 경우에는 환자에게 의료진을 호출하라고 해 주세요. 새로 Dressing이 필요해요.

그리고 처방을 살펴보면, PTGBD bag을 하루에 1번 Irrigation하도록 했어요. 주로 데이 근무 때 Irrigation을 진행해요. Irrigation 시에는 주입한 생리식염수의 양과 배액된 양을 함께 기록해요. Irrigation을 하면서 삽입 부위에 Oozing이 있다면 문제가 발생한 상황이니 의사·에게 즉시 알려요.

1. 담도 배액관의 막힘 방지

담즙은 끈적하고 점성이 높아 배액관이 쉽게 막힐 수 있어요. 특히 담즙 내 농이나 점액, 슬러지(Sludge), 혈전 등이 쌓일 경우에 관이 막히면 감염이 악화되거나 황달이 지속될 수 있어요. Irrigation으로 이러한 폐쇄 위험을 줄여요.

2. 담즙 흐름 유지 및 배액 유도

관이 막히면 담즙 정체로 인해 담관 내 압력이 상승하고 통증 및 감염(담관염, 담낭염) 위험이 커지므로 세척을 통해 담즙 흐름을 원활하게 유지해요.

3. 감염 예방 및 치료 보조

담도계 감염(예: Cholangitis)이 의심되거나 진행 중일 때, Irrigation은 감염 부위의 세균 및 염증 물질을 물리적으로 제거하는 데 도움을 줘요. 이는 항생제 치료를 보조하는 역할도 해요.

4. 관이 정상 위치에 있는지 확인

Irrigation 시 역류 없이 잘 배액되면, Catheter가 정상 위치에 있다는 확인이 된 거예요. 반대로 Irrigation이 안 되거나 복부 통증을 유발한다면 Malposition(위치 이상)을 의심할 수 있어요.

5. 관찰 및 모니터링

Irrigation 후 배액되는 내용물의 색, 양, 냄새, 농성, 출혈 여부 등을 관찰하여 감염 악화 여부나 상태 변화를 파악할 수 있어요(예: 배액 색이 갑자기 탁하거나 농이 많아짐, 혈액이 섞임 등).

다음으로는 복수 천자 후 배액량을 확인하여 Albumin을 투약해야 해요.

맞아요. 복수 천자 후 Albumin을 투약하는 이유를 알고 있나요? Albumin은 간에서 생성되는 단백질이에요. 그래서 간질환이 있으면 Albumin의 혈중 농도가 저하될 수 있어요. Albumin이 저하되면 부종과 복수가 악화될 수 있고요. 실제로 해당 환자의 Albumin 수치가 2.7g/dL로 낮죠. 이 Case에서는 많은 양의 복수를 제거한 뒤, 혈관에 체액을 끌어두기 위해 투약하는 거예요.

이때 많은 양의 복수를 빨리 제거하면 복부 압력이 감소하고 혈관이 확장되며 수분이 복강으로 이동하면서 혈압이 저하되고 쇼크가 발생할 수 있어요. 그래서 혈압 저하를 예방하기 위해 천자하는 동안 Albumin이나 기타 혈액량 보충을 위한 수액을 투여할 수 있어요. 보통 제거된 복수 1L당 Albumin은 5~8g를 보충해요. 또 해당 환자를 담당하는 간호사로서 어떤 간호를 할 수 있을까요?

음… 잘 모르겠어요.

> ■ **처방 예시**
> Body fluid chemistry (Except CSF)(검사 24시간 가능) [Ascitic/SST]
> Body fluid panel (Cell count, Diff. count)(검사 24시간 가능) [EDTA Ascitic]
> Albumin (검사 24시간 가능) [Ascitic/SST]

복수 천자로 시행해야 하는 검사 처방이 있어요. 이 검사는 채취한 복수로 검사를 나가도록 한 거예요. 검체로 확보한 복수를 검체 용기에 담고, 검체 접수가 되었는지 확인하는 것도 중요하겠죠? 감염 여부의 확인이나 복수의 원인을 파악하기 위해 미생물 검사(Gram stain, Culture)를 나가기도 해요. 경우에 따라 세포학적 검사(Cytology)로 암세포 유무를 확인할 수도 있고요.

지금까지 파악한 내용과 환자파악 시트, 간호기록 그리고 V/S 기록을 참고하여 실제로 인계하는 것처럼 연습해 봅시다.

■ V/S

시간	SBP	DBP	PR	RR	BT	SpO₂
08:00	110	67	77	20	37.4	99
13:30	96	54	71	18	37.3	98

■ 검사 결과

SONO guided aspiration ascites[7/1]

[Conclusion]

USG-guided paracentesis was performed. Serous fluid was aspirated. No immediate complication.

USG 유도 천자를 시행함. 장액은 흡인. 즉각적인 합병증은 없었음.

■ 간호기록(간호진단은 병원마다 상이하여 생략됨)

시간	내용
08:25	식욕부진 있음. 복부 NRS 강도 4점으로 욱신거리는 양상이며 간헐적으로 통증 있음. 통증 양상을 확인함. 통증을 인정해 줌. PTGBD 통해 Bile 양상으로 배액됨. PTGBD 삽입 부위에 Oozing 없음. 시술 부위에 출혈이 있는지 확인함. 양쪽 하지 부종 있음. Moderate 전신 허약감이 있음. 낙상 방지 교육함. 간호사 호출기 사용에 대해 설명하고 호출기를 손 닿는 곳에 둠. 보호자 상주 확인함.
09:10	PTGBD irrigation 시행함(Input: 10cc, Output: 8cc).
13:00	현재 총 복수 배액량 3L임을 의사에게 알림. 총 4L까지 배액하자고 의사에게 확인함.
13:30	천자부위 Oozing 없음. 천자 부위 출혈 없음. 복수 천자 총 4L 시행함(검사실에서 가져온 100cc 포함). 복수 천자 배액 양상 Serosanguineous 확인함. 복부팽만감 확인함(Mild). 하지 부종 사정함(+1). 몸무게 측정함(61kg → 59kg). V/S 측정함(96/54mmHg-71회/min-18회/min-37.3℃-98%). 복부 NRS 강도 2점으로 욱신거리는 양상이며 통증 감소함.

■ 모범 답안

방○○ 환자, Cholangiocarcinoma multiple LN 전이되었고 GP chemo #11차, ERCP를 한 이력이 있으며 현재 PD된 상태로 항암 Change 및 복수 천자를 받기 위해 입원하였습니다. 과거력으로는 PVTT가 있었으며, 마지막 GP Chemo 이후로 복부팽만이 심한 상태였다고 합니다. 현재 복부팽만감은 Mild하게 있으며 황달이 심하고 전신 허약감 및 식욕부진이 있는 상태입니다.

항암 Change 전 시행한 6/30 CT 검사에서 Cholangiohepatitis가 확인되어 PTCBD 시술을 시행하였습니다. PTGBD는 어제 110cc 배액되었으며 양상은 Bile 양상이고 시술 부위에 Oozing이나 출혈 문제는 없었습니다. 오늘 데이 때 50cc 배액되었으며 Irrigation은 10cc 넣고 8cc 나와서 기록해 두었습니다.

환자의 컨디션이 호전된 후에 항암을 진행하기로 했고 오늘은 복수 천자를 시행했습니다. 총 4L 배액되어 Albumin 1btl 투약하였고 4P40까지 투약될 예정으로 라운딩 때 Albumin 제거해 주시면 됩니다. 6월 30일에 복부 둘레 측정 시 110cm, 몸무게 61kg이었으며 복수 천자 후 복부 둘레 100cm, 몸무게 59kg이었습니다. 복부 둘레 측정하는 위치는 마킹되어 있습니다. Lab에서는 어제보다 Amylase가 상승하였고, 식욕부진으로 전해질 수치가 좋지 못해 TPN을 투약 중입니다. OT/PT는 괜찮고 T. bil.은 약간 상승한 상태입니다. WBC와 hs-CRP가 상승한 상태로 현재 환자가 열감을 호소하나 BT 37.3℃로 Fever는 없었습니다. Hb, Plt는 낮은 상태로 내일 수혈을 진행할 예정이라고 합니다.

내일 컨디션을 보고 항암 진행 여부가 결정된다고 하였고 낙상 방지 교육, 감염 관리 교육을 시행하였습니다. 현재 보호자는 아드님이 계시고, 환자가 소변기를 소지 중입니다. PTGBD dressing은 7월 2일에 챙겨 주시면 됩니다.

오늘 간질환 환자에 대해 더 많은 걸 배운 것 같아요.

그렇죠? 환자파악을 하면서 질환과 관련된 검사나 시술도 배우고, 어떤 혈액검사를 봐야 할지, 복수와 관련해서 사정해야 할 부분은 무엇이 있는지 알 수 있었어요. 인계 때도 이런 부분을 살려서 환자의 병력과 입원 동기뿐 아니라 입원 후 달라진 컨디션을 매끄럽게 연결 지어 이야기하면 좋아요.

무엇보다 해당 환자는 PTGBD 배액관과 복수 천자라는 시술을 연달아 시행했어요. 전날 시행된 시술이지만 배액관 관리는 매 근무 시에 확인해야 하는 부분이고 인계 때에도 변화된 것, 총배액량 등을 자세히 인계하는 것이 좋아요.

복수 천자와 관련해서도 인계를 잘할 수 있을 것 같아요.

좋아요. 단순히 복수 천자에 대해서 인계하는 것이 아니라 복수와 관련된 사항들을 함께 연결 지어 살펴야 하고 인계 때도 이어서 이야기하면 훨씬 좋답니다. 그 뿐만 아니라 간질환 환자에게서 주의 깊게 살펴볼 검사 항목도 같이 훑어가면서 인계하면 자연스러워요.

네, 참고할게요!

그리고 인계 때에는 다음 듀티 근무자가 챙겨야 하는 일도 항상 함께 이야기해 줘야 해요. 놓치지 않게 말이죠. 해당 환자는 Albumin 투약 중으로 4P40 이후에 투약이 종료되어야 하는 상태예요. 이 내용을 인계 때 누락한다면 Albumin이 모두 투약이 되어 IV line에 혈액이 역류할 수도 있고, Albumin은 시간에 맞게 천천히 투약되어야 하는데 너무 빠르게 투약될 수 있어요. 또 이브닝 간호사가 내일 Dressing을 빠트리지 않도록 나이트 간호사에게 놓치지 않고 인계할 수 있도록 PTGBD dressing 날짜도 챙겨 주면 좋아요.

PART 4

혈액종양내과

호중구 감소성 발열(Neutropenic fever)

혈액종양내과에 3월 7일에 입원한 남자 66세 소○○ 환자는 3일 전부터 발열, 복통, 설사로 응급실 통해 입원했다. 3월 7일, Fever focus 탐색을 위한 혈액검사, 혈액 배양검사 등이 진행된 상태로 다음 날인 3월 8일에 데이 근무로 해당 환자를 담당하게 되었다.

Step 1 : 환자 정보 살펴보기

❶ 의무기록[3/7]

- **Chief complaint(주호소)**

  Abdomen pain

  복부 통증

- **Assessment(진단명)**

  Neutropenic enterocolitis

  호중구 감소성 장염

- **Past history(병력)**

  # Pancreatic cancer

  췌장암

  S/P PD, T1aN0M0

  진행 병변(Progressive Disease) 병기 원발성 종양 크기 1a, 림프절 및 전이 없음

  on FOLFIRINOX #1

  FOLFIRINOX 항암 1차

  # HTN

  고혈압(Hypertension)

  # BPH

  양성전립선비대증(Benign Prostatic Hyperplasia)

- **Present illness(현재 질환)**

  3일 전부터 시작된 발열, 복통, 설사로 ER응급실 내원, Neutropenic enterocolitis에 대해 Supportive care 보조 치료 위해 입원함.

- **Plan(치료 계획)**

  Hydration, Grasin support

  수액 요법, 그라신 투약

❷ Order[3/8]

■ 처치 및 지시

V/S check q 8hr

Low bacterial diet(저균식) [다진 죽식]

Bwt(×3/week)

I/O check daily: MN obs, 8A 확인

Foley in situ

Metoclopramide stop D/T R/O EPS

■ 투약

Normal saline 1000mL bag 1bag [IV]×1 40cc/hr

┌Winuf inj 중심정맥용 736mL 1bag [IV] q 24h

└Tamipool(Multivitamin) 1via [IV] q 24h

┌Tazoperan 4.5g inj(Piperacillin/Tazobactam) 4.5g [IV Mix] q 6h

└Dextrose 5% 50mL bag 1bag [IV Mix] q 6h

Sancuso 34.3mg/patch(Granisetron) 1ea [Apply] ut dict

지시: Grasin 300mcg 3/7~, Until ANC>3000

┌Grasin 300mcg/0.7mL PFS(Filgrastim) 300mcg [IV Mix]×1

└Normal saline 50mL bag 1bag [IV Mix]×1

Flivas 75mg tab(Naftopidil) 0.5tab [P.O] daily

Norzyme 40000 cap 1cap [P.O] tid

Phazyme complex tab 1tab [P.O] tid

■ 검사

CBC [EDTA BLD]

WBC differential count [EDTA BLD]

Admission panel [Serum]

Electrolyte panel-TCO$_2$ 제외 [Serum]

#1 Blood culture [Blood, Peripheral]

#2 Blood culture [Blood, Peripheral]

#3 Blood culture [Chemoport]

Chest PA[P]

■ Consult

Consult to 임상영양파트

■ 추가 오더

K-contin 600mg continus (SR) tab(Potassium chloride) 1tab [P.O] daily

Albumin 20% 100mL 1btl [IV]×1

┌Denogan(Propacetamol hydrocholride) 1g 1via [IV Mix]

└Normal saline 100mL bag 1bag [IV Mix]×1

❸ 검사 결과

■ 혈액검사[3/8]

검체 분류	검사명	검사 결과(3/8)	직전 결과(3/7)	참고치
일반 혈액	WBC	1.04	1.42	4~10×10^3/μL
	RBC	4.00	4.46	4.2~6.3×10^6μL
	Hb	11.9	13.3	13~17g/dL
	Hct	36.5	41.5	39~52%
	MCV	91.0	93.0	81~96fL
	MCH	29.9	29.8	27~33pg
	MCHC	32.9	32.0	32~36g/dL
	RDW	14.2	14.1	11.5~14.5%
	Platelet	71	100	130~400×10^3/μL
	ANC	555	198	1800~7000/μL
	BEC	0	0	0~500/μL
일반 화학	Calcium	7.8	8.9	8.8~10.5mg/dL
	Phosphorus	2.7	4.6	2.5~4.5mg/dL
	Glucose	175	151	70~110mg/dL
	Uric acid	2.8	4.8	3.0~7.0mg/dL
	T. protein	5.1	6.6	6.0~8.0g/dL
	Albumin	3.1	4.1	3.3~5.2g/dL
	T. bil.	0.6	0.7	0.2~1.2mg/dL
	Alk. phos.	43	67	30~115IU/L
	AST(GOT)	29	34	1~40IU/L
	ALT(GPT)	37	56	1~40IU/L
	BUN	27	30	10~26mg/dL
	Creatinine	1.10	1.44	0.70~1.40mg/dL
	eGFR(CKD EPI Cr)	65.8	47.5	
	Na	139	140	135~145mmol/L
	K	3.3	4.0	3.5~5.5mmol/L
	Cl	108	106	98~110mmol/L
	hs-CRP	29.67	10.11	0~0.5mg/dL

❹ Consult

- **Consult: 임상영양파트**

상환 항암치료 이후 동반된 구내염 및 구강건조감으로 식이의 어려움을 호소하여 영양 상담 및 식사 조정 위해 의뢰 드립니다. 감사합니다.

❺ 간호 메모

- **처치**

Chemoport 메드레스 Dressing 3/9 교체

Foley catheter 3/7 삽입

Granisetron patch 3/15 교체

- **자가 약**

처방 필요

환자 정보를 토대로 Case 환자가 어떤 환자인지, 중요하게 봐야 할 것과 오늘 근무에서 챙겨야 할 것은 무엇인지 파악해 봅시다.

■ 모범 답안

진단명, 수술명, 과거력	- Neutropenic enterocolitis - Pancreatic cancer S/P PD, T1aN0M0 on FOLFIRINOX #1 - HTN - BPH	식이 및 알레르기	저균식 다진 죽식
입원 동기	3일 전 열, 복부 통증, 설사로 응급실 방문 후 호중구 감소성 장염으로 수액 요법 및 Grasin 투약 위해 입원함	삽입관, Drain, Dressing	- Chemoport 메드레스 Dressing 3/9 교체 - Foley catheter 3/7 삽입 - Granisetron patch 3/15 교체
현재 상태 및 치료	- Neutropenic enterocolitis - Abd pain - I/O daily → MN obs, 8A 확인	환자 안전	- 감염 관리 교육 - 낙상 방지 교육 - R/O EPS
		의미 있는 검사 결과	- ANC, Hb, PLT - K, Ca, Albumin - hs-CRP
주요 Medication	- Granisetron patch 1ea - Filgrastim 300mcg	예정된 검사 및 처치	- Chest PA[P]
특이 사항	- 자가 약 처방 필요 - 구내염 약물 확인	Consult	임상영양파트(영양 상담) → 회신(-)

꼼꼼하게 잘 적었나요? 그럼 이제 모범 답안을 살펴보아요. 말 그대로 모범 답안일 뿐 정답이 아니니 틀렸다고 생각하지 마세요. 부족한 부분은 없는지 함께 봅시다.

 해당 환자는 Pancreatic cancer로 병기는 T1aN0M0이고 FOLFIRINOX 항암 중인 환자예요.

 맞아요. 주 질병은 Pancreatic cancer 환자로 HTN과 BPH 병력도 있네요. 암 환자의 경우 병기에 대한 기록이 의무기록에 함께 표시되어 있을 수 있어요. T1N0M0이 병기에 대한 내용이고, 고형암의 경우에는 국제암연합회에서 정한 분류법을 따라요. 각각의 의미를 알고 있다면, 환자의 의학적 상태를 좀 더 이해할 수 있어요. 환자파악 시트에 꼼꼼하게 병기까지 적지 않더라도 환자파악 시, 꼭 살펴보도록 해요! 자, 다음은 입원 동기를 살펴볼게요.

✓ TIP TNM 분류법

- T: 원발성 종양의 크기와 국소적 침습 정도
- N: 종양의 침범을 받은 주변 림프절의 수
- M: 종양 세포의 전이 여부

 입원 동기에는 3일 전부터 시작된 발열, 복통, 설사로 ER 내원, Neutropenic enterocolitis에 대해 Supportive care를 위해 입원했다고 적었어요.

 입원 동기도 잘 적었네요. 의무기록에서 본 내용을 그대로 적어도 좋지만, 이제 의학용어가 익숙해졌다면 환자파악 시트에 간편하게 적기 위해 간단히 적는 연습도 해보세요. 좁은 환자파악 시트에 상세한 내용을 다 적기는 어렵기 때문에 간략하게 적는 습관을 들이면 좋을 거예요. 현재 상태와 치료에는 어떤 내용을 적으면 좋을까요?

 음… 우선 환자 상태인 Neutropenic enterocolitis를 적었어요.

 좋아요. 현재 환자는 항암을 하고 있는 환자예요. 그런데 퇴원 후 발열, 복부 통증, 설사가 나타난 경우예요. 항암 후 면역력이 저하된 상태에서 나타나는 발열을 N-fever(Neutropenic fever, 열을 동반한 호중구 감소증)라고 해요. 이때 열을 유발하는 원인은 다양한데, 해당 환자는 대장염이 원인이 되어 열이 동반된 경우로 볼 수 있어요.

또 환자 상태로 Abd pain과 I/O daily → MN obs, 8A 확인을 적을 수 있고, 복부 통증이 있는 상태이니 Pain control이 필요하거나 진통제를 복용하고 있을 수 있어요. 그리고 Foley catheter를 삽입한 상태로 I/O를 체크하는 환자이기 때문에 듀티별로 I/O를 확인하고, Foley catheter 상태를 관찰해야 함을 연계해서 생각할 수 있겠네요.

네! 환자파악 시트와 환자파악을 유기적으로 생각할 수 있도록 연습할게요. 환자파악 시트의 주요 Medication 칸에는 어떤 내용을 적으면 좋을까요?

 Granisetron patch 1ea는 5일에서 7일까지 효과가 있는 비보험 약물인데요, 환자의 오심으로 추가된 거예요. 따라서 날짜가 지난 후 추가 부착을 할지를 살펴야 하기 때문에 Medication에 넣었어요. 해당 약물은 고가인 편이므로 처방 전에 환자와 보호자가 놀라지 않도록 가격 설명을 해주는 것도 좋아요.

또 Filgrastim은 호중구 감소증인 환자의 호중구를 올리기 위해 투약되는 약이에요. ANC가 3000/μL 이상일 때까지 혈액검사 결과의 수치를 확인한 후 투약하는 약으로, 혈액 수치를 살피면서 투약을 해야 해요. 보통 SC로 투약하는데, 혈소판 수치와 혈액 응고 수치가 낮으면 멍이나 출혈을 방지하기 위해 IV 제제로 투약하기도 해요. 그 외에 환자파악 시트에 또 어떤 것을 적을 수 있을까요?

 Case 환자는 Chemoport를 가지고 있으시더라고요.

 네. 항암하는 암 환자분이 많이 사용하는 중심정맥관 중 하나예요. Chemoport needle은 주 1회 교체가 필요하고 Dressing 종류에 따라 주기적으로 소독이 필요하니 관련 정보를 환자파악 시트에 적을 수 있어요. 또 Foley catheter도 가지고 있으니까 Foley catheter 삽입 날짜도 환자파악 시트에 적을 수 있고요. 환자 안전과 관련된 내용도 환자파악 시트에 꼭 적어야 하는 부분 중 하나인데요, 해당 환자와 관련해서는 어떤 내용을 적으면 좋을까요?

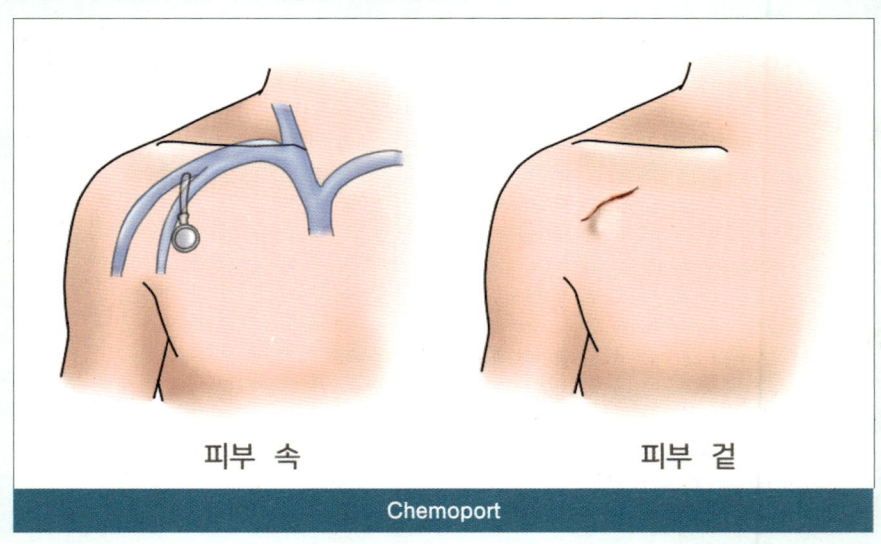

피부 속   피부 겉

Chemoport

 현재 감염 위험이 높은 환자이므로 감염 관리에 대해 교육해야 해요.

훌륭해요. ANC가 낮은 환자는 면역력이 떨어지기 때문에 감염 관리가 정말 중요해요. 환자뿐 아니라 보호자에게도 교육이 필요해요. 또 환자에게 호중구 대장염과 항암으로 인한 식욕부진이 있고, 이로 인해 영양 섭취가 저하된 상태이므로 전신 허약감이 동반될 수 있어요. 이런 경우에는 낙상 예방 교육이 필수적이에요. Foley catheter를 가지고 있어 Foley catheter line으로 인해 낙상이 발생할 수 있으니 이와 관련된 교육도 필요하고요.

 Metoclopramide stop D/T R/O EPS라는 처방이 있네요. 왜 Metoclopramide를 중단하나요?

 Metoclopramide는 항암 환자에게 오심, 구토가 있을 때 많이 투약되는 약인데, EPS라는 부작용을 유발할 수 있어요. 해당 환자는 EPS가 의심되는 환자이기 때문에 오심, 구토가 있다고 Metoclopramide를 투약하면 안 돼요. 그러니 환자파악 시트에 표시해서 주의하는 것이 좋겠네요. 다음으로 의미 있는 검사 결과는 어떤 것이 있을까요?

➕ 한 걸음 더 EPS

EPS는 Extrapyramidal Symptoms(추체외로 증상)의 약자로, 도파민(D_2) 수용체 길항제(Dopamine receptor antagonist) 약들에 의해 유발되는 운동 기능 이상 증상을 의미해요. Metoclopramide뿐 아니라 항정신성 약물의 부작용으로도 발생할 수 있어요. EPS 증상으로는 경한 진정, 근육 긴장 이상, 좌불안석증이 있고, Metoclopramide를 투약한 후에는 이런 부작용이 나타나지 않는지 주의 관찰이 필요해요. 부작용이 있을 때는 환자 간호일지에 기록하여 오심, 구토 시 투약되지 않도록 하고 다른 약제를 사용해요.

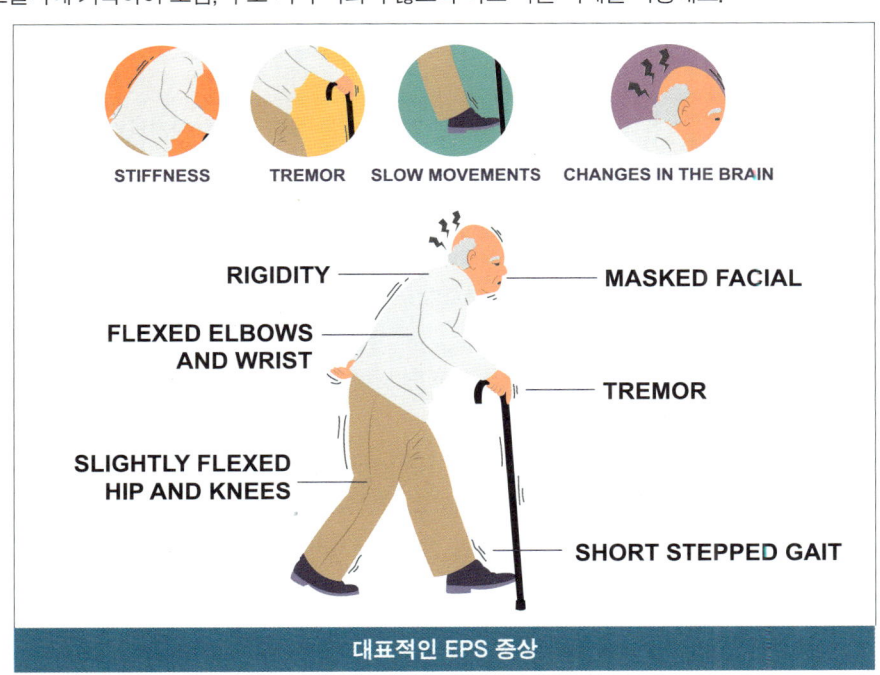

대표적인 EPS 증상

ANC 수치를 잘 살펴야 해요.

 네. 해당 환자는 호중구 감소증이 발생한 환자로 호중구 수치에 따라 Filgrastim을 투약하고 있고, 감염 관리도 철저히 시행하는 환자이기 때문에 Lab에서 가장 중요하게 살펴야 하는 부분이 ANC 예요. 그리고 항암으로 인해 범혈구감소증이 나타날 수 있으므로 Hb과 PLT 수치도 함께 살펴보면 좋아요.

 그렇군요. 또 어떤 수치를 보면 좋은가요?

 영양 상태가 좋지 못하니 전해질 수치를 주의 깊게 살펴야 해요. 특히 해당 환자는 오늘 혈액검사 에서 칼슘과 칼륨이 낮은 상태임을 알 수 있어요. 또 추가 오더를 보니 Potassium chloride뿐 아니 라 Albumin이 있어요. 오늘 Lab을 보면 Albumin이 3.1g/dL로 저하되었네요. Albumin이 기준치보 다 낮긴 하지만, 일반적으로 Albumin은 2.0g/dL 미만이면 Management를 하는 편이에요.

그리고 혈액 배양검사가 있었죠. 결과가 바로 나오지 않지만, 혈액 배양검사 결과에 따라 Management가 달라질 수 있기에 결과에 주의를 기울여야 해요. 호중구 감소증으로 인한 Fever라 고 해도 Fever가 있을 땐 혈액 배양검사를 함께 시행해요.

Lab이 나오기 전에 환자파악을 하는 경우라면, 전날 Lab을 잘 살펴봐야 해요. 전날 Lab에서는 hs-CRP가 높은 것을 알 수 있어요. hs-CRP가 시사하는 바는 이제 알고 있죠? 환자를 간호하면서 Fever 패턴도 유심히 잘 살펴야겠네요.

 환자의 증상과 컨디션에 따라 자세히 살펴야 하는 부분이 있군요.

 그리고 예정된 검사와 처치에는 오늘 처방된 검사가 누락되지 않도록 환자파악 시트에 적어 두고 챙겨요. 오늘은 혈액검사와 Chest PA 검사가 있네요. 그런데 여기서 보니까 Chest PA[P]로 처방이 났어요. 이것은 Chest PA를 일반 촬영 검사실에서 시행하는 것이 아니라 Portable 기계로 병실에 서 시행하라는 처방이에요. 환자의 감염 위험이 높기 때문에 이런 처방이 났다고 생각할 수 있겠네 요. 영상의학과에 연락하여 Portable로 검사할 수 있도록 해요.

 Consult 칸에는 저도 임상영양파트 협진 의뢰 난 것을 적었어요.

 좋아요. 해당 환자는 항암치료 이후 생긴 구내염 및 구강건조감으로 음식 섭취가 어려운 상태라 영 양 상담 및 식사 조정에 대한 Consult가 있지요. 영양파트에서 어떤 답이 올지 확인하는 것도 필요 하겠어요. 현재 해당 환자는 식이가 어려운 상태로 의사의 판단하에 Winuf inj 중심정맥용 736mL 라는 TPN을 처방받았어요. 영양파트에서 TPN을 조정하거나 식이를 잘할 수 있도록 식단에 대한 상담이 있을 것 같다고 예상할 수 있어요. 특히 TPN은 주입 경로에 따라 농도가 다르기 때문에 처 방처럼 '중심정맥용' TPN이라면 IV로 투약되지 않도록 주의해요.

추가로 특이 사항에 구내염 관련 약물 확인이라고 적었는데 구내염 및 구강건조감이 심할 경우에는 가글이나 연고를 사용하면 증상이 완화될 수 있어요. 따라서 의사에게 확인하여 환자에게 적절한 처방이 이루어질 수 있도록 언급하는 것도 필요해요.

✔ TIP 이런 경우에 환자파악 시트 메모에 포함하면 좋아요!

- Granisetron patch 부착 일자: 고가의 오심 패치라는 점과 효과 기간(5~7일)을 고려해 다음 부착 시점을 파악하는 데 참고

- Filgrastim 처방일 및 ANC 수치: ANC 수치에 따라 투약 여부가 달라지므로 가장 최근의 ANC 수치와 Filgrastim 처방 여부를 메모

- Metoclopramide 중단 이유 명확히 표시: EPS 가능성으로 인해 중단된 약물은 주의 표시를 하여 근무 중 실수 투약을 예방

! 잠깐 환자파악을 할 때 이런 점을 주의해서 간호해요!

흔한 실수	환자파악 Point
Chemoport needle 교체일 누락	감염 예방을 위해 Chemoport needle은 주 1회 교체해요. 교체일 누락 시, 관리가 미흡하게 될 가능성 있어요.
Portable chest PA 처방 오해	Chest PA[P]는 병실 내 촬영 처방이죠. 감염 위험이 높은 환자에 해당하므로 일반 촬영실로 보내지 않도록 주의해요.
중심정맥용 TPN을 말초로 주입	Winuf inj 736mL는 중심정맥 전용이에요. 말초 주사 시, 혈관 손상·통증 유발 가능성이 있어요.
Foley catheter로 인한 낙상 미주의	Foley catheter line에 걸려 넘어질 수 있으므로 낙상 예방 교육 시 관련 내용을 포함해요.

환자파악 시트를 바탕으로 환자 라운딩 시 살펴보아야 할 사항과 어떤 부분이 고려되면 좋을지 적어봅시다.

■ 모범 답안

환자 사정	- 활력징후(혈압, 맥박, 호흡수, 체온), SpO$_2$ 측정, Fever 동반 증상 사정 - Chemoport dressing 상태 확인, Foley catheter 확인 - 소화기계 증상 사정, 복부 통증 사정 - 빈혈 증상 및 출혈 경향 사정, 구내염 사정
환자 간호	- 감염 관리, 저균 식단, Foley catheter 관리 방법 교육 - 수액 주입 속도 확인 - Chest PA[P] 검사 요청 및 환자 안내

 해당 환자 라운딩 때 어떤 것을 주의 깊게 보면 좋을까요?

 일단 활력징후를 확인해야 해요.

 활력징후 체크는 라운딩 시 기본이에요. 해당 환자는 호중구 감소증으로 인한 Fever가 동반된 환자예요. Fever가 있는 환자라면 혈압과 맥박도 오르기 때문에 체온 말고도 모든 V/S을 함께 확인해요. 또 Fever가 있는 경우에는 Chilling sense 및 Shivering이 나타날 수 있기에 Fever 양상을 면밀하게 살펴보면서 Fever 동반 증상이 있는지 사정해야 하고요. 또 어떤 부분을 살펴볼 수 있을까요?

! 잠깐 라운딩 시 발생 가능한 이벤트

혹시 환자에게 발생할 수 있는 상황은 어떤 게 있을까요? 현재 환자는 호중구 감소성 장염을 앓고 있어요. 전신 감염으로 상황이 악화된다면 Septic shock가 나타날 수 있어요. 또한 호중구 감소로 인한 Fever와 이와 동반되는 무기력증이 나타날 수 있어요. 또한 범혈구감소증도 나타날 수 있어요.

Foley catheter를 가지고 있으니 소변 상태와 I/O도 확인해 보아야 해요.

 환자의 소변 상태도 중요하지만, 해당 환자는 호중구 대장염이 의심되는 환자인 만큼 소화기계 증상은 없는지 먼저 살피는 것이 좋아요. ANC가 낮은 환자는 소화기계 관련 증상으로 열, 복통, 소화관 점막염, 설사가 나타날 수 있어요. 따라서 소화기계 증상을 사정하고 이때 복부 통증도 함께 사정하면 좋겠네요.

그러고 나서 환자의 소변 상태를 살펴보아요. 면역력이 낮은 환자에게 비뇨기계 관련 감염 증상은 없는지 함께 살피는 것도 중요하기 때문에 소변의 색이나 냄새, 침전물 여부나 혼탁함 정도를 함께 사정하여 기록하면 좋아요. ANC가 낮으면 열, 배뇨통, 빈뇨, 긴박뇨, 혈뇨, 혼탁한 소변, 옆구리 통증이 나타날 수 있고 여자의 경우에는 회음부가 가렵거나 질 분비물이 발생할 수 있다는 점을 기억해 두면 좋겠죠? 또 어떤 걸 살펴보아야 할까요?

 음, 환자분이 가지고 있는 도관을 살펴야 할 것 같아요.

 특히 관을 가지고 있는 환자는 중심정맥관 주변 부위로 상처 감염의 증상이 있는지도 확인이 필요해요. 특히 Chemoport needle 삽입 부위에 Oozing이나 Redness는 없는지, 부어 보이는 양상은 아닌지 확인해야 해요. 특히 Fever로 Blood culture가 처방된 경우에는 Chemoport가 있는 환자는 Blood culture를 Chemoport에서도 시행하도록 처방이 있는지 확인해요. Chemoport로 인한 감염이 발생할 수 있기 때문이에요.

그리고 항암으로 인해 범혈구감소증이 나타나면 Hb과 PLT도 저하될 수 있다고 했죠? 이와 관련된 증상으로 빈혈 증상이나 출혈 경향이 있는지 사정하는 것도 중요해요.

- Hb 저하 시 증상

· 심폐계: 호흡곤란, 저산소증, 빈맥, 심장 잡음, 기립성 저혈압

· 피부계: 구강점막·결막·입술·손톱·손바닥 창백증, 청색증, 저체온증, 손발·발톱 부서짐

· 신경근육계: 두통, 현기증, 졸림, 불안정, 집중력 저하, 감각 이상, 피로, 허약감

- PLT 저하 시 증상

· 심폐계: 말초맥박의 변화, 빈맥, 저혈압, 기립성 저혈압, 호흡곤란, 빈호흡

· 호흡기계: 우발적 호흡음, 객혈

· 피부계: 피부나 점막의 점상출혈, 멍, 창백증, 창상 부위 출혈, 체내 유지 장치의 출혈

· 신경계: 의식수준 변화 , 혼돈, 불안정, 무기력, 넓은 맥압, 비정상적인 동공 변화, 신경 반사 저하, 운동 능력 감소, 조정 능력 소실, 두통, 경련

· 위장관계: 복부 통증, 복부팽만, 직장 출혈, 검은 변, 토혈, 촉진 가능한 비장 종대

· 비뇨생식기계: 월경 과다, 혈뇨, 배뇨 곤란, 소변량 감소

· 머리와 목: 입 점막과 코 점막의 점상출혈, 코피, 안와 주위부의 부종, 안구 통증, 시력 저하 및 복시, 결막하 출혈

그럼 환자 간호는 어떤 것을 해야 하나요?

가장 중요한 것은 감염 예방·관리 교육이에요. 병원 규정 및 병상 규칙에 따라 다를 수 있지만, 보통 ANC가 500~1,000/µL 이하이면 보호 격리(보호적 처치, 역격리)를 시행해요. ANC가 500~1,000/µL이면 다인실 내 커튼 격리를 시행하고, ANC 회복이 지연되며 ANC가 100/µL 미만이면 단독 격리 병실 사용으로 철저한 역격리가 필요할 수 있어요. 따라서 이에 대한 교육이 중요해요.

이때 손 위생은 감염 전파 예방을 위한 가장 효과적 방법이에요. 환자와 보호자에게 개인 위생을 청결히 하도록 교육하고, 방문객을 제한하며 환의와 리넨류는 매일 교환해야 해요. 인턴 선생님 및 기타 의료진이 침습적 처치를 해야 하는 경우에는 환자 History를 알려줘서 마스크, 소독 장갑 등을 착용하고 무균술이 시행될 수 있도록 해요.

ANC가 저하된 환자에게는 감염 관리가 정말 중요하군요! 감염 예방·관리를 위해 또 어떤 교육이 필요한가요?

 또 저균식 처방이 있는 환자이기 때문에 저균식과 관련된 교육도 필요하겠죠? 조리되지 않은 과일과 채소는 깨끗하게 씻도록 하고 덜 익힌 고기, 해산물, 달걀 등은 피하도록 해요. 가능하면 생과일과 생채소의 섭취는 금지하고 물은 끓여 먹도록 하고요.

추가적으로 피부에 상처가 나지 않도록 주의하며, 상처가 났을 때는 즉시 소독하고 치료하도록 해요. 또한 ANC가 낮으면 구내염이 잘 생길 수 있으니 구내염 여부를 사정하고 부드러운 칫솔을 사용하여 구강 간호를 자주 하며 필요시 가글을 처방받아 사용할 수 있다는 것도 알려줘요.

감염 관리와 관련하여 Foley catheter 관리도 할 수 있겠죠? Foley catheter line이 꺾이거나 꼬이지 않도록 주의하고 Urine bag이 침상보다 더 낮게 위치하도록 교육해요. 추가로 또 어떤 간호를 시행할 수 있을까요?

 Fever가 있다면 땀이 많이 날 테니 환의를 교환해 줘야 할 것 같아요.

 네, 그 부분도 정말 중요하겠네요. 위생 관리를 철저히 해야 하는 환자인 만큼 Fever로 땀이 많이 났다면 환의 및 침구의 교환도 필요해요. 또 해당 환자는 영양 섭취가 부족한 환자로 TPN을 투약하고 있고 Fever로 인해 수분이 손실되어서 N/S도 투약되고 있으므로 수액이 처방에 맞는 속도로 주입되고 있는지, 수액 속도도 꼭 확인해 주세요. 또 Chest PA 검사를 Portable로 시행해야 하니 검사실에 검사 요청을 하고 환자가 놀라지 않도록 검사에 대한 설명도 해야 하고요.

지금까지 파악한 내용과 환자파악 시트, 간호기록 그리고 V/S 기록을 참고하여 실제로 인계하는 것처럼 연습해 봅시다.

■ V/S

시간	SBP	DBP	PR	RR	BT	SpO₂
00:00	142	85	122	22	38.3	96
08:00	135	76	110	20	37.4	97
12:00	139	75	101	21	37.9	96
13:30	129	68	98	20	37.0	97

■ 간호기록(간호진단은 병원마다 상이하여 생략됨)

시간	내용
08:00	ANC 감소함. 다인실 격리하도록 함. Mild한 오심 있음. 구토 없음. Granisetron 34.3mg patch 부착 중임. 구강건조 있음. 식욕부진 있음. 열감 없음. Chilling 없음. Shivering 없음. Dizziness 없음. Bruise, 코피 등 출혈 증상 없음. 24시간 동안 설사 1회 있음. 복부 통증 NRS 3점으로 간헐적으로 뻐근한 통증 있음. 통증 양상을 확인함. Foley catheter 통해 소변이 배출되고 있음. Chemoport 삽입 부위 관찰함. 중심정맥관 메드레스 Dressing 상태임. 보호자가 환자 옆에 상주하고 있음. 낙상 방지 교육함. 격리 필요성에 대해 교육함. 저균식 섭취에 대해 교육함. 청결한 환경 유지하도록 함. 손 씻기 격려함. 마스크 착용하도록 교육함.
10:00	혈액검사 결과 확인함. 칼륨, Albumin, 칼슘 저하됨. 처방에 의해 Albumin 1btl, Potassium chloride 1tab 경구 투약함.
12:00	체온 측정함(37.9℃). Chilling 있음. 환자가 오한으로 해열제 처방 원함. 의사에게 환자 Fever 양상과 함께 Chilling 호소하여 해열제 처방 원함 알림. 처방에 의해 Propacetamol hydrocholride 1vial 정맥 투약함.
13:30	체온 측정함(37.0℃). Chilling 없음. 환의 교환함.

■ 모범 답안

소○○ 환자, Pancreatic cancer로 병기는 T1aN0M0로 FOLFIRINOX 1차 시행한 환자입니다. 현재 PD 소견이며 HTN, BPH History 있습니다. 3일 전부터 Fever, Abd pain, Diarrhea 있어 응급실 방문 후 3월 7일에 입원했습니다.

R/O neutropenic enterocolitis 보고 Supportive care 위해 입원한 환자로 Fever는 3월 7일 입원 시부터 39도대 유지했으며 오늘 0A에 38.3도로 오한 증상 없어 Notify 후 Acetaminophen 1t 경구 복용하였습니다. 그 후 데이 때 12P시경 BT 37.9도로 체크되었고 오한 증상 동반되어 환자 해열제 원해 처방에 의해 Propacetamol hydrocholride 1vial 추가 투약된 뒤로 오한 감소하고 열도 내렸습니다. 복부 통증은 NRS 3점으로 간헐적으로 뻐근한 양상으로 유지되고 있으며 어제부터 오늘까지 설사는 1회 있었습니다.

항암 후 구강건조 및 설사로 인해 식욕부진 있어 현재 TPN에 Tamipool 섞어 투약 중이며, 열로 인해 땀이 많이 나서 N/S도 40cc/hr로 주입 중입니다. I/O daily로 보는 환자로 오늘 투약한 수액은 기록을 남겨두었으며, 기력 저하로 보호자 및 환자가 원하여 Foley 삽입하였고 소변은 Yellow color고, 어제 Intake 2100 Output 1900으로 +200 정도였습니다.

Lab에서는 어제 ANC 198에서 555이고 K, Ca, Albumin 저하된 양상으로 K-contin 1t와 Albumin 1btl 투약되었습니다. hs-CRP도 29.67로 어제보다 상승하였고 Hb 11.9, PLT 71K로 어제보다 떨어진 양상을 보여 지켜보고 있습니다. ANC가 낮아 Grasin을 어제부터 투약하였으며 ANC 3000 이상 될 때까지 투약 유지해야 해서 오늘 9P에 Grasin 투약해 주시면 됩니다.

환자 항암으로 오심 심한데 Metopramide에 R/O EPS 보여 Sancuso patch를 적용하고 있습니다. 자가약은 모두 처방이 필요하여 현재 처방된 약만 복용하고 있고 식이는 저균식으로 처방되어 저균식 관련하여 보호자 및 환자 교육을 시행하였습니다. 또 식욕부진으로 인해 임상영양파트어 Consult 의뢰 나간 상태로 회신 들어오면, TPN 변경 및 식이 변경 있을 수 있습니다. Chemoport는 어제 바늘 삽입해서 메드레스 Dressing 유지 중으로 내일 소독이 필요하고, Chemoport 삽입 부위에 감염 증상은 없는 상태입니다. 환자와 보호자에게 개인 위생 청결하게 하도록 교육하고 면회 제한 및 마스크 착용 등 감염 관리 교육 시행하였습니다.

 오늘 면역력이 떨어진 환자를 간호하면서 많은 것을 생각해 볼 수 있었어요.

 인계 정리를 통해 오늘 환자파악을 하면서 배운 것이 머릿속에 잘 연상되나요? 인계할 때에는 인계 화면과 환자파악 시트 순서를 떠올리며 차근차근 연습해 보는 것이 좋아요. 먼저 환자의 병력과 입원 동기를 언급하면서 전체적인 환자 정보를 전달해야 해요.

그 뒤에는 가장 문제가 되는 치료와 관련된 정보를 언급하면 좋아요. 해당 환자는 ANC가 저하된 상태에서 Fever가 발생한 것, 설사와 복통을 호소하는 점이 주요 문제 상황이었어요. 따라서 환자를 간호하며 사정했던 부분 위주로 언급하고, 관련되어 진행된 처치를 같이 언급하면 좋아요.

 네! 그리고 오늘 추가 오더로 데이 때 시행된 처치를 언급했어요.

 잘했어요. 환자파악을 한 내용을 정리해서 인계 앞부분에 언급했다면, 오늘 데이 근무를 하면서 새롭게 시행된 처치를 이어서 설명하면 좋아요. 오늘 시행한 Lab에서 K, Albumin이 저하되어 추가로 처방된 약물이라든지, ANC 양상에 따른 Filgrastim 투약 여부 같은 것을 이야기해 주면 좋겠네요. 또 어떤 점을 중요하게 말할 수 있을까요?

EPS에 대해 이야기해도 좋을 것 같아요.

 맞아요. 환자가 항암으로 인한 오심이 심한 상태인데 혹시라도 Metoclopramide가 투약될 수 있으니 EPS에 대해 언급하여 주의를 주는 것도 좋아요. 또 이것과 관련하여 현재 오심 조절을 Granisetron patch로 하고 있음을 언급할 수 있겠네요. 이 외에도 투약과 관련해서 환자가 평소 복용하던 약을 가져오지 않아 자가 약 처방이 필요해서 처방된 약만 복용 중임을 함께 이야기해도 좋겠고요. 다음으로 또 어떤 부분을 인계하면 좋을까요?

 환자의 ANC가 낮아서 감염 관리를 어떻게 하고 있는지 인계해도 좋을 것 같아요.

 기본적으로 ANC가 낮아 격리 지침에 따라 감염 관리를 하고 있을 거라고 생각하겠지만, 데이 때 추가적으로 더 강조해서 교육한 내용이나 환자 및 보호자가 알고 있는 정보까지 언급해 주는 것도 좋을 듯해요. 또 식욕부진으로 의뢰한 임상영양파트 Consult 등 주의 깊게 잘 챙겨야 하는 부분을 인계한다든지, Chemoport 삽입 부위의 감염 증상 여부나 Dressing 상태와 소독 일정 등을 인계하여 추가적으로 챙겨야 할 부분을 이야기하면서 마무리하면 좋겠네요.

02 유방암(Breast cancer), 골 전이(Bone metastasis)

53세 여자인 오○○ 환자는 11월 26일 혈액종양내과에 입원했다. 2023년 3월에 유방암 수술 후 항암요법을 유지하다가 Extensive bone metastasis를 보였다. 외래 진료 2일 전부터 Back pain이 심해지고 Dyspnea가 있어 추가 검사와 항암 유지를 위해 입원했다. 입원 후 11월 27일에 PET-CT 검사, 11월 28일에 Bone biopsy 검사를 시행했다. 11월 29일, 데이 근무로 환자 간호를 담당하게 된 상황이다.

Step 1 : 환자 정보 살펴보기

❶ 의무기록(11/26)

■ **Chief complaint(주호소)**

Dyspnea, Back pain

호흡곤란, 등 통증

■ **Assessment(진단명)**

Breast cancer

유방암

■ **Past history(병력)**

Breast ca M/bone, LNs, lung

유방암, 뼈, 림프절, 폐 전이

Lt. breast total mastectomy with ALND(2023. 3. 9.)

좌측 유방 전절제 겨드랑이 림프절 절제술(Axillary Lymph Node Dissection)

On weekly Paclitaxel + Cisplatin

매주 파클리탁셀 + 시스플라틴 항암 투약

R/O atypical pneumonia

비전형 폐렴 의심

■ **Present illness(현재 질환)**

외래 보기 2일 전부터 Back pain요통 심해지고 Dyspnea호흡곤란가 있어 입원하여 Bone meta뼈 전이와 관련된 추가 검사 및 항암치료를 받기로 함. 현재 Cancer에 의한 Thrombocytopenia혈소판감소증 동반됨.

■ **Plan(치료 계획)**

Admission for W/U → CTx

검사 후 항암치료(Chemotherapy) 위해 입원함

❷ Order [11/29]

■ 처치 및 지시

V/S check q 8hr

BR

Bwt(×3/week)

NRD(상식) [상식]

SpO$_2$ monitoring

O$_2$ inhalation via Nasal prong 2L: SpO$_2$ target 94%

Lt. arm save

■ 투약

Normal saline 1000mL 1bag [IV] q 24h 40cc/h

지시: Levofloxacin 11/29~

　　　Levofloxacin 750mg/150mL inj (Levofloxacin) 1bag [IV] q 24h

지시: Tazoperan 11/29~

　　　┌Tazoperan 4.5g inj(Piperacillin/Tazobactam) 1via [IV Mix] q 6h

　　　└Normal saline 50mL bag 1bag [IV Mix] q 6h

Targin PR 5mg/2.5mg tab(Oxycodone/Naloxone HCl) 1tab [P.O] bid q 12h

Magnesium oxide 250mg tab(MgO) 1tab [P.O] bid

[PRN] Ocodone 5mg tab(Oxycodone) 1tab [P.O] q 6hr NRS 5점 이상 시

■ 검사

CBC(Diff 포함), ESR [EDTA BLD]

Reticulocyte [EDTA BLD]

hs-CRP quantitation [Serum]

LD(LDH) [Serum]

Admission panel [Serum]

Electrolyte panel-TCO$_2$ 제외 [Serum]

CO$_2$, Total [Serum]

CA 15-3 [Serum]

HER-2/neu [Serum]

Coagulation with D-dimer [Citrate BLD]

Calcium, Ionized [Serum]

CK(CPK) [Serum]

Bone Scan

Chest PA

■ **Consult**

Consult to 방사선종양학과

Consult to 정형외과

■ **추가 오더**

Lower-extremities CT pre contrast(TR)

❸ 검사 결과

■ **혈액검사[11/29]**

검체 분류	검사명	검사 결과(11/29)	직전 결과(11/27)	참고치
외주 검사	HER-2/neu(Serum)	9.0	-	0~15ng/mL
호르몬 검사	CA 15-3	235	9	0~31.3U/mL
일반 화학	Calcium	9.0	8.8	8.8~10.5mg/dL
	Phosphorus	4.6	4.7	2.5~4.5mg/dL
	Glucose	95	92	70~110mg/dL
	Uric acid	2.7	2.6	3.0~7.0mg/dL
	T. protein	6.2	5.7	6.0~8.0g/dL
	Albumin	3.5	3.3	3.3~5.2g/dL
	T. bil.	0.6	0.7	0.2~1.2mg/dL
	Alk. phos.	213	196	30~115IU/L
	AST(GOT)	102	102	1~40IU/L
	ALT(GPT)	28	31	1~40IU/L
	CK(CPK)	433	483	20~270IU/L
	BUN	12	11	10~26mg/dL
	LD(LDH)	1759	1860	100~225IU/L
	Creatinine	0.59	0.53	0.70~1.40mg/dL
	eGFR(CKD EPI Cr)	112.2	115.5	
	Na	137	134	135~145mmol/L
	K	3.8	4.1	3.5~5.5mmol/L
	Cl	101	102	98~110mmol/L
	TCO_2	23	22	24~31mmol/L
	hs-CRP	10.16	7.56	0~0.5mg/dL
	iCa	1.23	1.21	1.05~1.35mmol/L
일반 혈액	WBC	2.92	2.68	$4\sim10\times10^3/\mu L$
	RBC	3.01	2.86	$4\sim5.4\times10^6/\mu L$
	Hb	8.8	8.4	12~16g/dL
	Hct	27.4	26.7	36~48%

검체 분류	검사명	검사 결과(11/29)	직전 결과(11/27)	참고치
일반 혈액	MCV	90.1	92.4	79~95fL
	MCH	29.1	28.5	26~32pg
	MCHC	32.3	31.1	32~36g/dL
	RDW	14.4	14.1	11.5~14.5%
	Platelet	62	54	130~400×10³/μL
	PCT	0.09	0.07	0.15~0.32%
	MPV	12.7	11.2	8.9~12.0fL
	PDW	17.4	17.0	9.9~16fL
	ESR	51		0~20mm/hr
	Reticulo	2.10		0.5~1.8%
	Reticulo num	60		21.7~77.7×10⁹/L
	Reticulo Hb	28.2		28.2~33.4pg
	ANC	2321	1746	1800~7000/μL
혈액 응고	PT INR	1.23	1.16	0.8~1.2INR
	PT %	71	82	80~120%
	PT sec	14.1	12.8	9.7~12.3sec
	aPTT	34.6	35.1	27.1~37.8sec
	Fibrinogen	382	370	192~411mg/dL
	D-dimer	24.25		0.04~0.49μg/mL(FEU)

- **F-18 FDG PET[11/27]**

  [Conclusion]

  Diffuse extensive bone metastasis. Metastatic LNs in the retroperitoneum and left iliac chain

  확산성 광범위한 골 전이. 후복막 및 좌측 장골 사슬의 전이성 림프절

❹ Consult

- **Consult: 방사선종양학과**

  Neoadj. CTx선행항암화학요법(Neoadjuvant chemotherapy) 후 2023년 3월 유방암 수술 후 Adj. Tx보조항암화학요법(Adjuvant chemotherapy) 중이다가 Extensive bone metastasis광범위한 뼈 전이로 재발한 분입니다. Lt. femur neck좌측 대퇴골 경부의 Osteolytic lesion골 용해성 병변 있고, Pain통증 동반되어 Fx risk reduction골절 위험 감소을 위한 Short course RT짧은 코스의 방사선치료를 상의드립니다.

  Cancer에 의한 Thrombocytopenia혈소판감소증가 동반되어 있어 가능하면 CTx는 Dose reduction하여 다음 주 시작 예정입니다.

■ **Consult: 정형외과**

Neoadj. CTx 후 2023년 3월 유방암 수술 후, Adj. Tx 중이다가 Extensive bone metastasis 재발한 분입니다. T-L spine, Sacrum, Bilateral ribs, Pelvic bones and femora에 Bone meta_T-L 척추, 천골, 양쪽 갈비뼈, 골반뼈 및 대퇴골 전이 있고, 거동하기 어려워하며, Fracture골절 위험성 높아 보조기의 제작을 의뢰드립니다.

❺ 간호 메모

■ 처치

Chemoport needle 11/27 삽입

Chemoport 메드레스 Dressing 11/29 교체

Bone bx site 메드레스 Dressing 11/30 교체

■ 보호자

보호자 O(주 보호자: 남편)

■ 주의

Lt. arm save

보호자(남편)가 병실 소음에 대해 컴플레인을 하고 환자 상태 악화로 정서적 불안 있음

Bone meta 여부는 자녀에게 비밀 유지

환자파악 시트 작성하기

환자 정보를 토대로 Case 환자가 어떤 환자인지, 중요하게 봐야 할 것과 오늘 근무에서 챙겨야 할 것은 무엇인지 파악해 봅시다.

■ 모범 답안

진단명, 수술명, 과거력	- Breast ca M/bone, LNs, Lung - Lt. breast total mastectomy with ALND - R/O atypical pneumonia	**식이 및 알레르기**	상식
입원 동기	외래 보기 2일 전부터 Back pain이 심해지고 Dyspnea가 있어 입원하여 Bone meta와 관련된 추가 검사 및 항암치료 받기로 함	**삽입관, Drain, Dressing**	- Chemoport needle 삽입 11/27 - Chemoport 메드레스 Dressing 11/29 교체 - Bone bx site 메드레스 Dressing 11/30 교체
현재 상태 및 치료	- O_2 Nasal prong 2L/min - SpO_2 monitoring → Target 94% - Back pain, 보조기 제작(-) - RT 치료(-) - CTx 시기 확인(-) - D-dimer 확인(-)	**환자 안전**	- Lt. arm save 교육 - 낙상 방지 교육
		의미 있는 검사 결과	- 11/27 PET, 11/28 Bone bx - Hb, PLT, hs-CRP - CA 15-3 - Calcium, iCa - D-dimer
주요 Medication	- Oxycodone/Naloxone HCl 5mg/2.5mg - [PRN] Oxycodone 5mg	**예정된 검사 및 처치**	- 혈액검사 - Bone scan - Chest PA
특이 사항	- 보호자 O - 보호자(남편) 병실 소음으로 컴플레인 및 환자 상태 악화로 정서적 불안 있음 - Bone meta 여부에 대해 자녀 비밀 유지	**Consult**	- 방사선종양학과(RT 의뢰) → 회신(-) - 정형외과(보조기 제작) → 회신(-)

꼼꼼하게 잘 적었나요? 그럼 이제 모범 답안을 살펴보아요. 말 그대로 모범 답안일 뿐 정답이 아니니 틀렸다고 생각하지 마세요. 부족한 부분은 없는지 함께 봅시다.

 해당 환자는 유방암 환자로 뼈와 림프절, 폐에 전이가 된 환자예요. 또한 폐렴을 의심하는 상황이에요.

 현재 혈액종양내과에 입원한 환자로 기저질환과 문제 상황에 대해 잘 정리했어요. 이때 수술한 이력이 있다면 함께 적는 것도 환자파악에 도움이 돼요. 그럼 입원 동기는 어떻게 적었나요?

 외래 보기 2일 전부터 Back pain 심해지고 Dyspnea가 있어서 Bone meta와 관련된 추가 검사 및 항암치료를 받기 위해 입원했다고 적었어요.

 네. 입원 동기도 잘 적었네요. 입원 동기를 살펴보면서 인계받을 때 환자파악과 관련된 어떤 내용을 생각해 볼 수 있을까요? Back pain이 심해졌다고 한 것으로 보아 Bone meta가 더 진행되었음을 예상할 수 있어요. 또 Dyspnea는 폐렴으로 인한 것으로도 볼 수 있겠지만, 오늘 의무기록을 살펴보면 Pulmonary tumor microembolism이 발생하여 호흡곤란이 심해졌을 수 있고요.

 아, 그렇군요! 단순히 입원 동기만 적을 것이 아니라 환자파악을 함께 연결 지어 생각해야겠네요.

 좋아요. 현재 상태 및 치료에는 어떤 부분을 적었나요? 오더에서 처치 내용을 먼저 살펴보면 Nasal prong 2L/min을 적용하고 SpO$_2$ monitoring을 시행하고 있어요. 환자의 현재 상태를 고려한다면 폐렴으로 호흡곤란이 있고, SpO$_2$도 저하된 양상을 보여서 산소를 적용하고 있다고 생각해 볼 수 있겠네요. 또 현재 가장 주요하게 문제가 되는 부분은 Bone meta 진행으로 Back pain이 심해졌다는 부분이에요. 따라서 이와 관련하여 보조기를 제작하고 RT 치료를 병행하기로 타 과 Consult 의뢰를 냈다는 걸 알 수 있어요.

그뿐만 아니라 Thrombocytopenia가 발생해서 항암치료를 시행할지 지켜보아야 하는 상황이에요. 현재 환자 상태를 살펴보면 Pulmonary tumor microembolism이 나타난 상황인데 이런 경우에는 D-dimer 수치도 자세히 살펴야 해요. 따라서 환자파악 시트에 이런 내용도 함께 적을 수 있어요. 해당 환자는 현재 치료 및 상태와 함께 Medication과 검사 결과까지 아울러서 생각해야 하는 Case 네요.

 저는 Medication에 항생제를 적었어요.

폐렴과 관련해서 항생제 Tazoperan, Levofloxacin을 적는 것도 좋아요. 그렇지만 해당 환자의 기저 질환은 Breast cancer로 폐렴보다 암과 관련된 치료가 더 주된 상태예요. 또 Back pain이 심해져 마약성 진통제가 추가된 환자로 Medication에 Pain control과 관련된 약물을 적어 주는 것도 좋겠어요. 특히 PRN으로 Oxycodone을 투약하는 경우, 속효성 진통제가 몇 번이나 투약됐는지 기록해 두는 것이 좋아요. 속효성 진통제 투약 횟수와 양상에 따라 서방정 마약성 진통제인 Oxycodone/Naloxone HCl의 용량을 변경할 수 있기 때문이에요.

그렇군요. 그렇다면 관련 검사는 어떻게 적어야 하나요?

검사를 살펴보면, 11/27 PET, 11/28 Bone biopsy를 시행했어요. 영상 검사와 조직검사 결과까지 꼼꼼하게 살피지 못할 수 있는데, 환자의 상태를 자세하게 알아보기 위해서는 판독 결과도 함께 살펴보면 좋아요. PET 검사에서는 광범위한 뼈 전이와 후복막 및 장골 림프절 전이가 보인다는 결과가 있네요. 간호사가 PET 영상을 보면서 판독을 하지는 않겠지만 판독 결과를 참고해서 환자파악은 할 수 있겠죠. Bone biopsy 검사는 결과가 나오는 데 1주일 정도 시간이 필요하여 추후 결과를 확인해야 하네요. 또 오늘 시행할 Bone scan과 방사선종양학과 진료를 보고 사전 CT 검사 결과도 나오면 함께 살피면 좋겠어요.

앞으로는 영상 검사의 판독 결과도 잘 읽어 봐야겠어요. 오늘 혈액검사에서는 어떤 항목을 잘 살펴야 하나요?

오늘 혈액검사에서는 Hb, PLT, hs-CRP, CA 15-3, Calcium, iCa, D-dimer를 주의 깊게 살펴봐야 해요. 먼저 환자는 Thrombocytopenia가 있기 때문에 혈소판 수치를 면밀하게 살펴야 해요. 이와 더불어 Hb도 저하된 양상이므로 환자 라운딩 시 빈혈과 출혈 경향이 없는지 사정해야겠네요. 또 폐렴으로 hs-CRP가 높아진 상태인데, 이 경우 Fever가 동반되지는 않을지 함께 살펴 주세요. CA 15-3은 유방암 환자의 종양 표지자 검사로서 패턴을 살피는 것이 중요하기 때문에 현재 뼈 전이가 있는 상황에서 해당 검사 결과의 추이에 따라 암의 진행을 고려해볼 수 있어요.

거기까지는 알 것 같은데, 칼슘을 중요하게 봐야 하는 이유는 잘 모르겠어요.

칼슘과 이온화칼슘 수치를 잘 살펴야 하는 이유는 칼슘이 신체 내 다양한 생리적 과정에 관여하기 때문이에요. 특히 신경 근육, 심근 수축, 호르몬 분비, 혈액 응고와 연관이 깊어요. 또한 폐경기 여성에게서는 에스트로겐 결핍과 관련하여 인산염이 증가하며 저칼슘이 발생할 수 있어요. 또 해당 환자는 T-L spine, Sacrum, Bilateral ribs, Pelvic bones and femora에 Bone meta가 있어 골절 발생 위험이 높은 환자이기 때문에 뼈와 관련이 깊은 칼슘 수치도 함께 살펴야 해요.

D-dimer라는 검사는 처음 보는 것 같아요.

그렇죠? D-dimer는 심부정맥혈전증과 폐색전증을 배제하거나 DIC(파종성 혈관내 응고)를 평가하기 위해 임상에서 시행하는 검사예요. D-dimer가 정상이라면 심부정맥혈전증과 폐색전증을 배제할 수 있는데 해당 환자는 D-dimer가 높아요. 의무기록을 살펴보니 마침 Pulmonary tumor microembolism, 즉 폐에 종양과 관련된 미세한 색전증이 있을 수 있다고 하네요. 따라서 D-dimer 검사도 지속적으로 모니터링하고 SpO$_2$를 좀 더 꼼꼼히 살피면 좋겠어요. 또한 다리 통증에 대해 사정하고 증상이 악화될 시 Pulmonary embolism CT 등이 추가될 수 있어요.

 환자파악 시트를 정리하면서 동시에 환자파악을 제대로 하게 되는 것 같아요.

 그렇죠. 그렇기 때문에 환자파악을 한 내용을 정리한다는 느낌으로 환자파악 시트를 꾸준히 적는 연습이 필요해요. 이어서 삽입관과 Dressing에서는 어떤 내용을 정리해 볼 수 있을까요?

 저는 환자가 Chemoport를 가지고 있어서 Chemoport에 대한 내용을 적었어요.

 네. 항암을 하는 기간에만 짧게 입원하는 경우에는 Chemoport needle을 교체할 일이 없지만 이렇게 입원을 장기간 해야 하는 환자는 1주일에 1회 Chemoport needle을 교체해요. 따라서 Chemoport needle 교체 날짜와 Dressing 교환 날짜를 함께 적으면 좋아요.

또 해당 환자는 전날 Bone biopsy를 시행한 환자예요. Bone biopsy의 경우, 감염되면 정말 위험하기 때문에 Dressing을 잘 챙겨서 Biopsy site에 딱지가 앉을 때까지 잘 소독해 줘야 해요. Dressing을 1회 더 챙겨서 시행하고 상황에 따라 Dressing을 유지하거나 제거해 주세요. 이 외에도 환자 안전과 관련해서 중요한 내용이 있어요.

 음… 골절 위험이 있으니까 낙상 방지 교육이죠?

 맞아요. 해당 환자는 골 전이가 있기 때문에 낙상 시 골절 범위나 치명도가 더 높을 수 있답니다. 굉장히 중요한 내용이죠. 참 잘했어요. 거기에 추가로 해당 환자는 Lt. breast cancer 환자로 수술 시 Lymph node까지 절제한 환자예요. 유방암 환자는 수술 시 림프절 절제 유무에 따라 Arm save가 결정되는데요, Lymph node까지 절제하였다면 채혈 및 혈압 측정도 수술한 쪽의 팔은 피해야 하고, Arm save와 관련하여 주의 팔찌를 함께 착용하기도 해요.

 예정된 검사 및 처치에는 Bone scan과 혈액검사를 적었어요.

 좋아요. Bone scan 검사는 검사실에 2번 방문해야 해요. 1차 방문 시에는 뼈에 흡수되는 방사성의 약품을 정맥으로 주입하고, 그로부터 2~4시간이 지나면 2차 방문 시에 실제 검사를 시행하기 때문이에요. 따라서 다른 검사나 의사 회진과 겹치지 않도록 조정이 필요해요.

해당 환자는 Consult도 2건이 의뢰됐네요. 이런 경우 Consult와 함께 내용을 간략하게 적어주는 것도 환자파악에 도움이 돼요. "방사선종양학과(RT 의뢰), 정형외과(보조기 제작)" 이런 식으로 간략한 내용과 함께 메모하면 인계 시 활용하기가 좋아요.

 네! 그리고 또 어떤 것을 챙기면 좋을까요?

 해당 환자는 53세 여성 환자로 남편이 보호자로 상주하고 있으며, 환자 상태가 좋지 않아 굉장히 정서적으로 불안한 상태라고 인계를 받았어요. 보호자와 환자를 대할 때 주의해야 하며, 환자의 자녀들이 아직 나이가 어려 환자의 골 전이에 대해 언급하지 않기를 원한다는 코멘트도 있었어요. 이런 경우에도 환자의 요청과 보호자의 특이 사항을 함께 정리해서 혹시라도 실수하지 않도록 해요.

✔ TIP   이런 경우에 환자파악 시트 메모에 포함하면 좋아요!

- Arm save 주의: 유방암 수술 시 림프절 절제 유무에 따라 Arm save 팔찌 착용, 수술 부위 팔은 채혈 및 혈압 측정 금지

- Bone bx dressing: 감염 예방이 매우 중요하므로 Dressing 1회 이상 챙기고 딱지 생길 때까지 유지 여부 확인

- 칼슘/이온화칼슘(iCa): 골 전이 환자에게서 골절 위험을 평가하는 데 중요. 저칼슘혈증 발생 여부 및 신경근육, 심근 수축 영향 고려

❗ 잠깐   환자파악을 할 때 이런 점을 주의해서 간호해요!

흔한 실수	환자파악 Point
입원 동기 파악 시 단순히 증상만 고려	증상에서 질병 진행 상황 추론해요. Bone meta 진행, Pulmonary tumor microembolism 가능성 등을 고려해요.
PET, Bone scan 결과는 확인하지 않음	판독 결과를 통해 전이 범위, 병기 등을 파악하여 환자파악 시트에 반영해요.
혈액검사 확인 시 Hb, PLT 외에 추가 항목 누락	D-dimer, CA 15-3, Calcium, iCa, hs-CRP까지 함께 확인이 필요해요.
항생제만 기록하고 통증 약은 누락	PRN 마약성 진통제(Oxycodone) 사용 횟수를 기록해요.
Chemoport needle 교체 시점 확인 누락	장기 입원 환자는 주 1회 Chemoport needle을 교체하기에 Dressing 날짜를 함께 확인해요.
Consult를 단순 부서명만 적음(예: 정형외과)	Consult 목적을 간단히 함께 기재해요.
보호자 유무만 확인	보호자의 정서 상태, 환자 요청(예: 자녀에게 병 내용 미알림 등)까지 함께 정리해요.

환자파악 시트를 바탕으로 환자 라운딩 시 살펴보아야 할 사항과 어떤 부분이 고려되면 좋을지 적어봅시다.

■ 모범 답안

환자 사정	- 활력징후, SpO2 측정, 호흡 양상 사정, 통증 사정 - 산소 주입 상태, Nasal prong 적용 부위 피부 확인 - 빈혈 증상 사정, 혈소판감소증 증상 사정 - 심부정맥 증상 사정 - 마약성 진통제 부작용 사정 - 정서 상태 및 근력 사정
환자 간호	- 산소 물 교체 - 낙상 방지 교육, 침상 안정 교육 - 진통제 복용 횟수 확인 및 마약성 진통제 관련 교육 - Bone scan 검사 및 보조기 제작 안내

해당 환자 라운딩 때 어떤 것을 주의 깊게 보면 좋을까요?

일단 활력징후를 체크해야 하며 특히 산소 수치를 잘 살펴야 해요.

좋아요. 해당 환자는 Pneumonia로 Dyspnea를 호소하며, Nasal prong 2L/m n을 적용하고 있어요. 따라서 활력징후를 체크할 때 SpO2 target이 94%니까 함께 잘 살펴야 해요. 또한 활력징후를 체크하는 것에서 끝나는 것이 아니라 호흡 양상에 문제가 없는지 살펴야 하고요. 또 어떤 부분을 사정하면 좋을까요?

! 잠깐 라운딩 시 발생 가능한 이벤트

혹시 환자에게 발생할 수 있는 상황은 어떤 게 있을까요? 해당 환자는 현재 뼈 전이가 있는 상태로, 질병이 진행될 경우에 골절의 위험이 있어요. 특히 Thrombocytopenia(혈소판감소증)가 동반되어 있어 출혈 위험이 높고, 낙상 시 지혈이 어려울 수 있으므로 각별한 주의가 필요해요. 이에 따라 낙상 예방을 위한 교육과 환경 관리가 필수적이에요. 또한 환자는 마약성 진통제를 복용 중이므로 오심, 변비, 진정 등의 약물 부작용 발생 가능성도 염두에 두고 관찰해요.

음… 환자의 혈액 수치에서 Hb과 Plt이 낮으니까 빈혈이나 혈소판 감소와 관련된 증상은 없는지 살펴보아야 할 것 같아요.

 좋은 답변이네요. 환자파악을 하며 보았던 혈액검사 결과가 기억이 난다면 혈액검사 결과와 관련하여 살펴볼 증상은 없는지 라운딩 시 함께 살펴보면 좋아요. 해당 Case에서는 환자에게 Thrombocytopenia가 나타난 경우라 출혈 증상은 없는지 민감하게 살펴야 해요.

혈소판이 저하된 상태라면 코와 잇몸에서 출혈이, 피부에서 붉은 반점이 나타날 수 있어요. 그리고 소변이나 대변에 붉은빛이 보이거나 채혈 검사 후 지혈이 잘 안될 수 있어요. 또한 환자에게 상처가 생기지 않도록 주의시켜야 하고요. 코를 세게 풀거나 비강 압력이 올라가는 행동은 출혈을 유발할 수 있기 때문에 코는 한쪽씩 천천히 가볍게 푸는 방법을 교육해 주세요. 필요시에는 구강 내 출혈 예방을 위해 가글을 사용할 수 있도록 안내해 주고요.

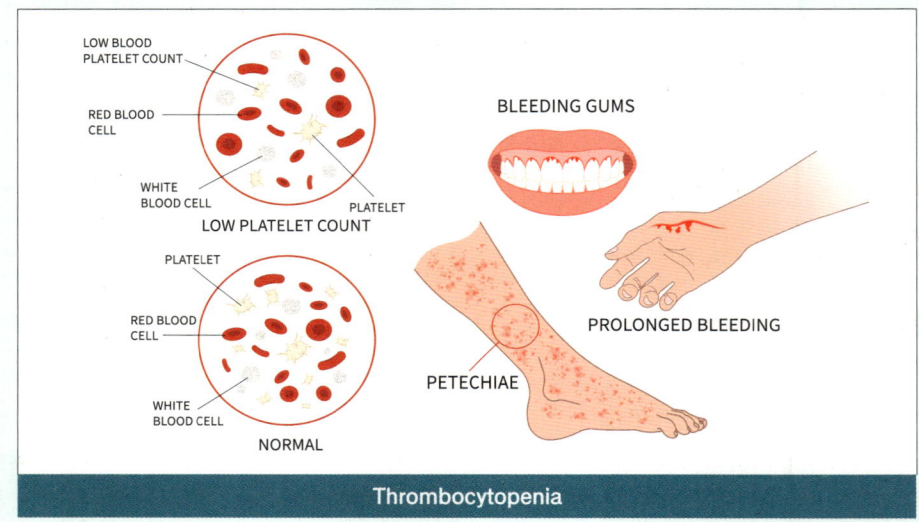

 빈혈과 관련된 증상은 어떻게 사정하나요?

 Hb 저하 시에는 환자가 피로감과 무기력감을 느낄 수 있어요. 심한 정도가 아니라면 증상이 나타나지 않기도 하지만 두통이나 어지러움 등이 나타날 수 있어요. 따라서 환자 사정 시 해당 내용도 꼭 확인해야 해요. 빈혈이 심장이나 폐에 영향을 미쳐 심계항진이나 가슴 통증, 호흡곤란 증상이 나타날 수 있으니 이런 증상도 함께 사정해야겠죠?

D-dimer 수치도 함께 살피는 게 좋고요. 그리고 Pulmonary tumor microembolism이 있는 환자이기 때문에 빈혈로 인한 순환계 및 호흡기계 증상뿐 아니라 Pulmonary tumor microembolism으로 나타날 수 있는 심부정맥 증상은 없는지 함께 살펴봐야 해요.

 사정해야 할 항목이 정말 다양하네요. 이렇게 다양한 의학적 문제가 나타난 환자는 단순하게 판단하지 않아야겠군요.

그렇죠. 이런 환자에게서 어떤 증상이 나타날 때는 한 가지 원인으로 인한 것이 아닐 수 있어요. 다음으로, 해당 환자 라운딩 시 또 어떤 내용을 살펴보면 좋을까요?

 Back pain을 호소하고 있는 환자이기 때문에 통증 사정도 중요할 것 같아요.

 맞아요. 통증 사정 시에는 정확한 부위와 통증 강도(NRS), 양상, 빈도, 동반되는 증상 등을 사정해야 해요. 해당 통증으로 복용하고 있는 진통제의 효과도 함께 사정하는 것이 좋아요. 효과뿐 아니라 진통제 부작용도 확인해야 하는데, 특히 해당 환자는 마약성 진통제인 Oxycodone/Naloxone HCl을 복용 중이에요. 새롭게 복용을 시작한 약이라면 효과와 부작용을 자세히 살펴야 해요. 지속적으로 복용 중이더라도 마약성 진통제에 대한 부작용이 나타날 수 있으므로 함께 사정해야 한답니다.

마약성 진통제는 오피오이드(Opioid) 진통제라고도 하며, 이는 신경에 있는 오피오이드 수용체와 결합해서 진통 효과를 나타내는 약의 총칭이에요. 통증 신호를 뇌와 척수가 알기 어렵게 하여 통증을 완화해요.

 마약성 진통제는 어떤 부작용이 있나요?

 변비, 진정, 졸림, 오심·구토, 호흡 억제 등의 부작용이 흔히 발생하며 진통제를 장기간 복용한 경우에 부작용이 나타나면 증상 조절을 위한 보조적 투약이 필요해요. 변비를 제외한 대부분의 부작용은 시간이 지나면 내성이 생겨 호전되기도 해요. 부작용이 지속된다면 용량 감량이나 마약성 진통제 전환을 고려할 필요가 있어요. 또한 마약성 진통제는 장기간 사용하면 내성과 신체적 의존성이 발생할 수 있으므로 주의 관찰이 필요해요.

➕ 한 걸음 더 　마약성 진통제의 부작용 관리

1. 변비

내성이 생기지 않고 마약성 진통제를 투여하는 동안 지속되므로 예방 차원에서 자극성 하제 및 삼투성 하제를 투여해요. 지속되는 경우에는 장 폐색이나 분변 매복이 아닌지 감별이 필요해요. 마약성 진통제를 전환하거나 위장관 운동 촉진제의 추가를 고려해 볼 수도 있어요.

2. 오심·구토

다른 원인(변비, 중추 신경계의 이상, 항암제, 방사선 치료 등)으로 인한 증상은 아닌지 감별이 필요해요.

3. 진정·졸림

처음 마약성 진통제를 투여하거나 용량을 증량할 때 흔히 발생해요. 2~3일 지속되면 다른 원인이 있는지 고려해 보고 정신 자극제를 투여할 수도 있어요.

4. 섬망

다른 원인이 없고 마약성 진통제 복용이 원인일 때 섬망 증상이 지속되면 Antipsychotics(예: Haloperidol 등)를 투여할 수도 있어요.

5. 호흡 억제

통증이 있는 경우에는 호흡 억제가 드물지만, 용량을 급격히 증량한 경우에는 발생할 수 있어요. 호흡 억제는 중증의 부작용이므로 발견 즉시 의사에게 알려요.

마약성 진통제를 복용하는 환자의 부작용 증상을 잘 기억해 두어야겠어요. 또 어떤 부분을 사정할 수 있을까요?

해당 환자는 골 전이로 골절이 나타날 수 있는 환자이기 때문에 낙상 방지가 중요한 부분이에요. 따라서 낙상 위험은 없는지 사지 근력 평가를 시행할 수 있겠네요. 근력 평가는 다양한 방법이 있지만, 해당 Case처럼 거동이 아예 불가능한 환자가 아니고 근육의 힘이 어느 정도인지 사정하는 경우라면 Motor grade를 활용하여 사지 근력을 평가하고 간호기록으로 남겨요.

이 밖에도 해당 환자는 골 전이가 나타난 사실을 최근에 알았고 보호자 또한 정서적으로 불안정한 상태이므로 환자 본인도 우울과 불안 등의 정서적 문제가 있을 수 있어요. 라운딩 시 환자 사정을 하면서 정서적 문제는 없는지 확인하고, 정서적 문제가 심하게 나타난다면 담당 의사에게 알려 정신건강의학과 Consult 의뢰를 할 수 있을지 논의해 보는 것도 좋겠어요. 그렇다면 또 다른 환자 간호로는 어떤 것이 있을까요?

음… 산소를 흡입하고 있는 환자이니 산소와 관련된 간호를 시행해요!

좋아요. 라운딩 시 산소 Bottle에 채워져 있는 물이 적당량인지 확인하여 부족하면 채워 주고, 산소 줄이 꼬이거나 꺾이지 않았는지, 산소를 흡입하는 코 점막이나 피부에 문제가 없는지도 확인하여 적절한 간호를 시행해야 해요. 또한 척추가 압박되거나 골 전이 골절이 나타날 수 있어요. 그리고 출혈 경향이 높은 환자인 만큼 낙상 방지 교육 및 침상 안정 교육을 시행해야 해요.

라운딩을 하면서 환자 사정뿐 아니라 해야 할 간호도 많군요.

그렇죠. 이 외에도 진통제 복용 횟수를 확인하고 마약성 진통제 복용과 관련된 교육을 시행할 수 있어요. 예를 들면 서방형 마약성 진통제인 Oxycodone/Naloxone HCl을 복용 중임에도 통증이 심할 때 속효성 마약성 진통제인 Oxycodone을 중간중간 복용할 수 있는데, 이때 환자가 복용한 횟수와 간호사가 파악한 횟수가 다르진 않은지 Oxycodone 복용 주기가 짧아지지는 않았는지 확인해야 해요. 또 마약성 진통제 복용 시 나타날 수 있는 부작용에 대해 교육하고 해당 증상이 나타나면 의료진에게 바로 알릴 수 있도록 교육해야 해요.

환자 간호 시에 교육이 정말 중요하네요.

 네. 추가로 오늘 Bone scan 검사가 예정되어 있기 때문에 Bone scan 검사와 일정에 대해 안내하는 것도 필요해요. 또한 환자가 의료진이나 의료기기 회사 직원이 방문했을 때 놀라지 않도록 정형외과에 의뢰한 보조기 제작 관련 Consult 내용과 향후 일정에 대해 안내해도 좋아요.

 아, 사정이나 간호 말고 전반적인 치료 계획과 일정도 안내해 드려야 한다는 생각은 못 했어요. 그리고 라운딩 시 발생할 수 있는 이벤트는 어떤 것이 있을까요?

 우리가 걱정했던 골 전이 골절이 나타날 수 있고 출혈이나 낙상, 마약성 진통제 부작용이 나타날 수도 있어요. 골절이 나타나면 위치에 따라 증상이 다르겠지만 일단 극심한 통증을 느끼게 돼요. 특히 척추에 골절이 나타난 경우에는 하지 근력이 저하되어 움직이기 어렵거나 대소변을 가리지 못하는 등 다양한 증상이 나타날 수 있어요. 이런 경우 바로 담당 의사에게 알려 응급조치를 취할 수 있도록 해요.

지금까지 파악한 내용과 환자파악 시트, 간호기록 그리고 V/S 기록을 참고하여 실제로 인계하는 것처럼 연습해 봅시다.

■ **V/S**

시간	SBP	DBP	PR	RR	BT	SpO$_2$
00:00	121	81	101	18	37.1	98
08:00	112	72	98	20	37.0	99

■ **검사 결과**

Bone scan [11/29]

[Conclusion]

Multiple bone metastasis

다발성 뼈 전이

Spine T-L-S CT pre contrast(TR) [11/29]

[Conclusion]

Extensive bone metastases in the axial and appendicular skeleton — involving T-L spine, sacrum, bilateral ribs, pelvic bones and femora

축골격과 부속골격에 광범위한 뼈 전이가 있음. T-L 척추, 천골, 양쪽 갈비뼈, 골반 뼈 및 대퇴골을 포함함

■ **간호기록**(간호진단은 병원마다 상이하여 생략됨)

시간	내용
08:25	Nasal prong 2L/min 산소 흡입 중임. 산소포화도 Monitor 중임. Dyspnea on exertion mild 양상으로 있음. 호흡 양상 관찰함. 허리와 왼쪽 다리 NRS 2점(욱신 쑤시는 양상으로) 간헐적 통증 있음. 통증 양상을 확인함. 통증을 인정해 줌. 통증을 관찰하기로 함. Chemoport 삽입 부위 문제없음. Lt. ilium bone bx 시술 부위 출혈 없음. 시술 부위 Oozing 없음. 시술 부위 출혈이 있는지 확인함. 보호자 환자 옆에 상주하고 있음. 기운 없어 보임. 낙상 방지 교육함. 좌측 팔 보호에 대해 교육함.
13:03	허리 NRS 6점(욱신 쑤시는 양상으로) 간헐적 통증 호소함. 처방에 의해 PRN Ocodone 5mg tab 1tab 경구 투약함.
14:00	진통제 복용 후 통증 양상 사정함. 허리 NRS 3점으로 통증 감소함.

■ **모범 답안**

오○○ 환자, Breast ca 환자로, 2023년 3월 Lt. breast total mastectomy with ALND 시행 후 weekly Paclitaxel + Cisplatin 유지하다가 Bone metastasis로 외래 보기 2일 전부터 Back pain이 심해지고 Dyspnea가 있어 추가 검사 및 항암 유지 위해 입원하였습니다.

R/O atypical pneumonia로 보고 있으며, 현재 Cancer에 의한 Thrombocytopenia가 동반되어 항암은 Hold된 상태입니다. 11월 26일에 입원하여 11월 27일에 PET-CT 검사 후 11월 28일에 Bone bx 검사를 시행하였고 오늘은 Bone scan 검사까지 시행했습니다.

현재 Dyspnea는 Mild한 양상이며 Nasal prong 2L 산소 흡입 중이고 SpO$_2$ target은 94%로 보고 있습니다. V/S 양상은 Stable하게 유지 중이며 산소 2L에서 SpO$_2$ 98~99% 유지됩니다. 투약 상태는 Anti로 Levofloxacin과 Tazoperan을 투약 중이며, Back pain으로 인해 입원 후 Targin 5mg/2.5mg 1t bid 투약을 시작했습니다. 돌발성 통증에 대해 [PRN] Oxycodone 5mg 1t 투약 중이며 어제는 총 3회, 오늘은 현재까지 총 1회 1P에 투약되었으며, 투약 후 통증이 감소하였습니다.

오늘 나간 Lab에서 Hb 8.8, PLT 62K로 Hb은 8.0보다 저하되면 수혈을 진행한다고 합니다. hs-CRP 10.16이나 Fever는 없는 상태입니다. D-dimer는 현재 24.25로 동반되는 흉부 통증 및 부정맥 증상은 없습니다. Consult는 방사선종양학과에 골 전이와 관련하여 RT 의뢰가 나갔고, 정흥외과에는 보조기 제작을 위해 Consult 의뢰를 드렸습니다.

현재 Lt. arm save 중이고, Chemoport needle은 11월 27일에 삽입해서 메드레스 Dressing되어 있고 메드레스 Dressing은 11월 29일 교체, Needle은 12월 4일에 교체 예정입니다. 11월 28일에 Bone bx를 한 곳은 현재 메드레스 Dressing되어 있고 Oozing이나 출혈은 없는 상태입니다. 골절 방지를 위해 낙상 방지 교육 시행하였으며, 현재 Bone meta 여부는 자녀 비밀 유지를 원하는 상태로 자녀분 면회 시 주의가 필요합니다. 또한 보호자의 남편분이 상주 중인데, 어제 병실 소음으로 컴플레인이 있었습니다. 최근 환자의 상태 악화로 정서적 불안이 있으니 교육 및 설명 시 주의가 필요합니다.

오늘 Case도 정말 어려웠던 것 같아요.

암 환자는 한 가지 장기에만 문제가 있는 경우보다 복합적인 문제가 있는 Case가 많은 편이에요. 그렇다 보니 단순하게 질병과 관련된 증상 외에도 치료나 암의 진행에 따라 다양한 문제가 나타날 수 있어요. 그래서 환자파악 시 다양한 문제 상황에 대해서 이해할 수 있어야 해요.

오늘 Case는 Breast cancer 환자였는데 골 전이도 있었고 폐에도 전이가 되어 Pulmonary tumor microembolism이 나타났어요. 또 Thrombocytopenia로 혈소판이 저하된 상태였고 Hb도 낮은 추세를 보이며 Pneumonia로 인해 Dyspnea가 나타나면서 산소 흡입까지 하는 환자였어요.

환자와 관련된 의학 질병만 정리해 보아도 다른 Case보다 더 복잡한 느낌이에요.

 맞아요. 그렇게 환자파악으로 알게 된 내용을 인계 때 녹여서 연습해 보니까 정리가 잘되나요? 관련된 의학 정보뿐 아니라 환자를 간호하면서 사정한 내용, 적용한 간호, 앞으로 시행하거나 주의 깊게 봐야 할 부분까지 정리하여 인계하면 좋아요.

특히 해당 환자와 보호자는 암이 진행되면서 정서적으로 불안정한 상태이므로 간호사가 정서적 지지를 제공하고 문제 상황이 발생하지 않는지 모니터링해야 하는 상황이었어요. 인계 시 이런 부분까지 이야기하는 이유는 다음 듀티 간호사가 배경 정보 없이 근무하다가 혹시라도 환자와 보호자에게 실수할 수 있어서예요. 그리고 처치나 교육을 할 때도 환자와 보호자의 마음을 이해하면 더욱 조심스럽게 할 수 있기 때문에 중요한 인계 포인트예요.

그리고 입원이 길어지는 경우에는 중요한 검사나 처치, 응급 상황이나 이벤트 위주로 짚으면서 인계하면 환자파악에 도움이 돼요. 모든 검사 수치를 다 언급하기보다는 주로 문제가 된 수치 양상을 보여주고, 또 앞으로의 치료 방향이나 입원 기간 중의 일정에 대해 이야기하는 것도 좋고요.

03 과민반응(Hypersensitivity)

56세 남자인 정○○ 환자는 PCNSL로 항암치료 지속 중으로 R-MVP 3차 항암화학요법을 받기 위해 7월 4일에 혈액종양내과에 입원했다. 7월 5일에 이브닝 근무로 환자를 담당하게 되었는데, 데이 때 Rituximab을 투약하며 과민반응이 나타나 항암 주입을 중단한 후 환자 상태를 지켜보는 상황이다.

Step 1 환자 정보 살펴보기

❶ 의무기록(7/4)

■ **Chief complaint(주호소)**

Dizziness

어지럼증

■ **Assessment(진단명)**

PCNSL

원발성 중추신경계 림프종(Primary Central Nervous System Lymphoma)

■ **Past history(병력)**

\# PCNSL

On R-MVP #2

리툭시맙, MTX, 빈크리스틴, 프로카바진 항암요법 2차 투약

\# HTN

고혈압(Hypertension)

\# EGC

조기 위암(Early Gastric Cancer)

S/P STG(2010. 2. 3.)

부분 위절제술(Subtotal Gastrectomy)

■ **Present illness(현재 질환)**

PCNSL로 R-MVP #3 시행이 필요함. 지난 항암 이후 어지러움, 기력 저하를 호소함. 그 외 특별한 불편감은 없었다고 함.

■ **Plan(치료 계획)**

Admission for R-MVP#3 (Ditto #2, + PCZ)

항암 2차와 같은 용량, 프로카바진 복용

어지럼증이 심할 경우, 신경과 약물 조정에 대한 논의 필요

❷ Order[7/5]

■ 처치 및 지시

V/S check q 8hr

Ward ambulation

NRD(상식) [상식]

Bwt(×3/week)

암환자 항암화학요법 개인 교육

■ 투약

지시: MTX prehydration. Rituximab 투약 중 Hydration hold

⌐Dextrose 5% 1000mL bag 1bag [IV Mix]×3 200mL/h for 12hr

│ Sodium bicarbonate 20mEq/20mL inj 5amp [IV Mix]×3 200mL/h for 12hr

└Potassium chloride 40mEq/20mL inj 반드시 희석 후 사용 20mEq (10mL) [IV Mix]×3 200mL/h
  for 12hr 반드시 희석 후 사용

지시: Rituximab pre medi

Chlorpheniramine maleate 4mg/2mL inj 1amp [IV]×1

Suspen ER 650mg tab(Acetaminophen) 1tab [P.O] daily

지시: Rituximab D1 (   )는 아래 투약 지시대로 속도 변경

⌐Truxima 500mg/50mL inj(Rituximab) 480mg [IV Mix]×1 (   ) mL/h

└Normal saline 500mL btl 400mL [IV Mix]×1 (   ) mL/h

- 주입 속도

첫 시간 50cc/hr

이후 30min 100cc/hr

Next 30min 150cc/hr

Next 30min 200cc/hr

Next 30min 300cc/hr

Max 400cc/hr

주입 속도가 바뀔 때마다 BP를 재 주세요!

If SBP<90, DBP<50, notify to Dr. immediately!

Natulan 50mg cap(Procarbazine) 100mg [P.O] daily

Norvasc 2.5mg tab(Amlodipine) 1tab [P.O] daily

Pritor 40mg tab(Telmisartan) 1tab [P.O] daily

Vivacor 10mg tab(Rosuvastatin) 1tab [P.O] daily

Disgren 300mg cap(Triflusal) 1cap [P.O] bid

Indenol 10mg tab(Propranolol) 1tab [P.O] bid q 12h

Topamax 100mg tab(Topiramate) 25mg [P.O] bid

[PRN] Macperan 10mg/2mL inj(Metoclopramide) 1amp [IVS]

- **Consult**

  Consult to 알레르기내과

- **추가 오더**

  SPB target＞90

  Chemo hold

  지시: 500mL Full drip → 60cc/hr

  　　　Normal saline 1000mL bag 1bag [IV]×2

  Chlorpheniramine maleate 4mg/2mL inj 1amp [IV]×1

  Tryptase [Serum]

❸ 검사 결과

- **혈액검사[7/4]**

검체 분류	검사명	검사 결과(7/4)	참고치
일반 혈액	WBC	5.30	4~10×10³/μL
	RBC	3.67	4~5.4×10⁶/μL
	Hb	11.5	12~16g/dL
	Hct	35.0	36~48%
	MCV	95.4	79~95fL
	MCH	31.3	26~32pg
	MCHC	32.9	32~36g/dL
	RDW	13.1	11.5~14.5%
	Platelet	255	130~400×10³/μL
	PCT	0.23	0.15~0.32%
	MPV	8.9	8.9~12.0fL
	PDW	8.2	9.9~16fL
	ESR	36	0~20mm/hr
	ANC	3191	1800~7000/μL
	BEC	69	0~500/μL
일반 화학	Calcium	8.9	8.8~10.5mg/dL
	Phosphorus	4.4	2.5~4.5mg/dL
	Glucose	103	70~110mg/dL
	Uric acid	1.8	3.0~7.0mg/dL
	T. protein	7.0	6.0~8.0g/dL
	Albumin	4.1	3.3~5.2g/dL
	T. bil.	0.4	0.2~1.2mg/dL
	Alk. phos.	73	30~115IU/L

검체 분류	검사명	검사 결과(7/4)	참고치
일반 화학	AST(GOT)	18	1~40IU/L
	ALT(GPT)	17	1~40IU/L
	BUN	15	10~26mg/dL
	LD(LDH)	157	100~225IU/L
	Creatinine	0.54	0.70~1.40mg/dL
	eGFR(CKD EPI Cr)	93.3	
	Na	133	135~145mmol/L
	K	4.9	3.5~5.5mmol/L
	Cl	97	98~110mmol/L

❹ Consult

■ Consult: 알레르기내과

상환 상기 병력 있는 분으로 금일 PCNSL에 대하여 R-MVP #3 진행 중 Rituximab 150cc/hr로 증량하고 15분가량 경과한 상태에서 Chilling오한, Shivering떨림이 발생하였으며, 당시 BP drop 동반되어 SBP 85mmHg이었습니다.

이에 Pheniramine 4mg, N/S 500mL Full drip최대 속도 주입 후, Chilling, Shivering이 호전되었으며 SBP 95mmHg, 양팔 BT 37.5도, 37.7도로 측정되었습니다. 문진 당시 Wheezing천명음은 없었고 SpO$_2$ 98%로 유지되었으며, 환자 Event 발생 당시 Dizziness, 오한, 발열, 얼굴로 열이 오르는 느낌 호소하였습니다. 금일 항암 진행은 환자 상태 호전 후 프로토콜대로 진행할 예정입니다. 다음 차수 항암 시 R/O anaphylactic shock아나필락시스 쇼크에 대하여 귀 과적 Management 의뢰 및 탈감작요법이 필요할지 상의드립니다.

❺ 간호 메모

■ 처치

Chemoport needle 7/4 삽입
Chemoport 메드레스 Dressing 7/6 교체
Lt. arm IV 20G 7/9 교체

■ 보호자

보호자 O(주 보호자: 아내)

환자파악 시트 작성하기

환자 정보를 토대로 Case 환자가 어떤 환자인지, 중요하게 봐야 할 것과 오늘 근무에서 챙겨야 할 것은 무엇인지 파악해 봅시다.

■ 모범 답안

진단명, 수술명, 과거력	- PCNSL on R-MVP #2 - HTN - EGC S/P STG	식이 및 알레르기	상식
입원 동기	R-MVP #3 항암 위해 입원함 어지럼증이 심할 경우에 신경과 약물 조정에 대한 논의 필요함	삽입관, Drain, Dressing	- Chemoport needle 7/4 삽입 - Chemoport 게드레스 Dressing 7/6 교체 - Lt. arm IV 20G 7/9 교체
현재 상태 및 치료	- R-MVP #3 D1 - R/O anaphylactic shock - Rituximab 150cc/hr로 증량하고 15분가량 경과한 상태에서 Chilling, Shivering, SBP 85 발생 → Pheniramine 4mg, N/S 500mL Full drip → SBP>90	환자 안전	- 감염 관리 교육 - 낙상 방지 교육
		의미 있는 검사 결과	- ANC - 일반 화학검사 - Tryptase
주요 Medication	- MTX prehydration - Procarbazine - [PRN] Metoclopramide 10mg	예정된 검사 및 처치	- BP, BT, SpO$_2$ F/U - 암환자 항암화학요법 개인 교육
특이 사항	보호자 O	Consult	알레르기내과(탈감작요법) → 회신(-)

꼼꼼하게 잘 적었나요? 그럼 이제 모범 답안을 살펴보아요. 말 그대로 모범 답안일 뿐 정답이 아니니 틀렸다고 생각하지 마세요. 부족한 부분은 없는지 함께 봅시다.

먼저 이 환자는 PCNSL 환자로 R-MVP 항암 2차까지 시행하였고 고혈압과 위암 병력이 있으며 부분 위절제술을 시행했어요.

혈액종양내과에 입원한 환자는 암 진단을 받고 항암화학요법을 위해 입원한 환자가 많아요. 암 질환에 따라 유의해서 살펴야 하는 점도 다 다르기 때문에 질병과 관련된 공부도 충분히 하는 것이 좋아요. PCNSL(Primary Central Nervous System Lymphoma)은 원발성 중추신경계 림프종으로서 시신경이나 뇌의 시각중추를 침범할 수 있어 시각에 문제가 있을 확률이 높아요. 그래서 이러한 환자는 복시나 시력에 문제가 없는지도 사정하는 것이 좋아요.

또한 R-MVP 항암요법은 Rituximab, MTX, Vincristine, Procarbazine 항암제를 조합하여 투약하는 요법이에요. 진단명과 병력을 통해 어떤 암을 진단받았고, 어떤 치료 중인지를 알 수 있어요.

의무기록을 보면서 하나하나 주의 깊게 살펴야겠군요. 입원 동기는 R-MVP #3 항암을 위해 입원했으며, "어지럼증이 심할 경우에 신경과 약물 조정에 대한 논의 필요함"이라고 적었어요.

입원 동기도 잘 적었네요. 항암화학요법은 Regimen마다 투약을 지속하는 차수가 달라요. 물론 환자의 상태나 병의 진행 상태에 따라 지속 차수는 달라지겠지만 R-MVP 항암을 2차까지 시행했다면 3차 시행을 위해 입원했다는 사실을 유추해 볼 수 있어요.

또 해당 환자는 어지러움을 호소하고 있는데요, 원발성 중추신경계 림프종은 뇌, 척수 그리고 이를 싸고 있는 막에 발생하는 종양이기에 신경과 관련된 증상이 나타날 수 있어요. 따라서 해당 환자는 Dizziness 증상의 조절을 위해 신경과와 약물 조정에 대한 논의를 고려할 수 있어요. 현재 상태와 치료에 대해서는 어떻게 작성하였나요?

음… 저는 R-MVP #3이라고만 적었어요.

물론 간략하게 적는 것도 좋아요. 하지만 해당 환자는 R-MVP #3의 첫 번째 항암제로 투약하는 날에 Rituximab을 투약하던 중 과민반응(Hypersensitivity)이 나타난 환자예요. 이때 투약 상황과 발생한 증상이 어떤지 잘 알고 있어야 나이트 번 간호사에게 인계할 때도 활용할 수 있겠죠?

그래서 'Rituximab 150cc/hr로 증량하고 15분가량 경과한 상태에서 Chilling, Shivering, SBP 85mmHg 발생 → Pheniramine 4mg, N/S 500mL Full drip → SBP>90mmHg'이라고 조금 더 자세하게 적을 수 있어요. 주요 Medication에 대해서는 어떤 내용을 적으면 될까요?

환자파악 및 인계를 위해 조금 더 자세히 적는 것이 좋겠군요. Medication과 관련해서는 Procarbazine을 적어보았어요.

좋아요. Procarbazine은 먹는 항암제로서 투약하는 기간과 횟수 그리고 양이 정해져 있는 약이에요. 따라서 입원 중에도 정확한 시간에 정확한 용량으로 투약해야 해요. 따라서 환자가 제시간에 복용하였는지 꼼꼼하게 살펴야 하는 주요 약물이랍니다.

그것과 더불어서 MTX prehydration, [PRN] Metoclopramide 10mg도 함께 적을 수 있어요. R-MVP 항암제는 MTX라는 항암제가 투약되기 때문에 항암제의 부작용을 방지하기 위해 Hydration이 필요한 약물이에요. 따라서 수액을 정확한 양과 속도로 주입해야 하고 수액 주입 속도가 200cc/hr여서 비교적 자주 교체해야 하기 때문에 수액 주입 양상을 자주 확인해야 해요. 또 항암을 하는 환자이기 때문에 오심, 구토를 빈번하게 호소할 수 있으니 그럴 때 바로 투약할 수 있는 PRN 약물에 대해 파악하고 있는 것이 좋아요.

 그렇네요. 항암요법을 하는 환자에게 있어서 주요 Medication에 포함해야 하는 내용이 다른 내과와는 다를 수 있겠군요.

 그렇다면 식이랑 삽입관에 대해서는 어떻게 적을 수 있을까요? 일단 해당 환자는 암 질환 외에 고혈압과 위암 진단을 받았는데 식이를 따로 제한하거나 주의해야 하는 상황은 아니라 상식이 처방됐네요. 삽입관은 Chemoport를 가지고 있는데 Rituximab 약물로 인한 과민반응으로 응급 상황에 대처하기 위해 IV를 하나 더 확보한 상황이에요. 따라서 Chemoport dressing과 Needle 삽입 날짜를 표시하고, 추가로 확보한 IV에 대한 정보도 함께 적을 수 있어요.

 네. 그리고 저는 환자 안전과 관련해서는 환자가 PCNSL로 Dizziness를 호소하여 신경과 Consult를 고려하는 만큼 낙상 위험이 높다고 생각해서 낙상 방지 교육을 적어 보았어요.

 좋은 판단이에요. 입원 시 낙상 위험에 대해 사정했을 때 낙상 위험도 평가에서 점수가 높은 환자는 특히 더 주의를 기울여야 해요. 해당 환자의 낙상 위험군을 한번 예시로 체크해 볼까요? 해당되는 내용이 많네요. 또한 R-MVP 항암요법에 의해 수액도 많이 투여되는 환자라 야간에 화장실에 자주 갈 가능성도 높기 때문에 낙상 사고가 일어나기 쉬운 조건이에요. 또 기력이 저하된 상태라고 하면 사지 허약감이 있으니 낙상 위험은 더욱 높아요. 정말 잘 판단했어요.

이 외에 감염 관리 교육도 시행할 수 있어요. 중심정맥관을 가지고 있는 환자는 중심정맥관 Dressing이 젖거나 뜯어지지 않게 주의해야 하며, 항암 환자는 항암제 투약 후 면역력이 저하되기 때문에 감염 관리를 더욱 철저히 해야 해요.

 의미 있는 검사 결과로는 어떤 것이 있나요?

 항암화학요법을 시행하는 환자에게 있어서 ANC 결과는 굉장히 중요하답니다. ANC는 1000/μL 이상을 정상으로 보아요. 대개 ANC가 1000/μL 이하이면 면역력이 저하된 것으로 보고 항암을 진행하지 않기도 해요(일부 병원은 ANC 500/μL 기준. 혈액암 환자는 ANC가 낮아도 항암을 진행하기도 해요). 따라서 항암화학요법 전 ANC 수치를 항상 잘 살펴야 해요.

또한 R-MVP 항암요법에서 고용량 MTX가 투약되는 경우에는 종양용해증후군을 예방하기 위해서 Urine alkalinization을 시행해요(최근에는 종양용해증후군을 예방하기 위해 Normal saline을 투약하기도 해요). Urine alkalinization을 위해서는 Main 수액에 Sodium bicarbonate와 Potassium chloride를 Mix하여 투약하기 때문에 해당하는 수치가 정상 범위인지 확인해서 너무 낮거나 높으면 수액에 Mix되는 전해질 용량을 변경할 수 있어요. 그래서 해당 환자는 일반 화학검사를 전체적으로 자세히 살펴볼 필요가 있어요.

➕ 한 걸음 더 　종양용해증후군

종양용해증후군(Tumor Lysis Syndrome, TLS)은 항암제로 인해 파괴된 종양 세포로 인해 세포 내 물질들이 급속도로 혈류에 방출되어 신체 급성신부전(Acute Kidney Injury, AKI)을 유발하는 증상이에요. 고요산혈증, 고칼륨혈증, 고인산혈증, 산증, 저칼슘혈증, 신부전이 특징적으로 나타나요.

ANC는 저도 적었는데 전해질까지는 생각을 못 했네요. 그런데 추가 처방의 Tryptase는 어떤 검사인가요?

Tryptase(트립신 분해 효소) 검사는 아나필락시스 반응을 감별하기 위해 시행할 수 있는 검사예요. 알레르기 면역 반응의 일환으로 활성화된 비만세포로부터 분비되는 히스타민 및 다른 화학 물질과 더불어 분비되는 효소로서 아나필락시스 진단을 확인하거나 비만세포 증가증을 진단하는 데 주로 사용돼요.

특별한 검사가 없는데, 예정된 처치나 Consult는 어떻게 적어야 하나요?

이 경우에는 환자의 혈압과 체온을 잘 살펴야 해요. 따라서 특별한 검사나 처치가 예정되어 있지는 않지만 수시로 환자 상태를 살피기 위해 V/S 중 더 관심을 가지고 자주 측정해 볼 항목을 적는 것도 좋아요.

Consult는 알레르기내과에 의뢰한 내용이 있어요. 의뢰 내용을 살펴보니, 이번 항암에 해당하는 것은 아니고 다음 차수 항암 시 약물 요법을 어떻게 투약하면 좋을지 의뢰를 드린 상태예요. 따라서 어떻게 회신이 오는지 살펴보고 다음 차수 때 회신에 따라 투약될 수 있도록 확인하는 것도 필요해요.

또 이렇게 과민반응이 잘 유발되는 항암제를 투약하거나 항암 투약이 첫 차수인 경우, 환자를 면밀하게 살펴야 하고 Full monitoring을 위해 EKG monitoring도 고려할 수 있어요. 응급 상황이 발생할 수 있으므로 보호자가 상주하는 것도 좋아요. 따라서 보호자 상주 여부도 확인하여 특이 사항에 기록하고 인계하는 게 좋겠네요.

이런 경우에 환자파악 시트 메모에 포함하면 좋아요!

- PCNSL 질병에 대한 이해: PCNSL은 뇌, 척수, 시신경 등 중추신경계를 침범하므로 어지럼증, 시야 흐림, 복시, 시력 저하 등 신경계 증상의 여부를 확인하기 위해 환자파악 시트에 메모

- 항암 Regimen 정리: R-MVP 항암요법은 Rituximab, MTX, Vincristine, Procarbazine으로 구성. 투약 순서 및 반응 모니터링 중요함

- ANC 수치 확인: ANC 수치가 항암제 투여 가능 여부를 좌우하므로 반드시 확인. <1000/μL이면 항암 연기 가능성 있음

! 잠깐 **환자파악을 할 때 이런 점을 주의해서 간호해요!**

흔한 실수	환자파악 Point
Medication에 Procarbazine만 작성	Prehydration, PRN 항구토제 등 병행 약물, 주요 정맥 수액 속도를 포함하여 작성해요.
Chemoport 관리만 언급	Dressing 상태 여부 관찰 및 간호기록, 추가 확보된 IV 관리, Chemoport 교체일을 기재해요.
Lab 검사 결과 중 ANC만 확인함	전해질, Creatinine, Tryptase 등 병용 검사도 확인이 필요해요.
과민반응에 대한 정보 확인 없이 항암 주입 시작	V/S 중 자주 모니터링할 항목이나 과민반응 재발 시 대응 계획 포함을 권장해요.
가족 정보 기록 누락	과민반응 대응 및 설명을 위해 보호자 상주 여부를 확인하는 것이 필요해요.

환자파악 시트를 바탕으로 환자 라운딩 시 살펴보아야 할 사항과 어떤 부분이 고려되면 좋을지 적어봅시다.

■ **모범 답안**

환자 사정	- 활력징후(혈압, 체온) - 복시 등 시력 사정, Dizziness 양상 사정 - 기침 양상 사정, 흉통 여부 확인, 빈맥 사정 - 입과 손발에 저린 감각, 소양증을 동반한 발진, 구토 증상 사정
환자 간호	- 낙상 방지 교육 - 기도 유지, 산소 공급 - 필요시 응급 처치할 수 있도록 응급 상황 대처 준비, IV 확보, Fowler's 체위 - 수액 속도 확인

 해당 환자 라운딩 때 어떤 것을 주의 깊게 보면 좋을까요?

 일단 활력징후를 확인해야 해요.

 네. 라운딩 시 기본은 활력징후 체크죠. 특히 이 환자는 과민성 반응이 나타났던 환자예요. Chilling, Shivering, 체온 상승, 혈압 저하가 같이 나타나는 상황으로 활력징후 중에서 체온, 혈압을 특히 더 잘 살펴야 해요. 또 어떤 것을 사정해야 할까요?

! 잠깐 라운딩 시 발생 가능한 이벤트

혹시 환자에게 발생할 수 있는 상황은 어떤 게 있을까요? 약물 과민반응의 중증도 이상 증상이 나타나면 호흡곤란, 저혈압, 의식 소실이 나타나고, 심하면 아나필락시스 쇼크에 이르게 돼요.

음… 과민반응과 관련된 증상을 사정해야 할 것 같아요.

 맞아요. 과민반응이 나타나면 어떤 증상이 있는지 알고 있어야 사정이 가능하겠죠? 또 반응이 악화되어 아나필락시스 증상이 나타날 수 있으므로 동반 증상에 대한 정도를 사정해야 해요. 큰 기침, 흉통, 입과 손발에 저린 감각, 빈맥, 소양증을 동반한 발진, 구토 등의 증상을 사정해요.

기록을 살펴보면 Dizziness, 오한, 발열, 얼굴로 열이 오르는 느낌이 있었다고 했어요. 시간이 지나며 기침, 흉통, 저린 감각, 빈맥, 발진, 구토 등의 증상이 나타나는지 확인해야겠네요. 이때 증상이 더욱 악화된다면 호흡곤란, 저혈압, 의식 소실 등이 나타날 수 있어요. 따라서 과민반응이 나타난 상황에서는 의식수준도 함께 사정하는 게 좋아요.

 과민반응과 관련하여 살필 것이 많네요.

 사실 과민반응이 주요 문제라서 먼저 사정한 것이고 정규 라운딩 때에는 PCNSL 환자의 어지러움 증상과 시력 사정도 필요해요. 복시가 있는지, 흐리게 보이는지, 시력이 평소에 비해 저하된 것인지 등을 꼭 사정해야 해요.

 PCNSL 환자의 특징을 잘 기억해 두어야겠어요. 환자 간호는 어떤 것들이 있나요?

 일단 환자가 사지 허약감이 있다고 하면 낙상 방지 교육이 필수예요. 과민반응이 나타나면 사지 허약감이 심해질 수 있어요. 특히 Chilling, Shivering이 나타나서 땀을 많이 흘린다면 허약감은 더욱 커질 수 있고요. 또 혈압이 낮아 N/S Full drip하고 수액 주입을 유지하고 있는 상태이니, 필요한 만큼 적정한 수액이 주입되어 혈압이 유지될 수 있도록 수액 속도를 잘 살펴야겠죠?

 과민반응이 나타나면 더욱 꼼꼼하게 사정하고 간호해야 하는군요.

 그렇죠? 또한 아나필락시스 쇼크를 대비하여 환자의 기도 유지가 필요해요. 또 쇼크가 발생하였을 때 응급처치를 할 수 있도록 응급 상황에 준비하는 것도 필요해요. 응급 상황의 대처 준비라고 하면 E-Cart를 환자 병실 근처에 미리 준비해 놓거나 응급 약물을 바로 투약할 수 있도록 Prep할 수 있어요.

만약에 응급 상황이 생기면 보통 어떤 약물을 어떻게 사용하나요?

알레르기 반응에 대해서는 항히스타민제부터 증상을 완화해 주는 여러 약물을 투여할 수 있는데, 대표적으로 Epinephrine이 있어요. Epinephrine은 아나필락시스 치료에서 가장 중요한 약물이며 IV나 IM으로 투여할 수 있으나 임상에서는 빈맥, 부정맥, 떨림 등 합병증 발생에 대한 염려로 IV보다는 IM으로 많이 투여해요. 보통 Epinephrine 0.3~0.5mg(1:1000 희석용액)을 대퇴근에 투여해요. 반면에 환자의 혈압이 낮고 상태가 불안정할 때는 희석하여 IV로 투여할 수 있어요. 이 외에도 스테로이드인 Dexamethasone, Hydrocortisone 등의 약물을 투약할 수 있어요.

이 환자의 경우에는 과민반응으로 인한 저혈압 이벤트가 있었으니 응급 상황이 생기면 Epinephrine을 IV로 투여할 가능성이 높겠네요.

IV 투약도 가능하나 1차 투약 시에는 IM으로도 투약할 수 있어요. 그런데 Epinephrine 약물 외에도 응급 약물은 IV로 많이 투약하므로 항암제 투여를 위한 IV route가 마련되어 있다면 IV route를 1개를 추가로 확보하는 것도 좋아요. 해당 환자는 Chemoport를 가지고 있어서 응급 상황을 위해 IV line을 하나 더 확보한 상태예요. 이 또한 응급 상황에 미리 대처하기 위함인데 이럴 때 24G는 최고 속도로 정맥 주입하기에 적절하지 않기에 20G 이상 정맥로를 확보하는 것이 좋아요.

그리고 다양한 약물을 동시에 투약하는 경우를 대비하여 3-Way port를 함께 준비하면 좋아요. 또 호흡곤란이 심해지면 즉시 산소 공급을 시행해야 하기 때문에 미리 병실에 준비해 두는 것도 좋은 방법이랍니다. 다음으로 또 어떤 간호를 시행할 수 있을까요?

음… 저혈압이나 쇼크를 대비한 체위를 취해야 할 것 같아요.

맞아요. 아나필락시스가 나타나면 혈관 확장과 모세혈관 투과성이 증가해 전신성 반응으로 저혈압이 나타나요. 현재 환자의 경우, Rituximab에 대한 과민반응으로 혈압이 저하되었어요. 환자 상태와 의사 처방에 따라 달라질 수 있지만 보통 N/S 1~2L를 Loading해 주면 증상이 호전되기도 해요. 이렇게 수액을 주입하면서 Leg elevation을 같이 해주면 일시적 혈압 상승에 도움을 줄 수 있어요. 저혈압인 경우에는 Leg elevation을 해주고 혈압이 호전되면 아나필락시스 쇼크에 대비하여 Fowler's 체위를 취해 주는 것도 좋아요.

아하! 꼭 함께 기억할게요. 추가로 교육해야 할 내용은 없을까요?

추가로 교육해야 하는 부분은 증상이 다시 나타나면 의료진에게 신속하게 알리도록 하는 거예요. 아나필락시스는 초기에 적절한 수액 및 약물 치료를 한 후에도 3~4시간 안에 재발하는 경우가 20% 정도의 환자에게서 나타나요. 따라서 4~6시간 이상 모니터링을 유지하고 추가적인 증상이 나타나는지를 잘 확인해야 해요.

목 안이 좁아지는 느낌은 없는지, 숨쉬기가 힘들지 않은지, 저혈압이나 가려운 증상이 지속되지는 않는지 확인하고, 4~6시간이 지난 후 증상이 없다면 다시 항암제 투약을 고려할 수 있어요.

 증상이 호전되면 다시 항암제 투약을 할 수 있군요.

 이때 중요한 점은 '항암제의 유효 시간'과 '보관 방법'을 꼭 확인해야 한다는 거예요. 다시 항암제를 투약할 경우, 항암제의 제조 시간에 따라 폐기 시간이 달라지기 때문에 제조 후 안정성이 유지되는 시간을 꼭 확인해야 해요. 또한 항암제마다 보관 방법이 다르므로 약제에 맞는 보관을 해야 기존 항암제를 이어서 투약할 수 있어요. 참고로 Rituximab은 유효기간이 짧은 항암제이므로 재투약 시 투약 종료까지 항암제 유효 시간에 문제가 없는지 확인이 필요해요. 만약 아나필락시스 증상까지 나타난다면 항암제 폐기를 고려할 수 있고요.

마지막으로, 약물 부작용에 대한 기록을 해야 해요. 물론 항암제는 반복 투여를 해야 하기 때문에 부작용에도 불구하고 알레르기내과에 의뢰해서 안전하게 주입할 방법을 모색해요. 하지만 다른 기타 약물은 이렇게 약물 부작용이 발생한다면 다시 투약하지 않도록 전산에 약물 부작용 기록을 입력해 둬야 해요.

지금까지 파악한 내용과 환자파악 시트, 간호기록 그리고 V/S 기록을 참고하여 실제로 인계하는 것처럼 연습해 봅시다.

■ V/S

시간	SBP	DBP	PR	RR	BT	SpO$_2$
08:00	110	71	81	18	37.3	98
15:45	85	45	72	20	37.7	98
16:30	95	53	82	18	37.7	98
20:07	86	44	72	18	37.5	99
21:08	101	65	78	20	37.4	98

■ 간호기록(간호진단은 병원마다 상이하여 생략됨)

시간	내용
14:00	Chemoport 삽입 부위에 문제없음. Chemoport 삽입 부위 메드레스 Dressing되어 있음. Rituximab 항암제 50cc/hr로 주입 시작함. Infusion pump 통해 주입 중임. 항암화학요법의 부작용에 대해 교육함. 항암화학요법 부작용(오심, 구토, 설사, 구내염, 발열, 골수 기능 저하 등)이 있는지 확인함. 이상 반응 시 즉시 연락하도록 설명함.
15:45	Chilling 있음. Shivering 있음. 항암제 주입 중단함. 활력징후 측정함. Rituximab 150cc/hr로 증량하고 15분가량 경과한 상태에서 Chilling, Shivering 호소함과 V/S에 대해 의사에게 알림. 의사 처방 확인하여 Chlorpheniramine maleate 4mg 1amp 투약함. 아나필락시스 증상 동반되는지 확인함. Leg elevation 취해 줌.
16:30	머리 전체에 NRS 2점의 뻐근한 양상으로 간헐적 통증 있음. 통증을 관찰하기로 함. 통증을 인정해 줌. 통증 양상을 확인함. Mild한 Dizziness 있음. 좌측에 복시 있음. 좌측에 Blurred vision 있음. 낯선 환경에 대해 알려줌. 침대 난간을 올려줌. 보호자 상주 확인함. 낙상 방지 교육 시행함. 필요시 도움을 요청하도록 격려함. Chilling 없음. Shivering 없음. 의사에게 Chilling과 Shivering 호전되었으며 액와 체온 37.5도, 37.7도 측정됨을 알림. Rituximab 항암제 100cc/hr로 재시작하고, 기존 프로토콜대로 30분 단위로 증량하여 투약하기로 한 의사 처방 확인함. 항암제 Rituximab 100cc/hr로 주입 시작함. 이 시간 이후 투약 예정이었던 P.O 약은 일단 Hold하고 항암 투약 종료 후에 환자 V/S 확인하여 투약 여부 확인하기로 한 의사 처방 확인함.
18:50	항암제 Rituximab 주입 끝남.

시간	내용
20:07	혈압 86/44mmHg로 저하됨. 의사에게 V/S 양상에 대해 알림. Leg elevation을 하고 11P부터 Hydration 예정이니 혈압약 및 Propranolol hold하고 이외에 나머지 P.O 약은 투약해도 된다고 의사에게 확인함. Leg elevation 취해 줌.
21:08	혈압 101/65mmHg로 상승됨. 침대 난간을 올려줌. 침상 안정 취하도록 함. 보호자 상주 확인함. 필요시 도움을 요청하도록 격려함. 이상 반응 있을 때 의료진 호출하도록 교육함.

■ **모범 답안**

정○○ 환자, PCNSL로 R-MVP #2까지 시행한 분입니다. 병력으로는 HT, EGC로 10년도에 STG 수술을 받았습니다. R-MVP #3 항암을 위해 입원하였으며, 어지럼증 심할 경우에 신경과 약물 조정에 대한 논의가 필요한 상태입니다.

어제 입원해서 오늘 R-MVP #3 D1으로 Rituximab 투약 중 150cc/hr로 증량하고 15분가량 경과한 상태에서 Chilling, Shivering, BT 37.7이었으며, SBP 80대로 과민반응 발생하여 Pheniramine 4mg, N/S 500mL Full drip 후 60cc/hr로 유지하면서 증상 완화되어, Rituximab 항암제 100cc/hr로 재시작하고 기존 프로토콜대로 30분 단위로 증량하여 투약하여 6P50에 주입 완료하였습니다. 현재까지 아나필락시스 증상은 나타나지 않아서 지켜보고 있고, 8P경 혈압이 86/44로 저하되어 Notify했고 당직이 Leg elevation을 하고 11P부터 Hydration 예정이니 혈압약, Propranolol hold하고 지켜보기로 했습니다. 1시간 뒤 F/U 했더니 혈압이 101/65로 상승되어 침상 안정 취하도록 하고 이상 반응 있을 때 의료진 호출하도록 교육했습니다.

간호기록을 보면, 머리 전체에 NRS 2점의 뻐근한 양상으로 간헐적으로 통증 있으며 Mild한 Dizziness로 신경과 의뢰는 아직 나가지 않았습니다. 좌측에 복시 있고 흐릿한 시야이며, 보호자가 상주하고 있고 낙상 방지 교육 시행했습니다.

MTX prehydration은 11P부터 시행해 주시면 됩니다. Procarbazine은 환자가 소지하고 있으며, 매일 저녁 식후에 복용하기로 하여 오늘 투약해야 하는 항암제는 복용한 것을 확인했습니다. PRN 약물로는 Macperan 1amp 있어 환자의 오심 호소 시에 투약이 가능합니다.

Lab은 어제 시행하였으며 ANC도 정상이고 일반 화학검사도 특별한 문제는 없었습니다. 과민반응 나타났을 때 시행한 Tryptase도 높지 않아 지켜보고 있으며 다음 차수 항암 투약을 위해 알레르기내과로 Consult 의뢰가 나갔습니다. Chemoport 메드레스 Dressing되어 있으며 응급 상황 대비하여 Lt. arm IV 20G 확보하였습니다. 내일 MTX 투약 위한 Infusion pump는 환자 병실에 세팅되어 있습니다.

 오늘 과민반응에 대해 어떤 증상을 보고 필요한 간호가 무엇인지 잘 알게 된 것 같아요.

인계 연습을 하면서 보니까 환자파악이 잘되었나요? 항암 투약 중 과민반응은 생각보다 종종 나타나요. 항암제 투약과 관련된 간호로 어떻게 처치하고, 어떤 증상이 나타날 수 있는지를 염두에 둔다면 빠른 대처를 통해 아나필락시스를 방지할 수 있어요. 또한 해당 환자는 PCNSL 환자이므로 암 질환과 관련된 동반 증상도 함께 잘 살피고 낙상 방지 교육이 필요하며 환자 시력에 맞게 조심스러운 처치를 해요.

 네! 그리고 이런 응급 상황에서 어떤 처방과 대처가 필요한지 알 수 있었어요.

 과민반응에 대한 증상은 다양하고 아나필락시스 시에는 더 많은 처치가 필요해요. 증상에 따라 대처가 달라지겠지만, 혈압이 저하되면 N/S Full drip이 있을 수 있다는 점을 염두에 두고 IV를 20G 이상 추가 확보한다는 점과 과민반응 시 Pheniramine을 주로 먼저 투약한다는 점 기억하시면 좋겠어요.

만약 아나필락시스까지 나타난다면 Epinephrine 0.3~0.5mg도 투약할 수 있다는 점, 기도 확보가 중요하다는 점도 기억해 주시고요. 만약 호흡곤란이 있으면 산소 공급 및 Nebulizer를 적용할 수 있고, Shivering이 심하면 마약성 진통제를 투여하거나 고열이 있으면 해열제 투약 등 다양한 처치가 필요해요. 오늘 Case를 바탕으로 다양한 과민반응 증상에 대처할 수 있도록 더 공부하시면 좋겠네요.

 그리고 같은 항암 환자더라도 질환과 항암 Regimen에 따라 살펴야 하는 혈액검사 수치도 알 수 있었어요.

 맞아요. 해당 환자는 TLS 예방을 위해 Urine alkalinization을 시행해야 했어요. 그래서 항암 투약 전 일반 화학검사를 주의해서 살펴야 했고요. 추후 MTX 투약 후 MTX level과 함께 일반 화학검사를 시행한다면, 입원 시 혈액검사와 비교해서 살펴보면 좋을 거예요.

MEMO

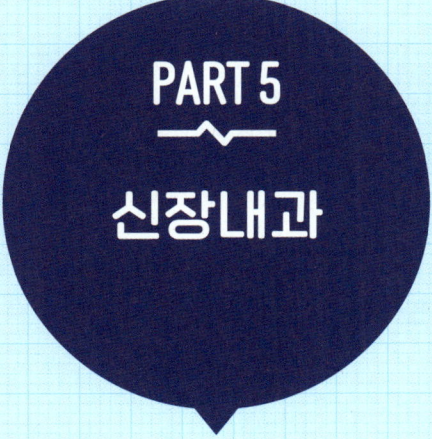

PART 5

신장내과

01 급성신부전(Acute Kidney Injury, AKI)

8월 11일 신장내과에 입원한 76세 여자인 류○○ 환자는 일주일 전부터 전신의 컨디션이 저하되며 기력이 없어 근처 병원에 방문했다. 혈액검사에서 BUN, Creatinine, K 수치가 높게 측정되어 외래 방문 후 입원하게 됐다. 입원 후 응급 투석을 시행하기로 했으며 8월 11일에 Perm catheter를 삽입했고 8월 12일에 투석을 기다리는 상태이다. 이 환자를 8월 12일에 데이 근무로 담당하게 됐다.

Step 1 환자 정보 살펴보기

❶ 의무기록[8/11]

- **Chief complaint(주호소)**

  Weakness, Hematuria, Hyperkalemia

  허약함, 혈뇨, 고칼륨혈증

- **Assessment(진단명)**

  AKI

  급성 신부전(Acute Kidney Injury)

- **Past history(병력)**

  # S-colon cancer S/P AR(2020. 12. 13.)

  결장암(Sigmoid colon cancer)으로 전방절제술(Anterior Resection) 시행함

  # HTN

  고혈압(Hypertension)

- **Present illness(현재 질환)**

  상환 7일 전부터 기운이 없어 근처 병원 방문, 검사상 BUN/Cr 높고 Hyperkalemia 소견 보여 외래 방문 후 입원함.

  Lab: BUN/Cr 109/8.76, FENa 2.9%, eGFR(CKD EPI Cr) 5.1

- **Plan(치료 계획)**

  Admission for W/U, prn HD

  검사 및 필요시 혈액투석 위해 입원함

❷ Order[8/12]

■ 처치 및 지시

V/S check q 4hr

BR

Hemodialysis diet(혈액투석식) [상식] [1600 kcal] [염분 5]

I/O check daily: Target 0~+500

아침 체중, I/O 및 Lab을 보고 투석 여부 결정

SBP〉140이면 Amlodipine 5mg 추가 투여

경구 수분 섭취 1.0L 미만으로 제한

■ 투약

┌Normal saline 1000mL bag 1bag [IV]×1 40cc/hr

└M.V.H 5mL inj 1via [IV]×1

Nesp 120mcg/0.5mL PFS(Darbepoetin-alfa) 1srg [IVS]×1 per 1week

Aspirin protect 100mg tab(Aspirin enteric coated) 1tab [P.O] daily

Norvasc 5mg tab(Amlodipine) 1tab [P.O] daily

Lipitor 10mg tab(Atorvastatin) 1tab [P.O] daily

Ezet 10mg tab(Ezetimibe) 1tab [P.O] daily

[PRN] Norvasc 5mg tab(Amlodipine) 1tab [P.O] daily

■ 검사

CBC [EDTA BLD]

Admission panel [Serum]

Electrolyte panel-TCO$_2$ 제외 [Serum]

Coagulation panel [Citrate BLD]

hs-CRP quantitation [Serum]

U/A(Stick) [소변]

Microscopy [소변]

Dysmorphic RBC [소변]

Protein(Random urine) [소변]

Creatinine(Random urine) [소변]

Electrolyte panel(Random urine) [소변]

■ 혈액투석 오더

HD for 2.5 hours

V/S check q 1hr

Access: PERM catheter

Target body weight: Zero balance

Blood flow rate: 130mL/min(두 번째 투석부터 조금씩 속도를 올림)

Dialyzer: FX50(처음과 두 번째 투석은 FX50 사용)

Dialysate: Hemo B dex 0.1%

Dialysate flow rate: 500mL/min

Priming(Heparin): N/S 1L

Anticoagulation: Heparin(AVF/AVG) or Futhan(Perm catheter insertion)

Mannitol 15g/100mL(15%) btl 1btl [IV]×1

❸ 검사 결과

■ 혈액검사[8/12]

검체 분류	검사명	검사 결과(8/12)	직전 결과(8/11)	참고치
일반 화학 소변	Na(U)	65	42	mmol/L
	K(U)	27.4	31.1	mmol/L
	Cl(U)	81	30	mmol/L
	Protein	154		mg/dL
	Protein/Cr	2.80		<0.2
	Cr(u)	56.65	94.74	mg/dL
요검사	Color	담황	갈	담황
	Turbidity	경탁	경탁	청
	SG	1.011	1.013	1.005~1.030
	pH	5.5	5.5	5.0~8.5
	ALB	2+	2+	Negative
	GLU	-	-	Negative
	KET	-	-	Negative
	BIL	-	-	Negative
	BLD	3+	3+	Negative
	URO	+/-	+/-	±
	NIT	-	-	Negative
	WBC(S)	3+	3+	Negative
	DRBC	0	0	0~80%
	RBC	≥100	≥100	0~4/HPF
	WBC	≥100	≥100	0~4/HPF
	Squamous cell	5~9	1~4	0~4/HPF
일반 혈액	WBC	8.36	9.70	$4\sim10\times10^3$/μL
	RBC	2.45	2.75	$4.2\sim6.3\times10^6$/μL
	Hb	8.1	9.2	13~17g/dL
	Hct	25.1	27.7	39~52%

검체 분류	검사명	검사 결과(8/12)	직전 결과(8/11)	참고치
일반 혈액	Platelet	240	252	130~400×10³/μL
	ANC	6479	7886	1800~7000/μL
혈액 응고	PT INR	1.13	1.11	0.8~1.2INR
	PT %	82	88	80~120%
	PT sec	12.5	12.2	9.7~12.3sec
	aPTT	23.4	33.4	27.1~37.8sec
	Fibrinogen	664	764	192~411mg/dL
일반 화학	Calcium	7.9	7.9	8.8~10.5mg/dL
	Phosphorus	5.8	5.5	2.5~4.5mg/dL
	Glucose	101	191	70~110mg/dL
	Uric acid	5.5	8.0	3.0~7.0mg/dL
	T. protein	4.9	5.1	6.0~8.0g/dL
	Albumin	2.7	2.8	3.3~5.2g/dL
	T. bil.	0.3	0.3	0.2~1.2mg/dL
	Alk. phos.	67	71	30~115IU/L
	AST(GOT)	18	22	1~40IU/L
	ALT(GPT)	25	30	1~40IU/L
	BUN	97	109	10~26mg/dL
	Creatinine	6.28	8.76	0.70~1.40mg/dL
	eGFR(CKD EPI Cr)	6.2	5.1	
	Na	140	138	135~145mmol/L
	K	5.1	5.5	3.5~5.5mmol/L
	Cl	109	108	98~110mmol/L
	Iron	76	140	50~170μg/dL
	TIBC	140	353	280~400μg/dL
	Iron saturation(%)	54.3	39.7	%
	hs-CRP	5.99	8.22	0~0.5mg/dL

■ **CT Abdomen+Pelvis 3D (Noncontrast)[8/11]**

[Conclusion]

No abnormal findings in the kidney, No hydronephrosis

신장에 이상 소견 없고, 수신증도 없음

■ **ECG(Portable)[8/11]**

[Conclusion]

Normal sinus rhythm, Left axis deviation, Abnormal ECG

정상 리듬, 좌축 편향, 비정상 ECG

❹ Consult

■ Consult: 영상의학과

AKI로 Perm catheter insertion터널형 투석용 중심 정맥 카테터 삽입 후 투석 예정인 환자로 Perm catheter insertion 위해 의뢰드립니다.

■ 회신 내용

금일 Perm catheter insertion을 시행하겠습니다.

❺ 간호 메모

■ 처치

Perm catheter 메드레스 Dressing 8/14 교체

Lt. arm IV 18G 8/16 교체

■ 보호자

보호자 O(주 보호자: 큰딸)

환자파악 시트 작성하기

환자 정보를 토대로 Case 환자가 어떤 환자인지, 중요하게 봐야 할 것과 오늘 근무에서 챙겨야 할 것은 무엇인지 파악해 봅시다.

■ 모범 답안

진단명, 수술명, 과거력	- AKI - S-colon cancer S/P AR - HTN	식이 및 알레르기	혈액투석식 슴식	
입원 동기	7일 전부터 기운이 없어 근처 병원에 방문했다가 검사상 BUN/Cr이 높고 Hyperkalemia 소견을 보여 외래 방문 후 입원함	삽입관, Drain, Dressing	- Perm catheter 메드레스 Dressing 8/14 교체 - Lt. arm IV 18G 8/16 교체	
현재 상태 및 치료	- I/O daily → Target 0~+500 - SBP＞140이면 Norvasc 5mg 추가 투여 - 8/12 투석 예정	환자 안전	- 감염 관리 교육 - 수분 섭취 제한 - 신부전 식이 교육	
		의미 있는 검사 결과	- BUN, Cr, eGFR(CKD EPI Cr) - K, Hb, hs-CFP - 소변검사 결과(요비중/요나트륨 등) - ECG(8/11)	
주요 Medication	- Darbepoetin-alfa 120mcg per 1week - Mannitol 15g/100mL(15%) - [PRN] Amlodipine 5mg	예정된 검사 및 처치	- 투석 확인 - 소변검사 - 소변량 체크	
특이 사항	보호자 O	Consult	영상의학과(Perm catheter 삽입) → 회신(+)	

꼼꼼하게 잘 적었나요? 그럼 이제 모범 답안을 살펴보아요. 말 그대로 모범 답안일 뿐 정답이 아니니 틀렸다고 생각하지 마세요. 부족한 부분은 없는지 함께 봅시다.

 해당 환자는 S-colon cancer, HTN 병력이 있어 진단명과 함께 정리해 보았어요.

 현재 신장내과에 입원하긴 했지만 기저질환으로는 암과 고혈압이 있다는 것을 알 수 있어요. 그렇다면 입원 동기는 어떻게 적으면 좋을까요?

 입원 동기는 최근 기운이 없어 근처 병원에 방문했다가 혈액검사에서 이상 소견을 보여 입원했다고 적었어요.

 네. 입원 동기도 잘 적었네요. 거기에 추가로 현재 환자의 상태와 연결 지어 생각할 수 있도록 화살표를 해서 현재 AKI로 진행된 상황까지 적어 주면 환자파악에 도움이 될 수 있어요. 이어서 환자 상태에서 관심을 가져야 할 내용은 어떤 것일까요?

 음… AKI로 입원한 분이셔서 I/O를 Daily로 확인해야 하는 부분이 중요해 보였어요.

 좋아요. I/O를 Daily로 하니까 I/O를 합산하여 체크하는 나이트 간호사만 확인하면 된다고 생각할 수 있을 텐데요, 이렇게 신장 기능에 문제가 있는 환자는 I/O가 Daily로 났다고 해도 듀티마다 환자의 I/O를 체크해요.

그뿐만 아니라 주입되고 있는 수액 속도가 처방대로 잘 들어가는지, 들어간 수액만큼 소변량이 적절하게 배출되고 있는지 확인하여 비정상적으로 차이가 나고 문제가 있다고 느껴지면 의사에게 이야기해서 적절한 조치가 취해질 수 있도록 하는 것도 중요하고요. 따라서 I/O가 있고 특히 해당 환자처럼 Target 범위가 있다면 항상 주의를 기울여야 하기 때문에 환자 상태에 추가로 적어 근무 시간에 계속 확인하며 일할 수 있어야 해요.

 그렇군요. I/O가 많이 중요한 부분인 만큼 환자파악 시트에도 적어 두고 신경 써야겠어요. 또 어떤 사항에 주의를 기울여야 할까요?

 처방을 살펴보면, "아침 체중, I/O 및 Lab을 보고 투석 여부 결정"이라는 내용이 있어요. 오늘 오전 중에 진행될 수도 있다는 것을 염두에 두고 의사 확인이 필요함을 환자파악 시트에 함께 적어 주세요. 또 아침 체중이 중요한 확인 요소이기 때문에 놓치지 않기 위해 적을 수 있고요. 여기서 I/O는 전날 I/O를 이야기합니다만, 의사 판단 시 도움이 되도록 8A에 I/O를 끊어서 한 번 체크해 보는 것도 좋아요. 오전에 시행한 Lab 결과도 매우 중요하기 때문에 결과가 나오면 바로 의사에게 알려서 신속하게 환자의 치료 계획을 진행할 수 있도록 하면 좋아요.

제가 놓친 부분이었네요. 그렇다면 처방 중 "SBP〉140이면 Amlodipine 5mg 추가 투여"라는 내용도 환자파악 시트 환자 상태 칸에 추가로 적으면 좋겠네요.

 그렇죠. 인계받기 전에는 환자 V/S에 대해 정보를 모르는 상태이지만 인계 전 오더를 살펴보면서 해당 내용을 본다면 현재 환자가 혈압이 높아서 Medication으로 조절이 필요함을 알 수 있어요. 따라서 아침에 라운딩 시 환자 SBP를 확인하고, 오더에 따라서 SBP가 140mmHg 이상이라면 Amlodipine 5mg를 추가 복용할 수 있게 환자파악 시트에 적어 두면 좋겠네요. 이것과 연관 지어서 환자 Medication 칸에 PRN Amlodipine까지 적어 두면 좋겠죠?

 그렇네요. 환자 상태와 연결 지어 Medication 칸도 채워볼 수 있겠군요!

 네, 맞아요. Amlodipine 외에도 어떤 Medication을 적을 수 있을까요? 데이 때 추가로 투약된 약이라든지, 생소하거나 낯선 약 혹은 새로 추가된 약을 적을 수 있어요. 그런 약 중 하나가 해당 환자 Case에서는 Darbepoetin-alfa와 Mannitol이 될 수 있겠네요.

Mannitol이 투석실에서 투석을 하다가 투약된 약이라면, Darbepoetin-alfa는 병실에서 우리가 투약해야 하는 약물이에요. 이 약이 처음 투약되는 것이어서 생소하다면 무슨 약인지 알아본 뒤 다음 듀티 선생님에게도 언제, 왜 투약됐는지를 설명할 수 있어야 해요. 약을 살펴봤는데 주기적으로 투약해야 하는 약이라면 다음 투약 날짜도 환자파악 시트에 함께 적고 인계 시 활용할 수 있어요. 해당 Case에서는 일주일 뒤인 8월 19일에 Darbepoetin-alfa를 챙겨서 투약해야겠죠?

 환자파악 시트를 활용하는 방법이 정말 다양하군요. 그렇다면 AKI와 관련하여 의미 있는 검사 결과는 어떤 것이 있나요?

 AKI 환자는 신장 기능에 문제가 생겼으니 신장 기능을 나타내는 검사와 연관이 깊겠죠? 대표적인 검사 수치로는 BUN, Cr, eGFR(CKD EPI Cr)이 있어요. 의무기록을 보면 의사도 주의 깊게 볼 수치로 "Lab: BUN/Cr 109/8.76, FENa 2.9%, eGFR(CKD EPI Cr) 5.1"을 메모해 두었네요. BUN과 Creatinine은 수치가 높을수록 신장 기능이 악화되었다는 의미예요. 반대로 eGFR 수치는 낮을수록 신장 기능의 저하를 나타내고요. 따라서 신장질환이 있는 환자는 이 수치들을 꼭 살펴주세요!

➕ 한 걸음 더 FENa?

FENa는 급성신장손상의 감별 진단에 주로 쓰이는 지표로서 신장에서 걸러져 소변으로 배출되는 나트륨 비율을 의미해요. 1% 미만이면 나트륨의 재흡수가 증가하며 체내 수분량이 적거나 순환하는 체내 수분량이 적다고 생각할 수 있고 신전성 급성신장손상으로 볼 수 있어요. 1% 초과이면 나트륨 재흡수가 감소되며 신장 내에 문제가 발생하여 사구체관류가 저하되어 GFR 감소로 이어질 수 있어 신내성 신부전으로 볼 수 있어요.

그리고 의무기록에 Hyperkalemia 소견을 보인다고 했으니 K 수치도 잘 봐야 할 것 같아요!

 좋아요. 신체의 칼륨 80~90%를 배설시키는 신장 기능이 저하되면 K 수치가 상승하기 때문에 신부전 환자는 K 수치도 함께 주의 깊게 살펴야 해요. 고칼륨혈증일 때 나타나는 증상은 치명적일 수 있어서 K 수치가 높아지지 않도록 모니터링이 필요해요. 고칼륨혈증 시엔 심장 문제들이 나타나기 때문에 ECG 역시 중요하게 살펴야 하고요.

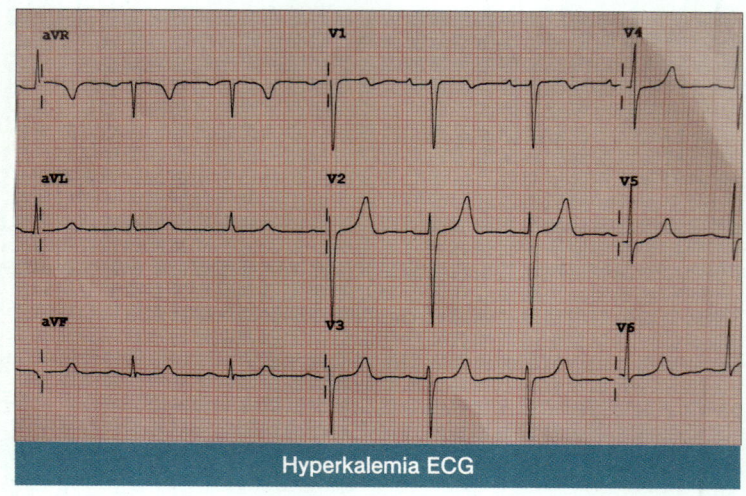

Hyperkalemia ECG

 신장 기능 수치뿐 아니라 전해질 수치도 잘 살펴봐야겠군요.

 그리고 환자의 소변검사 결과도 함께 살펴야겠죠? 신장 기능이 저하된 환자는 소변량이 적어지는 등 소변에 문제가 있는 경우가 많아요. AKI 원인에 따라 요비중(SG), 요나트륨의 수치가 달라지긴 하지만 두 가지 수치가 큰 영향을 받기에 소변검사에서는 요비중과 요나트륨 수치를 주의 깊게 봐야 해요. 추가로 소변에서 Albumin, 혈액, 백혈구 등이 배출되고 있네요. 이는 소변에 감염이 있고 혈액이 소변으로 빠진 이유가 Hb 수치의 저하 때문이라는 것을 알려 주는 거예요.

그 외에 혈액검사를 자세히 살펴보니 Hb 수치가 낮고, hs-CRP가 약간 상승되어 있네요. Hb이 낮아서 추가로 수혈을 진행할 수 있고, hs-CRP가 상승된 것으로 보아 Fever가 발생한다면 감염이 있을 수 있으니 환자 상태도 유의 깊게 살펴야겠죠? 그다음은 예정된 처치 칸에 어떤 것을 적었는지 볼까요?

➕ 한 걸음 더 · AKI의 증상

- 공통: 핍뇨나 무뇨, 고칼륨혈증, 의식 저하, 부정맥, 오심, 구토
- 신전성 AKI: 요비중 증가, 요중 나트륨 농도 저하, 저혈압, 심부전, 심박출량 저하
- 신성 AKI: 요비중 감소, 요중 나트륨 농도 상승, 고혈압, 핍뇨 → 다뇨

저는 투석 확인이 중요하다고 생각해서 투석 확인을 적었어요.

 잘했어요. 투석이 필요한지 의사에게 확인받고 투석 진행 시 원활하게 이루어질 수 있도록 준비하는 것이 좋아요. 그런 목적으로 환자파악 시트에 적을 수 있겠네요. 그 외에도 소변검사를 적었는데 이는 소변량이 적어서 환자가 오전 중에 소변검사를 받을 수 있을지 확인하기 위함이에요. 정규로 나가는 소변검사는 아침 첫 소변을 내도록 하고 있는데 신장 기능 악화로 소변량 자체가 많이 줄면서 아침에 소변검사를 시행하기가 어려울 수 있어요. 이때 라운딩 시 소변을 보도록 독려하여 검사가 진행될 수 있게 챙기면 좋아요.

✔ TIP 이런 경우에 환자파악 시트 메모에 포함하면 좋아요!

- 입원 동기를 매끄럽게 정리해 보기: 입원 흐름을 연결형으로(화살표 활용) 기록 시 이해도 높임(예: 기운 없음 → 외부 병원 혈액검사 이상 → 입원 → AKI로 진단)

- 중점 확인 사항 메모: AKI 환자는 I/O, 수액 주입 속도, 소변량, 체중 변화 등 확인해야 하는 주요 지표가 있으므로 듀티별로 확인이 필요한 내용은 환자파악 시트에 함께 정리 필요

- BUN, Cr, eGFR, FENa, K, Hb, hs-CRP 등 신장 및 전해질 관련 수치 확인: 투석 필요성, 감염 가능성, 빈혈 여부 등의 판단에 도움이 될 수 있음

! 잠깐 환자파악을 할 때 이런 점을 주의해서 간호해요!

흔한 실수	환자파악 Point
생소한 약(Mannitol, Darbepoetin) 미기재	투약 목적, 시기, 다음 투약 일자를 포함하여 정리하는 것이 필요해요.
칼륨 수치가 높은 것을 보고 ECG 상태 미확인	고칼륨혈증이기 때문에 심전도 확인은 필수예요. 부정맥, 흉통 유무도 파악하는 것이 좋아요.
소변검사 시행 여부 확인 누락	신장 기능이 정상적이지 않은 상태에서는 소변량이 적어 검사가 어려울 수 있으므로 라운딩 시 배뇨 유도가 필요해요.
Consult 기록만 하고, 회신 확인 누락	Consult 목적, 회신 여부, 진행 단계를 함께 요약하는 것이 필요해요.

환자파악 시트를 바탕으로 환자 라운딩 시 살펴보아야 할 사항과 어떤 부분이 고려되면 좋을지 적어봅시다.

■ **모범 답안**

환자 사정	- 활력징후 - I/O 확인, 소변 색과 침전물 확인, 체중 측정, 부종 확인 - 감염 증상 여부 확인 - 영양 상태 확인, 오심·구토 여부 확인 - Perm catheter dressing 상태 확인, IV catheter 확인
환자 간호	- 감염 관리 교육, 신부전 식이 교육, 수분 섭취량 제한 - 수액 주입 속도 확인 - 투석 여부 안내

 해당 환자 라운딩 때 어떤 것을 주의 깊게 보면 좋을까요?

 일단 활력징후를 확인해요.

 라운딩 시 기본은 활력징후 체크죠. 특히 이 환자는 고혈압 병력이 있으며 SBP>140mmHg 이상이면 Amlodipine 5mg를 추가 투여해야 하기 때문에 혈압을 잘 살펴야 해요. 또 라운딩 시 중요하게 살펴야 하는 것은 무엇일까요?

! 잠깐 **라운딩 시 발생 가능한 이벤트**

혹시 환자에게 발생할 수 있는 상황은 어떤 게 있을까요? 해당 환자는 AKI로 투석을 위해 중심정맥관을 삽입했어요. 따라서 중심정맥관 감염이 발생한다면 Fever가 나타날 수 있어요. 또한 해당 환자는 Hyperkalemia로 부정맥이 나타날 수 있어요.

 소변 상태와 I/O도 확인해 보아야 해요.

 맞아요. 신장 기능 저하로 소변량이 줄어들고, AKI 환자이기 때문에 수분 섭취를 제한하고 있어요. 또한 I/O 양상에 따라 투석 여부가 결정되기 때문에 라운딩 시 I/O를 체크해 보는 것도 중요하고요. 환자의 소변 상태도 중요하므로 소변의 색(Yellow, Amber, Brown, Red 등)이나 냄새, 침윤물 여부나 혼탁함 정도를 함께 사정하여 기록해요.

이와 더불어 라운딩 시 체중 측정과 부종 여부도 함께 사정해요. 수분량이 증가하고 배설량이 적으면 체중도 함께 늘어나겠죠. 또 수분이 배출되지 못하고 몸에 체류하면서 부종이 있을 수 있어요. 또 어떤 걸 살펴보아야 할까요?

✔ TIP **소변 양상**

소변 색을 살펴보며 현재 환자의 상태가 어떤지 확인할 수 있어야 해요.

- Yellow: 가장 정상적인 소변이에요.

- Amber: 탈수를 의심할 수 있는 상태예요. 충분한 수분 섭취가 필요해요.

- Brown: 간 기능 장애로 Bilirubin이 섞인 것으로 의심할 수 있어요.

- Red: 소변에 피가 섞인 혈뇨예요.

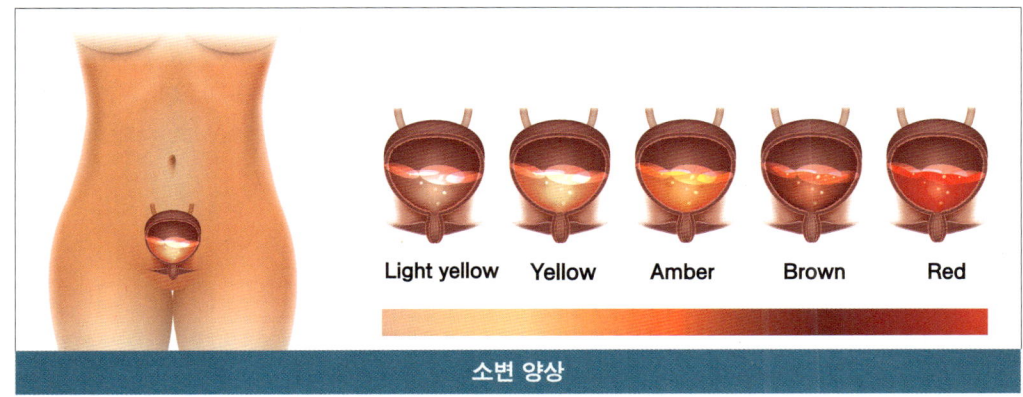

소변 양상

 환자분이 가지고 있는 도관을 살펴야 할 것 같아요.

 좋아요. 해당 환자는 투석 예정으로 Perm catheter를 삽입했어요. Perm catheter를 삽입한 부위에 Oozing이나 출혈, 감염 증상(Redness, 가려움증, 부종 등)은 없는지 확인해요. 이와 함께 감염 예방을 위한 환자 교육도 진행해 주세요. 도관 삽입 부위가 물에 젖지 않도록 주의하고, 깨끗하게 유지할 수 있도록 해요. 추가로 환자 라운딩 시 어떤 부분을 살펴볼 수 있을까요?

 음… 잘 모르겠어요.

 해당 환자는 신부전과 함께 Hyperkalemia로 모니터링이 필요한 환자예요. Hyperkalemia로 부정맥이 나타날 수 있으니 부정맥 증상(두근거림, 흉통 등)은 없는지 함께 확인하는 것이 좋겠어요. 이와 더불어 혈액검사 결과가 나왔다면 K 수치를 함께 잘 살펴야 해요.

그리고 라운딩하는 시간에 따라 다르겠지만, 환자가 아침 식사를 했다면 영양 상태를 함께 살필 수 있겠어요. I/O를 하는 환자이니 섭취량을 메모로 남겨 두었을 거예요. 섭취량을 자세히 적어야 하는데 만약 적지 않았다면 I/O와 관련한 교육을 다시 시행할 수 있고요.

신장 기능이 저하된 환자는 식이가 굉장히 중요하고 좋은 영양 상태를 유지해야 해요. 신장 기능이 저하되면 오심, 구토 및 식욕 저하가 나타날 수 있기 때문이에요. 또한 저염식을 섭취하되 과도한 단백 섭취는 제한하고 적절한 칼로리를 섭취하도록 교육해야 해요. 신부전 진행을 막고 체액과 전해질 장애, 질소 혈증을 예방하기 위해서 꼭 필요한 내용이에요.

신장 기능과 관련된 혈액검사나 환자 증상만 살피면 될 거라고 생각했는데 식이나 영양 교육도 정말 중요하군요.

그럼요. 감염 관리 교육, 신부전 식이 교육은 필수적이에요. 이와 더불어 처방에 따라 수분 섭취를 제한하도록 하여 신장에 무리가 가지 않도록 해요. 또 수액 속도 역시 잘 살펴야겠죠? 수분 섭취를 제한하는 환자라면 수액 역시 과도하게 들어가지 않도록 수액 속도가 처방대로 들어가고 있는지 확인해요. IV catheter의 Function이 문제가 있는 경우에는 수액 속도가 달라질 수 있으니 IV catheter도 잘 살펴야 하고요. 신부전의 원인에 따라서 수액을 주입하기도 하고, 수액을 제한하기도 하니 처방에 맞게 수분량을 조절해요.

꼭 함께 기억할게요. 추가로 교육해야 할 내용은 없을까요?

라운딩 시 투석과 관련된 교육도 할 수 있어요. 현재는 투석 여부가 결정되지 않았지만 투석이 결정된 후에는 환자에게 투석 예정이며 투석실로 언제 이동할지 예정 시간을 안내할 수 있어요. 또 간략하게라도 투석 과정에 대해 설명하여 환자의 불안감을 줄여줄 수 있고요. 여기서 만약, 환자가 투석이 결정되어 투석을 다녀온 상황이라면 어떤 부분을 살펴야 할까요?

투석 과정에서 Perm catheter를 사용했을 테니 Perm catheter에 문제가 없는지 살펴야 할 것 같아요.

그것도 물론 중요하지만 또 다른 부분이 있어요. 투석을 다녀오면 투석실에서 인계를 주는데 투석 과정에서 추가로 투약된 약이 있는지 확인해요. 또한 투석 전의 몸무게와 투석 후의 몸무게가 다를 수 있으므로 환자가 도착하면 몸무게를 먼저 측정하는 것이 좋아요. 환자 몸무게에 차이가 난다면 혈압이나 다른 활력징후도 문제가 있을 수 있으니 투석실에 다녀온 뒤 V/S도 체크해 보면 좋고요. 이때 Perm catheter 상태를 함께 살펴보면 좋아요. 또 어떤 부분을 살필 수 있을까요?

투석 후 부작용이 있는지 관찰해야 해요.

좋아요. 투석 후에는 저혈압, 근육 경련, 혈액 소실, 감염 등의 합병증이 발생할 수 있어요. 따라서 이러한 증상은 없는지 살펴야 해요. 이 중에서 저혈압은 많은 양의 체액 제거로 생기는 증상으로 이를 예방하기 위해 의사 처방하에 적정 몸무게까지만 체액을 제거해요. 반복적으로 투석을 하게 된다면 평소에 몸무게가 많이 늘지 않도록 조절해야 하고요.

투석실에서 투석할 때 저혈압이 생긴 경우, 혈류를 심장 쪽으로 보내기 위해서 발의 위치를 높이기도 해요. 그래서 고혈압약을 투약하는 투석 환자는 투석 당일에 투석 후 혈압을 보고 약을 주기도 한답니다. 해당 환자는 혈압이 높은 상태였기 때문에 저혈압 위험은 낮으나 혈압을 꼭 주의 깊게 살펴야 해요.

 또 혈액투석을 하는 환자에게 추가로 필요한 교육이 있을까요?

 이미 처방이 나서 혈액투석 식사를 유지하고 있긴 하지만 환자가 식단을 잘 지킬 수 있도록 혈액투석 식이 교육도 추가로 할 수 있어요. 해당 환자는 처음으로 혈액투석을 해서 처방된 혈액투석 식이에 대해 궁금증이 있을 수 있어요. 식이 교육 내용은 신부전 식이와 크게 다르지 않지만 혈액투석을 하는 환자는 조금 더 엄격하게 식이를 관리해야 해요. 투석 사이에 노폐물과 수분이 과다하게 체내에 쌓이는 것을 방지하기 위해서랍니다. 이때 제한된 식이로 인해 영양이 부족하지 않도록 하는 것도 중요해요.

 그렇군요. 혈액투석 식이는 어떤 영양소를 제한하나요?

 처방된 치료식은 단백질, 수분, 나트륨, 칼륨, 인을 제한하는 식단으로 구성돼요. 단백질을 제한하는 이유는 요소 질소와 Creatinine이 단백 식이로 발생할 수 있기 때문이에요. 단백질을 제한하더라도 적당량을 섭취하여 빈혈과 영양 결핍은 피하는 선에서 유지하고, 적정 칼로리를 유지하도록 해요.

수분 섭취량은 일반적으로 매일의 소변 배설량에 따르게 돼요. 배설량에 추가 수분을 500~600mL만 섭취하게 하고, 되도록 작은 컵을 사용하여 조금씩 여러 번 나눠 섭취하도록 해요. 나트륨과 칼륨 제한은 신장 능력에 따른 의사 처방을 주로 따르게 돼요. 나트륨을 많이 섭취하면 혈압 상승과 갈증을 유발해 과량의 수분 섭취를 하게 되고 체중이 늘 수 있어요. 또한 인이 체내에서 증가하면 부갑상샘호르몬 분비를 촉진해 신성골이영양증과 조직 내 칼슘 침착을 유발할 수 있고요.

 아주 철저한 식이 관리를 해야 하는군요.

 네. 그리고 퇴원 후 Perm catheter로 투석을 유지해야 하는 경우에는 관리 방법이 궁금할 수 있으니 그 부분도 교육해 주면 좋아요. 병원 규정과 Dressing 종류에 따라 다르긴 하지만 자택으로 돌아가는 경우에는 주기적인 Perm catheter 소독을 환자나 보호자가 직접 해야 할 수 있으므로 퇴원할 때 소독 방법을 교육해요. 또는 근처 병원에 주기적으로 가서 소독 받도록 하고요. 또 일상생활을 하면서 관이 빠진 경우에는 해당 부위를 깨끗한 천이나 거즈로 막은 뒤 즉시 응급실에 방문하도록 교육해요.

지금까지 파악한 내용과 환자파악 시트, 간호기록 그리고 V/S 기록을 참고하여 실제로 인계하는 것처럼 연습해 봅시다.

■ V/S

시간	SBP	DBP	PR	RR	BT	SpO₂
00:00	139	71	101	18	37.3	96
08:00	158	77	90	20	37.1	97
14:40	152	75	101	18	37.3	96

■ 투석 기록

Pre wt. 52.40 / Post wt. 52.20 / wt. loss 0.20

Perm dx 유지

Futhan use(D/T perm site bloody oozing 소량)

인계 확인 / 이송 카

14:00 Urine 270cc

■ 간호기록(간호진단은 병원마다 상이하여 생략됨)

시간	내용
08:25	BUN 수치 증가함. Creatinin 수치 증가함. Numbness 없음. Tingling 없음. 흉부 불편감 없음. 흉부 통증 없음. Permanent catheter 우측 유지 중임. Permanent catheter 삽입 부위 Oozing 없음. Permanent catheter 삽입 부위 관찰함. 의식 명료함. 보호자가 환자 옆에 상주하고 있음. 필요시 도움을 요청하도록 격려함. 혈중 칼륨 수치 정상 범위임. 감염 관리 교육 시행함. 경구 수분 섭취 교육함. 소변 양상 Amber, 탁함, 부유물 보임 확인함. 혈압 149/73mmHg로 측정됨. 처방에 의해 Amlodipine 5mg prn order로 약물 투여함.
12:00	병실에서 투석실로 옴. 체중 52.4kg 확인함. Permanent catheter 우측 유지 중임. Permanent catheter bloody oozing 소량 있음. 투석 시작함.
14:30	체중 0.2kg 감소함. 투석 간호 시행함. 환자 병실로 보냄.
14:40	투석실에서 환자 도착함. 의식 명료함. Tingling 없음. Permanent catheter oozing bloody 양상으로 소량 있음. Permanent catheter 감염 증상 없음. 환자 체중 52.2kg 확인함. 저혈압 없음. 고혈압으로 인한 두통 없음. 의사에게 현재 BP에 대해 알림. 1시간 뒤 재측정하자고 함. Permanent catheter 메드레스 Dressing함.

류○○ 환자, S colon cancer로 2020년에 AR OP를 받았고, HTN이 있는 환자로 일주일 전부터 기운이 없어 근처 병원에 방문했는데 Lab에서 BUN, Creatinine, K 수치가 높아 외래 방문 후 AKI로 입원했습니다. 환자 V/S은 BP가 높은 상태로 아침에도 SBP가 140이 넘어 Norvasc 5mg 1t를 추가 투약하였습니다. 투석 후 V/S에서도 BP 152/75로 고혈압으로 인한 두통은 없었으며 주치의에게 알렸더니 1시간 뒤에 BP F/U하자고 해서 3P40에 BP 확인이 필요합니다.

그리고 입원 시 BUN 109, Creatinine 8.76, eGFR 5.1, K 5.5였으나 오늘 아침 Lab에서는 BUN 97, Creatinine 6.28, eGFR 6.2, K 5.1이었습니다. Hb도 낮아 어제 9.2, 오늘 8.1로 내일 혈액검사에서 Hb가 더 낮아지면 수혈을 고려하고 있다고 합니다. 요나트륨은 높고 요비중은 정상 수치였으며, 소변 색은 탁하고 부유물이 있으며 Amber color로 관찰되었습니다. hs-CRP도 약간 상승했으나 현재까지 Fever는 없었습니다.

오늘 체중, I/O를 보고 투석 여부를 결정하기로 했는데 전날에 비해 체중은 0.2kg 증가하고 I/O는 +500으로 투석을 시행하자고 해서 2P40에 투석하러 갔다 왔습니다. 투석을 위해 Perm catheter는 어제 삽입했고 병실에서는 Oozing이나 출혈이 없었는데 투석실에서 Bloody 양상으로 소량 Oozing 있었다고 합니다. 투석실에서 투석 후 몸무게 52.4kg에서 52.2kg로 0.2kg 감소하였고 Perm catheter oozing 때문에 Futhan 투약했으며 투석 때 소변 270cc를 봤다고 인계받아 I/O에 입력해 두었습니다. 병실에 도착해서 Perm catheter oozing된 곳에 메드레스 Dressing을 다시 했습니다. EOD dressing을 챙겨 주시면 됩니다.

그리고 Nesp가 추가 처방되어 투석 다녀와서 투약했고 주 1회 투약 예정으로 다음 주 수요일에 투약될 수 있도록 확인이 필요합니다. 투석 후 특별한 문제는 없고 침상 안정 중이며 I/O target 0~+500으로 경구 수분 섭취도 1L로 제한되어 환자 교육을 시행하였고 혈액투석 식이에 대해서도 보호자와 환자에게 교육하였습니다.

오늘 급성신부전 환자에 대해 정말 많은 걸 배운 것 같아요.

신장내과에서 급성신부전 환자를 자주 볼 수 있기 때문에 오늘 연습한 내용이 앞으로도 도움이 될 거라고 생각해요. 오늘 환자파악을 하면서 질환과 관련된 중요한 검사나 투석 간호, 혈액투석 식이에 대해서도 알 수 있었어요. 인계 때에도 AKI 환자인 경우에는 어떤 검사를 언급하는 것이 좋은지 질환과 검사를 연결해서 생각할 수 있겠죠?

또 급성신부전으로 투석을 하는 경우, 동정맥루를 만드는 수술을 바로 하는 것이 아니라 Perm catheter를 이용하여 혈액투석을 하게 돼요. 따라서 Perm catheter를 가지고 있는 환자에게서 어떤 부분을 살피고 인계해야 하는지도 자연스럽게 함께 파악할 수 있으면 좋아요.

네! 그리고 신부전과 관련해서 수분 제한이나 I/O target에 맞게 살피는 것 그리고 식이에 대해서도 알게 되었어요.

 맞아요. 그렇게 환자파악으로 알게 된 내용을 인계 때 녹여서 연습해 보니까 더 기억에 남았을 거예요. 수분 제한이 있는 환자는 I/O target에 맞게 유지하고 있는지 살펴서 인계하고, 신부전 식이에 대해 환자 교육을 시행하여 다음 듀티 간호사가 추가로 교육하지 않도록 언급해주는 것도 좋아요. 또 급성신부전으로 핍뇨나 무뇨가 있을 수 있기에 소변 양상도 함께 확인해 주세요.

 참고할게요!

 그리고 인계 때에는 다음 듀티 근무자가 챙겨야 하는 일도 항상 함께 이야기해 줘야 해요. 이 경우에는 BP가 높아 1시간 뒤 F/U이 필요한 상황이었어요. 또 Perm catheter에 Oozing이 있어 Dressing 날짜가 바뀌어 모레 시행해야 했고요. 오늘 추가된 Darbepoetin-alfa가 주 1회 투약될 수 있도록 인계 때 함께 언급해 주면 누락을 방지할 수 있을 거예요. 모범 답안을 바탕으로 오늘 학습한 내용을 다시 환자파악 시트에 정리해 보세요.

말기신부전(End-Stage Renal Disease, ESRD)

안○○ 환자는 57세 여자 환자로 외부 병원에서 투석 중 혈압이 저하되어 2월 20일에 신장내과 외래 방문 후 입원했다. 최근 식사량이 줄었으며 기력 저하가 있었다고 한다. 2월 21일 데이 때 검사를 시행한 후 오후 스케줄로 투석을 진행하고 있다. 이 환자를 이브닝 근무 때 간호하게 되었다.

Step 1 · 환자 정보 살펴보기

① 의무기록[2/20]

■ **Chief complaint(주호소)**

IDH

투석 중 저혈압(Intradialytic Hypotension)

■ **Assessment(진단명)**

ESRD

말기신부전(End-Stage Renal Disease)

■ **Past history(병력)**

\# ESRD on HD(2021. 10. 14.~) ○○내과 주 3회

말기신부전(End-Stage Renal Disease)으로 혈액투석(Hemodialysis) 중

\# LDLT(2019. 11. 1.)

생체장기제공자 간이식(Living Donor Liver Transplantation)

\# Osteoporosis

골다공증

\# DM

당뇨(Diabetes Mellitus)

■ **Present illness(현재 질환)**

상환 신장내과 외래 F/U 중으로 금번 IDH W/U 위해 입원함.

■ **Plan(치료 계획)**

IDH W/U

❷ Order[2/21]

■ 처치 및 지시

V/S check q 8hr

Ward ambulation

DM diet with Hemodialysis(혈액투석당뇨식) [상식] [1500kcal] [염분 5]

Bwt & Ht check

BST×4회

I/O check daily: 입원 후 I/O 1~2일 동안 시행, -500~0 Target

■ 투약

▶ 신장내과

Lasix 40mg tab(Furosemide) 1tab [P.O] bid

Nephvita tab 1tab [P.O] daily

Mircera 200mcg/0.3mL PFS(MPG-epoetin beta) 200mcg [SC]×1

▶ 외과

Prograf 1mg cap(Tacrolimus) (2-2)mg [P.O] q 12h wo

Ursa 200mg tab(UDCA) 1tab [P.O] tid

Gaster 20mg tab(Famotidine) 0.5tab [P.O] daily hs

Feroba you SR tab(Fe^{2+}) 1tab [P.O] daily

▶ 내분비내과

DicaMax 1250mg/10mg tab(Ca carbo/Cholecalciferol) 1tab [P.O] daily

Zemiglo 50mg tab(Gemigliptin) 1tab [P.O] daily

■ 검사

지시: 투석 및 Tacrolimus 복용 전

CBC [EDTA BLD]

Admission panel [Serum]

Electrolyte panel-TCO_2 제외 [Serum]

CO_2, Total [Serum]

hs-CRP quantitation [Serum]

B-type Natriuretic Peptide(BNP) [EDTA BLD]

NT-proBNP [Serum]

Liver panel 2(ɣ-GT제외) [Serum]

GGT [Serum]

HBsAg [Serum]

Anti-HBs [Serum]

Anti-HCV [Serum]

HAV Ab IgM [Serum]

HAV Ab IgG [Serum]

Tacrolimus(FK-506) [EDTA BLD]

Echocardiography

Myocardial SPECT(Stress/Rest)

■ **혈액투석 오더**

HD for 4 hours

V/S check q 1hr

Access: AVF

Target body weight: BCM 측정 후

Blood flow rate: 230mL/min

Dialyzer: FX50

Dialysate: Hemo B dex 0.1%

Priming(Heparin free): N/S 1L

Anticoagulation: Heparin

■ **Consult**

Consult to 순환기내과

❸ 검사 결과

■ **혈액검사[2/21]**

검체 분류	검사명	검사 결과(2/21)	참고치
혈청검사	RPR 정성(Auto)	Nonreactive	Nonreactive
	HIV(Ag, Ab)	Negative	Negative
	HBsAg	Negative	Negative
	Anti-HBs	12.11	>10mIU/mL
	Anti-HCV	Negative	Negative(<1.0 S/CO)
약물	Tacrolimus	4.1	5~20ng/mL
특수 화학	Ferritin(진검 시행)	2311.74	4.6~204.7ng/mL
	NT-proBNP	>33000.0	0~222pg/mL
빈혈 및 기타	HAV Ab(IgG)	Positive	Negative
	HAV Ab(IgM)	Negative	Negative

검체 분류	검사명	검사 결과(2/21)	참고치
일반 화학	BNP	810	0~100pg/mL
	Calcium	8.12	8.8~10.5mg/dL
	Phosphorus	3.2	2.5~4.5mg/dL
	Glucose	321	70~110mg/dL
	Uric acid	5.3	3.0~7.0mg/dL
	T. protein	5.7	6.0~8.0g/dL
	Albumin	3.7	3.3~5.2g/dL
	T. bil.	0.8	0.2~1.2mg/dL
	Alk. phos.	152	30~115IU/L
	AST(GOT)	50	1~40IU/L
	ALT(GPT)	67	1~40IU/L
	BUN	46	10~26mg/dL
	Creatinine	4.71	0.70~1.40mg/dL
	eGFR(CKD EPI Cr)	8.9	
	Na	136	135~145mmol/L
	K	4.6	3.5~5.5mmol/L
	Cl	93	98~110mmol/L
	TCO_2	22	24~31mmol/L
	hs-CRP	0.73	0~0.5mg/dL
당부하검사	HbA1c	5.7	4.0~6.4%
일반 혈액	WBC	3.41	$4\sim10\times10^3/\mu L$
	RBC	3.21	$4\sim5.4\times10^6/\mu L$
	Hb	10.3	12~16g/dL
	Hct	31.4	36~48%
	MCV	97.2	79~95fL
	MCH	32.3	26~32pg
	MCHC	33.0	32~36g/dL
	RDW	16.7	11.5~14.5%
	Platelet	155	$130\sim400\times10^3/\mu L$
	PCT	0.16	0.15~0.32%
	MPV	9.2	8.9~12.0fL
	PDW	8.8	9.9~16fL

■ **Echocardiography[2/21]**

[Conclusion]

Normal LV cavity size and systolic function: Calculated EF=55%. No regional wall motion abnormality. Normal LV wall thicken. No intracardiac mass, shunt or pericardial effusion

정상 LV 공동 크기와 수축 기능: 계산된 EF=55%. 국소 벽 운동 이상 없음. 정상 LV 벽 두꺼워짐. 심장 내 덩어리, 션트 또는 심낭 삼출 없음

■ **Myocardial SPECT(Stress/Rest)[2/21]**

[Conclusion]

Mild-to-moderate stress perfusion decrease, reversible at rest

경미한-중간 스트레스 관류 감소, 휴식 시 가역적

---

❹ Consult

■ **Consult: 순환기내과**

투석 중 혈압 저하로 내원하셨습니다. SPECT 검사에서 Mild-to-moderate stress perfusion decrease, reversible at rest경증에서 중등도의 스트레스 관류 감소, 휴식 시 가역적 소견이 보입니다만 혹시 CAG관상동맥 조영술 (Coronary Angiography) 등 추가 검사 필요할지 문의드립니다.

---

❺ 간호 메모

■ **주의**

Lt. arm save

■ **보호자**

간병인 O

보호자 X(주 보호자: 남동생)

환자파악 시트 작성하기

환자 정보를 토대로 Case 환자가 어떤 환자인지, 중요하게 봐야 할 것과 오늘 근무에서 챙겨야 할 것은 무엇인지 파악해 봅시다.

■ 모범 답안

진단명, 수술명, 과거력	- ESRD on HD ○○내과 주 3회 - LDLT - Osteoporosis - DM	식이 및 알레르기	혈액투석당뇨식 상식
입원 동기	신장내과 외래 F/U 중인 환자로 금번 IDH W/U 위해 입원함	삽입관, Drain, Dressing	Lt. arm AVF
현재 상태 및 치료	- BST×4회 - I/O daily → Negative 확인 - HD 스케줄 월·수·금 오후	환자 안전	- 낙상 방지 교육 - 감염 관리 교육 - 혈액투석당뇨식 교육 - Lt. arm save 교육
		의미 있는 검사 결과	- BUN, Cr, eGFR(CKD EPI Cr) - NT-proBNP - HbA1c, Tacrolimus - Echo, SPECT 검사
주요 Medication	- Furosemide 40mg - MPG-epoetin beta 200mcg - Tacrolimus 1mg (2-2)mg	예정된 검사 및 처치	CAG 가능성 있음
특이 사항	간병인 O	Consult	순환기내과(CAG 문의) → 회신(-)

꼼꼼하게 잘 적었나요? 그럼 이제 모범 답안을 살펴보아요. 말 그대로 모범 답안일 뿐 정답이 아니니 틀렸다고 생각하지 마세요. 부족한 부분은 없는지 함께 봅시다.

 해당 환자는 ESRD로 혈액투석을 하는 중이에요.

 네, 신장내과에 입원한 환자로 ESRD로 혈액투석을 하고 있어요. 혈액투석 스케줄은 일주일에 3번 ○○내과에서 진행 중이고요. 그 외에 다른 병력을 살펴보면 LDLT를 받은 환자라는 걸 알 수 있어요. LDLT(Living Donor Liver Transplantation)란 간이식을 받은 환자라는 의미예요. 또 DM도 있고 Osteoporosis 병력도 있네요. 이렇게 내과에서는 여러 병력을 가진 환자를 볼 수 있으니 환자파악 시 병력을 잘 살피고 해당 환자에게 주의해서 간호할 부분을 항상 생각할 수 있어야 해요.

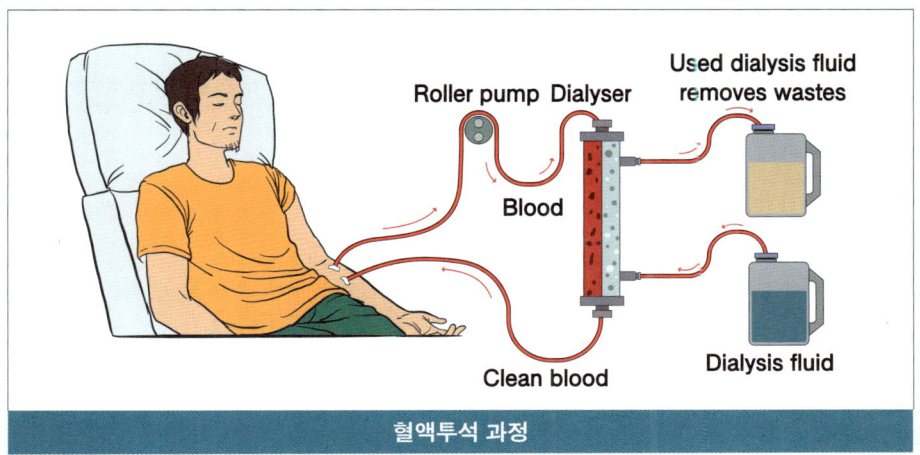

혈액투석 과정

 신장내과에 입원했고 ESRD라서 투석 관련된 간호만 하면 될 거라고 단순하게 생각했는데 아니군요.

 그렇죠. 입원 동기도 잘 적었나요? 신장내과 외래 F/U 중이었는데 최근 외부 병원에서 혈액투석 시 혈압 저하 이벤트가 반복적으로 나타나서 검사를 위해 입원했네요. IDH는 'Intradialysis Hypotension(투석 중 저혈압)'의 약자로 투석 중 수축기 혈압이 20mmHg 이상 감소하거나 구역, 구토, 복통, 어지러움 등의 증상을 동반하고 평균 혈압이 10mmHg 이상 감소하는 경우를 말해요.

영양 상태가 좋지 않거나 빈혈이 심한 경우, 체중이 많이 빠지거나 고령이거나 심장 관련 질환이 있는 경우, 투석 시간이 짧거나 투석 사이에 체중이 과하게 증가한 경우 등 다양한 원인으로 나타날 수 있어요. 투석 중 저혈압은 장기적으로 투석 후 고혈압과 좌심실 비대, 신체 수분량 증가 등이 나타날 수 있어서 관리가 필요해요.

 입원 동기를 보고 환자의 현재 건강 문제와 앞으로 생길 수 있는 문제를 생각해 볼 수 있겠네요!

입원 이후 치료 방향이나 검사 및 시술 일정을 입원 동기와 연관 지어 생각하면 앞으로 어떤 처방이 나올지를 예상할 수 있겠죠? 현재 상태와 치료에는 어떤 것을 적었나요? "BST×4회, I/O daily(Negative 확인), HD 월·수·금 오후 스케줄" 등을 적어볼 수 있겠네요.

ESRD 환자이자 동시에 DM 환자이므로 BST 관리는 필수적이에요. 처방에서도 BST 측정을 하루에 4회 실시하도록 했어요. 또 현재 신장 기능이 저하된 환자이므로 I/O를 매일 확인하라는 처방도 있어요. 이때 Negative를 확인해야 한다고 되어 있네요. 따라서 해당 환자는 Output보다 Input 수분 섭취량이 과도하게 넘으면 안 되는 상황임을 알 수 있어요. 필요한 수분 섭취량 외에 과도한 수분 섭취를 금해야 해요.

마지막으로 'HD 월·수·금'이기 때문에 투석 스케줄에 맞게 환자가 투석을 받을 수 있도록 투석실 예약이 가능한지, 예약이 되었는지, 오전 혹은 오후 스케줄인지 확인이 필요해요. 또 입원 시 검사를 하기로 했기 때문에 투석 스케줄과 검사 스케줄이 겹치지 않는지 확인하여 검사와 투석을 매끄럽게 받을 수 있도록 신경 써 주세요! 이 외에도 외부에서 투석하는 환자라면 외부 투석 기록지가 있는지도 확인이 필요해요.

제가 데이 근무 간호사였으면 그런 세세한 부분까지 고려해야 해서 정신이 없었을 것 같아요.

만약 데이 근무 간호사였다면 처방에서 검사를 확인하고 투석 스케줄을 확인해서 검사 일정과 투석 일정을 조정해야 해요. 만약 투석이 오후 스케줄이었다면 오전에 가능한 검사를 빠르게 할 수 있도록 해야겠고요. 주요 Medication에는 어떤 걸 적었나요?

신장내과 환자라서 Furosemide, Nephvita, MPG-epoetin beta를 적었어요.

그렇게 판단한 부분도 좋지만 신장내과 약을 다 적을 필요는 없어요. Furosemide는 이뇨제이기 때문에 환자 낙상 방지를 위해 9P 이후에는 처방과 투약을 지양하라고 하여 투약 시간에 주의가 필요하니 Medication에 적을 수 있겠네요. 또 이뇨제이니까 I/O 양상에 따라 약을 조절할 수도 있어 I/O를 고려하여 투약해야 한다는 판단을 위해 환자파악 시트에 적을 수 있는 약물로 보여요.

그러나 Nephvita는 비타민이므로 특별히 환자파악 시트에 적진 않아도 될 것 같네요. MPG-epoetin beta는 적혈구 생성 촉진 인자(Erythropoietin)로서 만성 신질환자를 위한 빈혈 치료제예요. 따라서 주기적으로 투약해야 하는 약물이므로 투약 날짜를 알아두어야 하고 중요한 약물이므로 Medication에 적을 수 있겠네요. 환자의 약물을 확인해 보니 MPG-epoetin beta도 투약하고 철 결핍성 빈혈 약물(Fe^{2+})을 복용 중이네요. 이렇게 주요 약물을 살펴보면서 환자 약물을 연관 지어 생각해 볼 수 있어요.

그렇군요. 신장내과에서 처방받은 약물은 다 중요하다고 생각했어요.

신장내과 약은 아니지만 또 중요하게 생각해야하는 약물이 있어요. 바로 Tacrolimus 1mg (2-2)mg 예요. 해당 환자는 병력으로 LDLT 수술을 받았다고 했고, 간이식 환자라서 면역억제제를 항상 복용해야 해요. Tacrolimus는 간이식 환자의 거부반응을 억제하는 약물로 혈청 약물 농도를 살피면서 지속적으로 유지 복용이 필요한 약물이에요. 따라서 해당 약물이 처방되어 있다면 약물 농도를 확인하기 위한 혈액검사를 실시하여 약물 용량을 조절할 수 있다는 점과 해당 약물은 꼭 정해진 시간에 정확한 용법으로 복용이 필요하다는 점을 기억해야 해요.

처방을 살펴보면 "Tacrolimus 1mg cap (2-2)mg [P.O] q 12h wo"라고 되어 있는데 여기서 (2-2)의 의미는 첫 번째에 2mg, 두 번째 2mg를 복용하라는 의미예요. 만약 처방이 (1-2)로 났다면 첫 번째 복용에 1mg, 두 번째 복용에 2mg를 투약하면 돼요.

설명을 들으니 Tacrolimus라는 약물이 정말 중요하다는 것을 알겠네요. 환자파악 시 이식 환자는 더욱 신경 써야겠어요.

네, 맞아요. Tacrolimus 검사를 시행하였기 때문에 저녁에 복용해야 하는 Tacrolimus는 검사 결과를 확인하여 조절이 필요할 수 있으니 의사에게 확인한 후 투약하는 것이 좋아요. 그렇다면 다음으로는 해당 환자의 식이는 어떻게 처방됐는지 확인해서 환자파악 시트에 적었나요?

DM diet with Hemodialysis(혈액투석당뇨식) 1500kcal로 염분은 5g으로 제한했네요.

그렇다면 처방된 식이 외에 염분이 높은 음식을 먹지 않도록 하는 교육이 필요하겠죠? 이어서 환자 안전과 관련해서 생각해 볼 수 있겠네요. 혈액투석당뇨식 교육과 더불어 할 수 있는 안전 교육은 뭐가 있을까요?

음… 당뇨 환자니까 손발 피부 관리가 필요할 것 같아요.

좋은 답변이에요. 그러나 해당 환자의 건강 문제의 주요 상황을 미루어볼 때 낙상 방지 교육 및 감염 관리 교육이 필요해요. 왜냐하면 해당 환자는 최근 식사량도 줄고 기력 저하가 있었다고 했기에 낙상 위험이 높아요.

그리고 이식 환자는 면역억제제 복용으로 인해 균에 대한 저항력이 약해져서 감염 위험도 높답니다. 시간이 지나며 약물 용량이 감소함에 따라 감염 위험도 조금씩 줄어들지만 건강한 생활을 유지하기 위해서는 감염 예방이 필수적이에요. 특히 수술 후 첫 3개월은 감염에 쉽게 노출될 수 있으므로 이식 수술 후 기간이 얼마 되지 않았다면 감염 증상을 더욱 자세히 살펴야 하고요.

네! 환자파악을 하는 방향성에 대해 조금 더 감을 잡을 수 있을 것 같아요.

삽입관, Drain, Dressing 칸에는 어떤 내용을 적을 수 있을까요? 혈액투석을 하는 환자의 경우 중심정맥관을 이용하거나 AVF(Arteriovenous Fistula, 동정맥루)를 이용할 수 있어요. 그래서 혈액투석 환자라면 투석 Route도 사정해야겠다고 판단할 수 있어야 해요. 해당 환자는 Lt. arm에 AVF가 있다고 하네요. AVF가 있으면 Thrill/Bruit을 사정해야 하는데, 그 부분은 뒤에서 같이 다뤄보기로 해요. 또 해당 환자와 관련된 검사로는 어떤 것이 있을까요?

 신장 기능과 관련된 BUN, Creatinine, GFR 검사가 중요해요.

 네. 말기신부전 환자인 만큼 해당 검사 결과가 중요하답니다. BUN, Cr 검사 수치를 보면 참고치보다 높아요. 말기신부전인 경우에는 이러한 신장 수치가 전반적으로 상승되어 있는 경우가 많아요.

또한 해당 환자가 투석 중 저혈압으로 인해 입원하여 검사를 시행하면서 Echo, SPECT 검사 처방이 있었어요. 데이 때 시행했으니 이 두 가지 검사 결과도 어떻게 나왔는지 살펴야겠네요. 심실에서 생성되는 NT-proBNP는 심실 기능 이상을 잘 반영할 수 있어 주 검사로 이용되므로 함께 살펴야 하는 수치인데요, 현재 많이 상승되어 있네요.

 이상 수치 중에 Ferritin이 있는데, Ferritin도 중요한 항목인가요?

 Ferritin은 철을 포함한 단백질로서 세포 내에 저장된 철의 일차적인 형태이고, 혈중 Ferritin 농도는 체내에 저장된 철의 총량을 나타내요. 수요 이상의 철 섭취가 있을 때 저장 철과 Ferritin 수치가 증가하게 되는데, 다량의 Ferritin을 함유한 세포가 손상되면 혈중으로 유출되어 Ferritin 농도가 비정상적으로 증가할 수 있어요.

투석 환자는 환자의 건강 상태와 영양 상태 그리고 투석이 적절하게 시행되고 있는지 건강보험심사평가원의 기준에 따라 주기적으로 살펴야 해요. 영양 상태가 좋지 못하면 Ferritin이 감소될 수 있으므로, 이 수치는 환자의 영양 상태를 살피기 위해 시행돼요. 같은 이유로 바이러스 간염 여부를 확인하기 위해 혈청검사도 주기적으로 시행해요.

이 외에 해당 환자가 당뇨 환자라 F/U하게 된 HbA1c나 이식 환자이기 때문에 필요한 약물 농도 검사인 Tacrolimus 검사 항목도 함께 살펴야 해요.

 아하, 환자 병력과 관련하여 다양한 수치를 잘 살펴야겠네요.

 맞아요. 마지막으로는 Consult, 예정된 처치와 검사를 살펴요. 보니까 순환기내과에 의뢰가 있고, 내용을 살펴보니 CAG가 필요한지 문의를 했네요. 추후 환자 상태나 순환기 답변에 따라 CAG를 준비해야 할 수 있겠어요.

해당 환자는 주 보호자가 남동생이며 현재 간병인이 상주하며 간병하고 있어요. 따라서 특이 사항 칸에 검사와 시술이 새로 생기거나 환자 상태 변화 시 보호자에게 연락하여 안내해야 해요. 이렇게 확인한 내용으로 환자 간호에 대해 더 알아봅시다.

✔ TIP 이런 경우에 환자파악 시트 메모에 포함하면 좋아요!

- ESRD로 HD 월·수·금 오후 진행 중: 투석 스케줄과 검사 일정의 충돌 여부를 반드시 확인하고 조정 필요

- I/O daily(Negative 확인): 수분 제한 중이므로 과도한 섭취 여부 주의

- 투석 경로 확인: Lt. arm AVF 유지 중, Thrill/Bruit 확인, AVF 팔 혈압 측정과 채혈 금지, 압박 금지 주의

❗ 잠깐 환자파악을 할 때 이런 점을 주의해서 간호해요!

흔한 실수	환자파악 Point
신장내과 처방 전부를 Medication에 기재	의미 있는 약물 위주로 정리해요. 예를 들어 Furosemide, Epoetin, Tacrolimus 등을 적을 수 있어요.
단순 투약 시간만 체크	q 12h 정시 복용, 복용 전 혈중 농도 검사 후 복용 여부 등을 명확히 인계해요.
환자 상태 고려 없이 환자 안전 관련 내용 간단히 인계함	식사량 저하, 면역억제제 복용 중이므로 낙상 및 감염 예방 교육이 중요해요.
AVF 관리 미흡. AVF 상태만 육안으로 확인하고 간호기록 함	잡음 청진(Bruit), 떨림 촉진(Thrill)을 확인하고 채혈과 혈압 측정 금지, 압박 금지 교육이 필요해요.
(2-2) 의미를 모르고 환자에게 복용하던 대로 복용하라고 안내함	(2-2) = 아침 2mg + 저녁 2mg 복용 중이죠. 처방 용법을 정확히 파악해요.

환자파악 시트를 바탕으로 환자 라운딩 시 살펴보아야 할 사항과 어떤 부분이 고려되면 좋을지 적어봅시다.

■ **모범 답안**

환자 사정	- 활력징후(혈압), BST 측정 - 피로감 사정, 체중 변화·부종·호흡곤란 여부 확인, 소변 양상 확인 - AVF thrill/bruit 사정, AVF 주변 피부 사정 - 전신 피부 사정
환자 간호	- 감염 관리 교육, AVF 출혈 예방 교육 - 투석 시 과도한 수분 섭취 제한, I/O 작성법 교육 - 동정맥루 Arm save 교육 - 저혈압 시 대처 방법 교육

 해당 환자 라운딩 때 어떤 것을 주의 깊게 보면 좋을까요?

 일단 활력징후를 확인해요.

 네. 라운딩 시 기본적으로 활력징후를 측정하게 되는데 해당 환자는 혈액투석 시 저혈압이 발생한 이벤트가 있어 특히 혈압을 잘 확인해야 해요. IDH는 혈압이 급격히 하락하여 어지러움, 메스꺼움이 있고 심한 경우에는 실신도 할 수 있어요. 이 환자는 투석 중 혈압 저하 이벤트로 입원하였으므로 지속적인 혈압 모니터링이 필요하며, 투석 후 병동에 도착하였을 때 관련 증상이 있는지 확인하는 것도 필요하겠네요. 또 중요하게 살펴야 할 사항에는 어떤 것이 있을까요?

! 잠깐 라운딩 시 발생 가능한 이벤트

혹시 환자에게 발생할 수 있는 상황은 어떤 게 있을까요? 해당 환자는 투석 중 저혈압이 나타났던 환자로 투석 후에 저혈압이 나타날 수 있으므로 혈압 모니터링을 지속적으로 해요. 또한 체내 수분량에 변화가 나타나 호흡곤란이 나타날 수 있으며 당뇨 환자로 급격한 저혈당이 나타날 수 있어요.

음… 투석 환자인 만큼 투석 전후 체중 변화를 확인해야 할 것 같아요.

 맞아요. 투석 환자는 투석 전후 체중을 비교하여 체내 수분량의 변화를 파악할 수 있어요. 체중이 급격히 증가하면 부종이 나타날 수 있고, 저체중이거나 영양 상태가 나빠지면 투석 시 저혈압 발생 위험이 높아지기 때문에 주의가 필요해요.

이와 관련하여 부종 여부도 사정해야 필요해요. 부종은 체내 수분이 비정상적으로 축적될 때 발생하는데, 신부전으로 인해 소변량이 감소되고 불필요한 수분이 체내에 갏아지면 압력을 가했을 때 흔적이 남는 요흔성 부종이 생길 수 있어서 신부전 환자의 중요한 사정 항목이에요.

ESRD 환자의 투석 치료는 피로감을 호소할 수 있기 때문에 환자의 컨디션도 함께 살피는 것이 중요해요. 신부전이 발생하면 요독증으로 피부가 건조해지고 소변으로 배설되어야 할 인의 축적으로 인해 소양증이 나타날 수도 있기 때문에 전신 피부 상태도 살펴야 하고요. 또 라운딩 시 어떤 증상이나 어떤 점을 고려하면 좋을까요?

➕ 한 걸음 더 부종 사정

부종이 있는 부위를 손가락으로 10초 정도 눌렀다가 뗀 뒤에 눌린 깊이와 원래 상태로 돌아오는 시간을 보고 평가해요. 부종은 1~4단계로 나눠요.

1+: 2mm 정도 눌림, 즉시 돌아옴

2+: 3~4mm 정도 눌림, 15초 이내로 돌아옴

3+: 6mm 정도 눌림, 30초 이내로 돌아옴

4+: 8mm 정도 눌림, 30초 이상

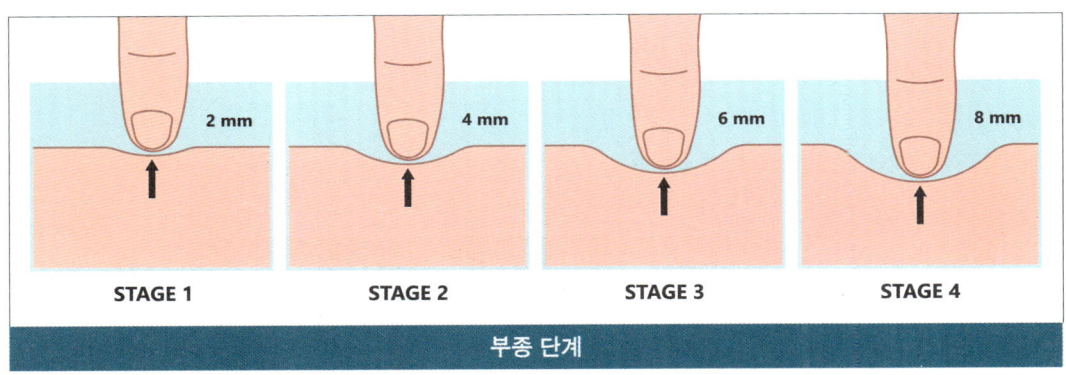

부종 단계

ESRD인 만큼 I/O를 정확하게 측정해야 돼요.

 I/O 처방이 있어서 듀티마다 경구 수분 섭취량과 소변량을 확인해야 하지만 ESRD 환자는 신장 기능 저하와 투석으로 소변 배출량이 거의 없어요. 따라서 소변을 보았을 때 소변 양상이 문제가 있는지 확인할 필요가 있어요. 소변량에 비해 경구 수분 섭취가 많다면 체액 과다로 부종과 호흡곤란이 나타날 수 있으므로 과도한 경구 수분 섭취도 제한해요.

또한 투석 후 호흡곤란이 나타난다면 체내 수분 과잉으로 유발된 호흡곤란일 가능성이 높아요. 따라서 투석 전후 활력징후 측정 시 호흡 상태도 확인하는 것이 좋겠죠.

 단순히 I/O만 측정하는 것이 아니라 ESRD에 맞춰 생각할 줄 알아야겠군요.

 그렇죠. 또 라운딩 가기 전에 환자의 전해질 검사 수치도 살펴보는 것이 좋아요. ESRD 환자의 전해질 불균형은 심박수 및 기타 장기 기능에 영향을 미칠 수 있으므로 칼륨, 나트륨, 인 수치 등을 주기적으로 살펴서 투석과 관련된 처치를 조절해야 해요.

또 중요하게 살펴야 할 것으로 AVF 사정이 있어요. 혈액투석 시 AVF를 사용하면 듀티마다 AVF 상태를 사정해야 하는데 이때 크게 Thrill, Bruit, 피부 상태를 사정해요. Thrill은 AVF에서 느껴지는 진동, Bruit은 청진기로 AVF의 소리를 들었을 때 들리는 잡음을 의미해요. 또 AVF에서 감염이 발생하여 피부 상태에 이상이 있다면 균 감염이 발생할 수 있으므로 피부 사정을 통해 감염 징후를 살펴야 하고요. 사정을 바탕으로 환자에게 어떤 간호를 할 수 있을까요?

 TIP **AVF 사정**

- Thrill: 떨림 촉진
  연속적인 떨림과 혈류의 흐림을 촉진을 통해 확인해요.

- Bruit: 잡음 청진
  동정맥루에서 쉭쉭 잡음이 들리는지 확인해요. 만약 휭휭하는 듯한 천명음(Wheezing)이 들리거나 쿵쿵 강하게 뛰는 맥박만 부분적으로 느껴지면 문합부의 협착을 의심해요.

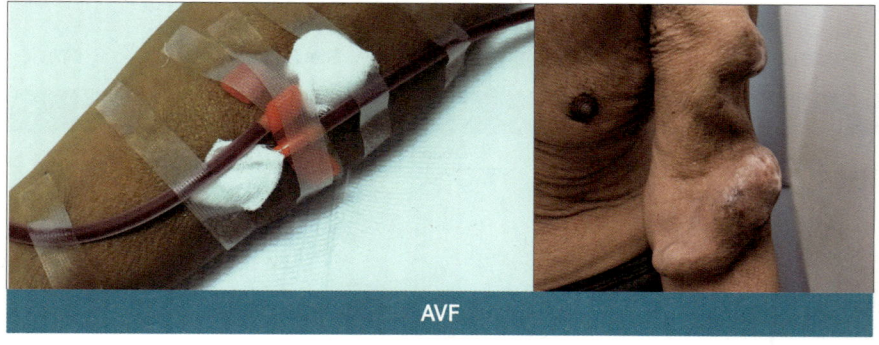

AVF

AVF 감염 관리 교육이 필요할 것 같아요.

 좋아요. AVF 감염에 대해 사정했다면 환자가 평소 감염 증상을 알 수 있도록 증상에 대한 교육을 시행할 수 있어요. 그리고 AVF의 압력이 높아서 출혈이 발생할 수 있기 때문에 출혈 예방 교육도 필요해요. 또 AVF 부위가 손상된다면 혈액투석이 어렵기 때문에 AVF가 손상되지 않도록 Arm save, 즉 해당 팔에서의 혈압 측정이나 채혈을 하지 않도록 교육해 주세요.

 꼭 함께 기억할게요. 추가로 교육해야 할 내용은 없을까요?

 앞서 이야기했지만 ESRD 환자는 과도한 수분 섭취를 하면 안 돼요. 수분 섭취 제한 및 I/O 작성 방법을 교육할 수 있겠네요. 또 투석 후 저혈압이나 호흡곤란이 발생할 수 있으므로 이때 나타날 수 있는 증상에 대해 교육하고 즉시 의료진에게 알려야 한다는 것과 대처 방법도 함께 교육할 수 있겠죠? 저혈압 시 다리를 높게 올리도록 하고 호흡곤란 시 자리에 앉아 심호흡을 할 수 있도록 안내해요.

또 해당 환자는 DM 병력이 있기 때문에 BST 측정도 처방에 따라 시행하는 것이 필요해요. 특히 투석 후 혈당의 변화를 주기적으로 모니터링하고 저혈당 발생 시 대처할 수 있도록 교육해요.

지금까지 파악한 내용과 환자파악 시트, 간호기록 그리고 V/S 기록을 참고하여 실제로 인계하는 것처럼 연습해 봅시다.

■ **V/S**

시간	SBP	DBP	PR	RR	BT	SpO$_2$
00:00	151	67	80	18	36.7	98
08:00	142	66	71	20	36.2	98
17:40	134	77	89	20	36.9	99
18:10	126	65	76			

■ **BST**

시간	2/20 입원 시	2/20 22:00	2/21 07:00	2/21 11:00	2/21 17:00
BST	155	201	101	99	110

■ **투석기록**

Pre wt. 62.5 / Post wt. 59.8 / wt. loss 2.7

Lt. arm AVF trhill/bruit 양호

인계 확인 / 이송 카

■ **간호기록**(간호진단은 병원마다 상이하여 생략됨)

시간	내용
13:30	투석실 보냄.
17:40	투석실에서 옴. V/S 측정함. 저혈압 증상 확인함. BST 측정함(151mg/dL). 호흡곤란 없음. 어지러움 없음. 오심 없음. 식욕부진 있음. 전신 허약감 있음. 복부 통증 NRS 3점으로 간헐적이며 뻐근한 양상으로 통증 있음. 동정맥루 시술 부위 Thrill 있음. Thrill 양호함. 동정맥루 시술 부위 Bruit 있음. Bruit 양호함. 동정맥루 상태와 피부 관찰함. 감염 증상이 있는지 확인함. 면역억제제 복용 중임. 하지 부종 있음(+2). 보호자가 환자 옆에 상주하고 있음. 이동 시 보호자 동반하도록 설명함. 필요시 도움을 요청하도록 함. 낙상 방지 교육함. 감염 관리 교육함. 혈액투석당뇨식 교육함. I/O 양상 확인함. Lt. arm save 교육함.

■ **모범 답안**

안○○ 환자, ESRD로 혈액투석 주 3회 시행하는 환자입니다. 병력으로는 LDLT 받았던 환자이고 Osteoporosis, DM이 있습니다. 신장내과 외래 F/U 중인 환자로 IDH W/U 위해 입원했습니다. 처방을 살펴보면 하루에 BST×4회, I/O daily 확인이 필요하고 Negative 유지해야 하는 환자입니다. HD 월·수·금 오후 스케줄로 진행 중이고 오늘 오후에 투석 갔다가 5P40에 병실로 왔습니다. 투석 후 저혈압은 없었으며 어지러움, 호흡곤란도 없었습니다.

복용 중인 약물은 신장내과에서 Lasix 40mg bid 복용 중이며 9P 이후에는 처방과 투약을 지양해야 합니다. Mircera 200mcg는 오늘 투약했으며, GS에서는 LDLT로 Prograf 1mg cap (2-2)mg bid로 복용 중으로 오늘 Tacrolimus Lab 확인 후 2mg을 유지하기로 했습니다. 철분제도 GS에서 처방해서 복용 중입니다. 내분비내과에서는 당뇨약 처방하여 복용 중으로 공복 BST는 잘 유지되고 있습니다.

Tacrolimus 때문에 오늘 정규 Lab에서 Tacrolimus 나갔고 4.1이었으며 BUN/Cr 46/4.71로 높고 eGFR은 8.9로 낮습니다. 전해질은 Na 136, K 4.6이었고 Calcium만 8.12로 수치가 떨어져 있습니다. IDH W/U으로 시행한 NT-proBNP>33000.0로 높게 나왔으며, Echo에서는 EF 55%로 확인되었고, SPECT 검사에서 결과는 Mild-to-moderate stress perfusion decrease, reversible at rest: apical-mid inferior wall[RCA]로 확인됐습니다. 당뇨가 있어 시행한 HbA1c는 5.7로 정상 범위에 있었습니다.

현재 식이는 혈액투석당뇨식 상식으로 처방되었고 경구 수분 섭취를 제한하고 있습니다. 환자 하지 부종이 있으며 +2로 사정되었고, Lt. arm AVF로 투석 중으로 AVF thrill/bruit 양호합니다. Lt. arm save 중이며 최근 식사 부진하고 전신 허약감 있어 낙상 방지 교육 시행하였고 AVF 감염 관리 교육 및 혈액투석당뇨식 교육을 시행하였습니다. I/O 양상은 오늘 Total -150이었습니다.

 오늘 만성신부전 환자에 대해 정말 많은 것을 배울 수 있었어요.

 해당 환자는 ESRD로 주 3회 혈액투석을 시행하는 환자였어요. 혈액투석 환자는 투석 경로가 중심정맥관인지, AVF를 사용하는지 확인하는 것이 중요해요. 이 환자는 동정맥루를 통해 투석을 받고 있었기 때문에 동정맥루의 기능이 정상적인지, 피부 상태에 문제가 없는지를 면밀하게 관찰하고 인계 시 반드시 언급해요. 또한 투석 일정이 정해져 있으므로 환자가 해당 근무 시간 내에 투석을 받았는지, 투석 전후에 상태 변화는 없었는지 확인하여 전달하는 것도 중요해요.

 네! 그리고 인계 연습을 하다 보니 해당 환자는 투약하는 약물이 많았어요.

 맞아요. 내과에서 처방받아서 복용하는 약물도 많지만 LDLT 이력이 있는 만큼 이식과 관련된 약물도 복용 중이었어요. 면역억제제를 복용하기 때문에 관련 검사인 Tacrolimus가 시행됐고요. 그러므로 해당 검사 결과에 대해서도 인계를 꼭 해주세요. 이 외에도 어떤 수치를 인계해야 하나요?

음… 만성신부전 환자이니 신기능을 평가할 수 있는 검사와 전해질 수치를 살펴야 해요.

 맞아요. BUN, Cr, eGFR을 포함하여 전해질 수치 변화도 주의 깊게 살피며 인계 시에도 언급이 꼭 필요해요. 환자의 기저질환으로 DM이 있기 때문에 DM과 관련된 검사가 있다면 함께 언급하면 좋아요. 또 만성신부전 환자는 식이도 매우 중요해요.

 아! 맞아요. 혈액투석당뇨식이가 처방됐어요.

 해당 환자는 혈액투석당뇨식이로 처방을 받았기 때문에 식사가 적절히 제공되었는지를 확인하고, 경구 수분 섭취량도 과하지 않도록 모니터링해야 해요. 만약 식이와 관련된 교육이 진행되었다면 중복 교육이 되지 않도록 인계 시 해당 내용을 공유하는 것이 좋아요.

 네! 오늘 인계를 준비하면서 신부전 환자는 체액 균형을 맞추는 게 중요하다는 점을 알게 됐어요.

 좋아요. 마무리하면서 인계할 때 다음 근무자가 챙겨야 할 업무를 정리해서 전달하는 것이 중요해요. 예를 들어, CAG 시술이 결정되었다면 검사 준비 사항을 정리하여 인계해요. 약물 처방이 변경되었거나 검사 및 처치로 인해 투약 시간이 달라졌다면 이를 명확히 전달해요. I/O 체크가 중요한 환자이므로 현재까지의 양상을 공유하고, 남은 수액량 등을 포함하여 면밀하게 모니터링할 필요가 있다면 강조해요.

이처럼 환자의 상태를 명확하게 파악하고 다음 듀티 근무자가 환자의 치료를 효과적으로 이어갈 수 있도록 인계를 체계적으로 정리하는 것이 중요해요. 오늘 배운 내용을 바탕으로, 앞으로도 환자의 상태를 유기적으로 이해하고 명확하게 인계할 수 있도록 노력해 보아요.

MEMO

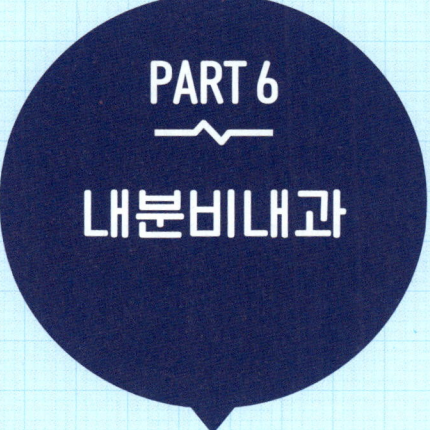

PART 6

내분비내과

01 당뇨(Diabetes Mellitus, DM), 적정 인슐린 조절(Insulin titration)

56세 여자인 허○○ 환자는 HbA1c 수치가 높아져 당뇨 관련 합병증을 검사하기 위해 3월 18일에 내분비내과에 입원했다. 입원을 수차례 거부하다 보호자의 권유로 입원하게 되었다고 한다. MSII 인슐린 투약 요법이 처방된 3월 19일에 데이 근무로 이 환자의 간호를 담당하게 됐다.

Step 1 환자 정보 살펴보기

❶ 의무기록[3/18]

■ **Chief complaint(주호소)**

Blood sugar, High level

혈당, 높은 수준

■ **Assessment(진단명)**

DM

당뇨(Diabetes Mellitus)

■ **Past history(병력)**

DM since 1995

HTN, Dyslipidemia

고혈압(Hypertension), 이상지질혈증

CKD

만성신장질환(Chronic Kidney Disease)

DM retinopathy, Neuropathy

당뇨성 망막병증, 신경병증

Silent cerebral infarction, Cerebral arterial stenosis-on aspirin(2016. 07~)

무증상 뇌경색, 뇌동맥협착증-아스피린 복용 중

■ **Present illness(현재 질환)**

상환 1995년부터 내분비대사내과에서 진료를 받아온 분으로 외래 내원 시 HbA1c 13.5로 확인되어 Insulin titration적정 인슐린 조절 위해 입원함.

■ **Plan(치료 계획)**

MSII, 아침<140mg/dL, 저녁<200mg/dL 목표로 혈당 조절

다중 피하 인슐린 주입(Multiple Subcutaneous Insulin Infusion)

합병증 검사

❷ Order[3/19]

■ 처치 및 지시

V/S check q 8hr

Encourage ward ambulation

DM diet With Chronic Renal Failure(CRF, 신부전당뇨식) [상식] [1900 kcal] [염분 5]

Bwt check daily

I/O check daily: U/O check, Bwt와 비교, MN obs

BST×4회: 아침<140mg/dL, 저녁<200mg/dL 목표로 조절

성인 당뇨병 교육

■ 투약

지시: MSII tresiba 27U, Apidra 7U-7U-7U

    Tresiba flextouch 100unit/mL, 3mL pen(Insulin degludec) 1pen 27U [SC]×1

    Apidra solostar 100unit/mL, 3mL pen(Insulin glulisine) 1pen 7U [SC]×3

지시: Tresiba: 익일 정규 첫 BST<80mg/dL → -4U, BST>140mg/dL → +4U

    Apidra: Premeal BST 81~140mg/dL Apidra +0U

        141~180 Apidra +2U

        181~220 Apidra +4U

        221~260 Apidra +6U

        261~300 Apidra +8U

        301~350 Apidra +10U

        351~400 Apidra +12U

        BST 80 이하, 401 이상이면 Notify

▶ 내분비내과

Glimel 4mg tab(Glimepiride) 1tab [P.O] daily

Basen 0.2mg tab(Voglibose) 1tab [P.O] tid

▶ 신경과

Astrix 100mg cap(Aspirin enteric) 1cap [P.O] daily

▶ 신장내과

Lozasartan 50mg tab(Losartan) 0.5tab [P.O] daily

Calcio 0.25mcg cap(Calcitriol) 1cap [P.O] daily

■ 검사

CBC [EDTA BLD]

Admission panel [Serum]

Electrolyte panel-TCO$_2$ 제외 [Serum]

CO$_2$, Total [Serum]

LDL-Cholesterol [Serum]

Lipid panel-A [Serum]

U/A(Stick + Microscopy) panel [소변]

- **Consult**

  Consult to: 안과

- **추가 오더**

  지시: 산동할 눈에 5분 간격으로 3회 점안 총 2amp

  Tropherine oph soln(Tropicamide/Phenylephrine) 2amp [Drop]

❸ 검사 결과

- **혈액검사[3/19]**

검체 분류	검사명	검사 결과(3/19)	직전 결과(3/14)	참고치
일반 화학	Calcium	9.0	9.8	8.8~10.5mg/dL
	Phosphorus	3.5	3.8	2.5~4.5mg/dL
	Glucose	138	114	70~110mg/dL
	Uric acid	5.5	6.2	3.0~7.0mg/dL
	Chol.	245	151	0~240mg/dL
	T. protein	6.4	8.3	6.0~8.0g/dL
	Albumin	3.5	5.1	3.3~5.2g/dL
	T. bil.	0.3	0.5	0.2~1.2mg/dL
	Alk. phos.	74	79	30~115IU/L
	AST(GOT)	9	40	1~40IU/L
	ALT(GPT)	8	65	1~40IU/L
	BUN	27	24	10~26mg/dL
	Creatinine	1.91	2.17	0.70~1.40mg/dL
	eGFR(CKD EPI Cr)	36.7	31.5	
	Na	140	141	135~145mmol/L
	K	3.8	3.7	3.5~5.5mmol/L
	Cl	105	102	98~110mmol/L
	TCO_2	25	22	24~31mmol/L
	TG	434	290	0~200mg/dL
	HDL Chol.	35	33	35~55mg/dL
	LDL Chol.	122	59	0~130mg/dL
	LDL Chol.(계산식)	123	59	0~130mg/dL
일반 혈액	WBC	7.12	14.91	4~10×10^3/μL
	RBC	3.76	4.34	4.2~6.3×10^6/μL
	Hb	10.9	12.5	13~17g/dL

검체 분류	검사명	검사 결과(3/19)	직전 결과(3/14)	참고치
일반 혈액	Hct	32.6	37.0	39~52%
	MCV	86.7	85.3	81~96fL
	MCH	29.0	28.8	27~33pg
	MCHC	33.4	33.8	32~36g/dL
	RDW	13.0	12.5	11.5~14.5%
	Platelet	280	359	$130{\sim}400{\times}10^3/\mu L$
	PCT	0.30	0.38	0.15~0.32%
	MPV	10.6	10.5	8.9~12.0fL
	PDW	12.3	11.7	9.9~16fL
	IRF	8.6	5.1	$<20\%$
	HFR	0.9	0.2	$<3\%$
	MFR	7.7	4.9	$<17\%$
	Reticulo	1.93	1.05	0.6~2.1%
	Reticulo num	72.6	36.4	$26.4{\sim}103.1{\times}10^9/L$
	Reticulo Hb	31.1	32.6	28.2~33.4pg
	ANC	3959	3642	1800~7000/μL
요검사	Color	담황	담황	담황
	Turbidity	청	청	청
	SG	1.017	1.023	1.005~1.030
	pH	5.5	5.5	5.0~8.5
	ALB	3+	3+	Negative
	GLU	3+	4+	Negative
	KET	-	-	Negative
	BIL	-	-	Negative
	BLD	+/-	-	Negative
	URO	+/-	+/-	±
	NIT	-	-	Negative
	WBC(S)	-	-	Negative
	RBC	<1	<1	0~4/HPF
	WBC	1~4	1~4	0~4/HPF
	Squamous cell	<1	<1	0~4/HPF
	Transitional cell			0~4/HPF
	Renal tubular cell	<1		0~1/HPF
	Bacteria			이상 소견 없음 /HPF
	Casts	Hyaline cast: 6~10		이상 소견 없음 /LPF

❹ Consult

■ **Consult: 안과**

상환 기저 DM으로 IME_{내분비내과} 진료 보시는 분으로 최근 혈당이 조절되지 않아 Insulin titration_{적정 인슐린 조절} 및 Complication_{합병증} 여부에 대한 W/U_{검사} 위해 입원하였습니다. 환자 DMR_{당뇨성 망막병증(DM Retinopathy)} 있는 분이나 F/U이 잘되지 않아 귀 과적 검진 및 평가를 여쭙고자 의뢰드립니다.

❺ 간호 메모

■ **주의**

시력 저하
치료에 비협조적

■ **보호자**

보호자 X(주 보호자: 여동생)

환자 정보를 토대로 Case 환자가 어떤 환자인지, 중요하게 봐야 할 것과 오늘 근무에서 챙겨야 할 것은 무엇인지 파악해 봅시다.

■ 모범 답안

진단명, 수술명, 과거력	- DM - HTN - Dyslipidemia - CKD - DM retinopathy, Neuropathy - Silent cerebral infarction, Cerebral arterial stenosis-on aspirin	식이 및 알레르기	신부전당뇨식
입원 동기	3/14 외래 내원 시 HbA1c 13.5로 확인되어 Insulin titration 위해 입원함	삽입관, Drain, Dressing	
현재 상태 및 치료	- I/O daily → Bwt와 비교, MN obs - BST×4회 → 아침<140mg/dL, 저녁<200mg/dL 목표로 조절 - MSII tresiba 27U, Apidra 7U-7U-7U	환자 안전	낙상 방지 교육
		의미 있는 검사 결과	- HbA1c - 소변검사 - 일반 화학검사
주요 Medication	- Tresiba(Insulin degludec) 27unit - Apidra(Insulin glulisine) 7unit - Aspirin 100mg - Tropicamide/Phenylephrine 2amp	예정된 검사 및 처치	성인 당뇨병 교육(-)
특이 사항	- 보호자 X - 시력 저하 - 치료에 비협조적	Consult	안과(검진 의뢰) → 회신(-)

꼼꼼하게 잘 적었나요? 그럼 이제 모범 답안을 살펴보아요. 말 그대로 모범 답안일 뿐 정답이 아니니 틀렸다고 생각하지 마세요. 부족한 부분은 없는지 함께 봅시다.

 해당 환자는 DM, HTN, CKD 병력이 있어 진단명과 함께 정리해 보았어요.

 네, 현재 내분비내과에 입원한 환자인데 병력이 많죠. DM, HTN, CKD가 있고 거기에 DM으로 인한 당뇨성 망막병증과 당뇨성 신경병증까지 합병증으로 나타난 환자예요. 또한 Cerebral infarction 으로 Aspirin을 복용 중인 환자네요. 진단받은 병명을 기록하는 것도 중요하지만, 다양한 질환을 가지고 있는 환자는 세세한 기저질환은 어떤지 살펴볼 필요가 있어요. 특히 당뇨와 관련된 합병증을 항상 염두에 두고 동반되는 증상이 없는지 살펴야 해요. 그렇다면 입원 동기는 어떻게 적으면 좋을까요?

 입원 동기는 3월 14일 외래 내원 시 HbA1c 13.5로 확인되어 Insulin titration 위해 입원했다고 적었어요.

 입원 동기도 잘 적었네요. 의무기록을 살펴보면서 모르는 용어나 검사가 있으면 찾아보는 것도 중요해요. HbA1c는 혈중 포도당 수치가 높을수록 더 많은 당화혈색소가 생성되는 현상을 이용해, 당화된 A1c형 혈색소의 농도를 측정해 지난 2~3개월 동안의 혈당 평균치를 평가하는 검사로서 당뇨 진단 시 활용해요.

 그런데 Insulin titration은 정확히 어떤 치료를 말하는 건가요?

 'Insulin titration'이란 환자의 혈당 수치를 적절히 조절하기 위해 인슐린 용량을 조정하는 과정을 말해요. 이 과정은 환자의 혈당 변동, 식사 패턴, 활동 수준 그리고 다른 건강 상태를 고려하여 인슐린 용량을 단계적으로 늘리거나 줄이는 것을 포함해요. 따라서 입원 동기를 토대로 해당 환자는 인슐린 용법을 조정해야 하므로 인슐린이 추가되거나 종류가 바뀔 수 있고 BST도 면밀하게 살펴야 하는 환자라고 생각할 수 있어요. 이어서 환자 상태에서 관심을 가져야 할 내용은 어떤 것이 있을까요?

 음, DM으로 입원했지만 CKD도 있으니 I/O를 Daily로 확인해야 하는 부분이 중요해 보였어요.

 좋아요. 다양한 내과적 문제를 가지고 있는 환자이므로 단순히 혈당 관리만 하는 것이 아니라 전반적인 컨디션을 살펴야 해요. 따라서 I/O도 추가됐어요. I/O를 Daily로 측정하긴 하지만 듀티마다 잘 측정하고 있는지도 확인해야 하니 환자파악 시트에 적어서 잊지 않도록 하는 것도 좋겠어요.

또 환자 상태 및 치료에 해당하는 부분은 BST가 될 수 있어요. 해당 환자는 하루에 4회 BST 측정이 필요하며, 특히 아침 공복 BST는 140mg/dL 미만, 저녁 식전 BST는 200mg/dL 미만을 목표로 조절해야 해요. 정해진 BST보다 높다면 의사에게 알려서 인슐린 용량을 변경해야겠다고 생각할 수 있겠죠? 그리고 처방을 보니, MSII 인슐린 용법을 시행한다고 했네요.

MSII 용법은 처음 들어봐요.

 MSII(Multiple Subcutaneous Insulin Injection protocol, 다중 피하 인슐린 주사 프로토콜) 혹은 MDI(Multiple Daily Injection, 인슐린 다회 요법)는 지속형 인슐린과 초속효성 인슐린을 병합하여 투여하는 방법이에요. 지속형 인슐린은 하루에 1회 투여하고 초속효성 인슐린은 아침, 점심, 저녁 의 식전에 체크한 혈당을 바탕으로 용량을 조절하면서 식전에 투약하여(예: 8A, MD, 6P) 혈당을 조절해요.

해당 환자는 지속형 인슐린인 Tresiba(Insulin degludec)와 초속효성 인슐린인 Apidra(Insulin glulisine)로 혈당 조절을 하고 있네요. 이때 MSII 용법은 투약해야 하는 인슐린 기준 용량을 정해 두고 BST를 측정하여 BST에 따라 인슐린 용량을 가감하게 돼요. 현재 상태 및 치료에 MSII 요법 으로 투약하는 인슐린의 기준 용량도 함께 적어 두면 환자파악에 도움이 돼요.

 새롭게 알게 된 것이 많네요. 그렇다면 주요 Medication에는 어떤 약물을 적을 수 있을까요?

 인슐린 용량을 이 칸에 적어도 좋고, 모범 답안에는 Aspirin도 적어 두었어요. 해당 환자는 Silent cerebral infarction으로 Aspirin 복용 중인데 Aspirin은 혈액 응고를 억제하기 때문에 외상이나 출 혈 위험이 높아질 수 있어요. 따라서 Aspirin을 복용하는 환자는 코피가 나거나 잇몸 출혈이 있는지 혹은 멍이 쉽게 드는지를 관찰하고, 수술이나 침습적 시술 전에 Aspirin 복용 여부를 반드시 확인하 며, 낙상 시 출혈 위험이 높기 때문에 낙상 주의가 필요해요.

또 Tropherine oph soln 산동제는 중요한 약물은 아니지만, 안과 외래에 가기 전에 투약이 필요하 고 산동제 투약 후엔 시야가 뿌옇게 보이기 때문에 낙상 위험이 있어요. 따라서 환자에게 사전에 안내가 필요한 약물이므로 주요 Medication에 추가할 수 있겠네요.

 그렇네요. 환자 특이 사항에는 어떤 내용이 들어가야 할까요?

 이렇게 낙상 위험성이 높은 환자는 보호자의 상주가 필요해요. 현재 보호자가 없으니 보호자에게 연 락해서 병원 상주를 요청하고, 보호자의 상주 여부를 확인한 후 환자파악 시트에 기록해요. 또한 당 뇨성 망막병증으로 시력이 저하된 환자이므로 시력 저하에 대한 내용도 특이 사항에 넣을 수 있겠네 요. 추가로, 현재 환자가 치료에 협조적이지 않으며 입원도 수차례 거부했기 때문에 치료 과정에서 환자에게 협조를 구하는 일이 어려울 수 있어요. 이런 경우에도 특이 사항에 메모를 적어주세요.

특이 사항에는 환자에 대한 다양한 정보를 정리할 수 있군요. 다른 칸은 어떤 내용을 채울 수 있나요?

 신부전당뇨식이 처방 났으니 환자파악 시트 식이 칸에 적을 수 있어요. 신부전당뇨식은 엄격한 식단이 구성되기 때문에 I/O를 확인하며 식사 외에 과한 간식과 수분 섭취를 하지 않았는지도 확인해 봐야 해요. 이 밖에 예정된 처치에 성인 당뇨병 심화 교육을 메모하여 교육이 원활하게 이루어질 수 있도록 근무 중 교육실에 연락하고, 안과 Consult도 해결이 안 된 상태이니 안과 검사도 근무 시간 내에 가능하면 받을 수 있도록 해요.

 안과 Consult를 살펴보기는 했는데, 당뇨성 망막병증은 왜 생기나요?

 당뇨가 생기면 미세 혈관이 많은 신경, 눈, 신장이 가장 먼저 영향을 받는데, 특히 눈과 관련된 합병증이 잘 나타나요. 지속적인 고혈당으로 인해 모세혈관에 손상이 생기면 망막 전반에 허혈 손상이 나타나며 신생혈관이 발생하여 실명으로 이어질 수 있어요. 당뇨를 처음 진단받을 때 안과에 의뢰하여 당뇨성 망막병증이 없는지 확인하고 주기적으로 추적 관찰하는 이유도 이 때문이에요.

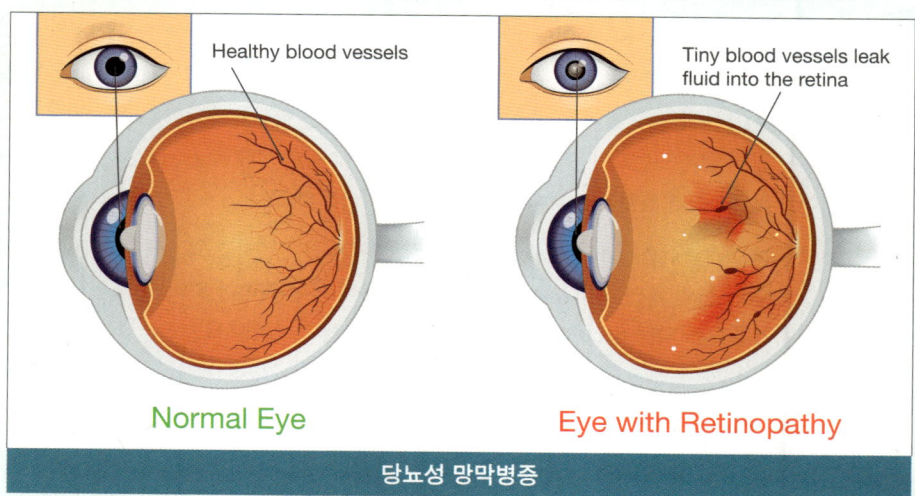

당뇨성 망막병증

또한 신경에도 문제가 될 수 있는데 해당 환자도 당뇨성 신경병증이 있는 환자였어요. 그래서 '당뇨 환자는 저린 증상이 나타날 수 있구나'라고 생각할 수 있어요. 그렇다면 당뇨 환자와 관련된 검사 결과에는 어떤 것이 있을까요?

 앞서 이야기한 HbA1c와 BST가 있어요.

 맞아요. 당뇨 진단을 위해 사용하는 지표로는 당화혈색소(HbA1c), 공복 혈당(Fasting plasma glucose), 경구 포도당 부하 검사(Oral glucose tolerance test) 등이 있어요. 혈당 수치는 식이, 신체 활동 상태 등에 따라 변화가 커서 당뇨병의 정확한 진단을 위해서는 공복 상태에서 채혈이 필요해요. 당뇨를 진단하기 위해서 살펴보는 검사는 잘 알아두는 것이 좋아요.

- 당화혈색소(HbA1c) 6.5% 이상

- 8시간 금식 후 공복 혈당 126mg/dL 이상

- 75g 경구 당부하 검사에서 2시간 후 혈당 200mg/dL 이상

- 무작위 당 검사에서 200mg/dL 이상이며, 고혈당의 전형적인 증상이 있는 경우

위의 항목에서 하나 이상 만족할 때 당뇨라고 진단해요.

 이 환자분은 이미 당뇨를 진단받은 뒤 Insulin titration을 진행하고 있으니 혈당이 잘 조절되는지 확인하는 것이 중요할 것 같아요. 그럼 어떤 검사를 유의해서 보면 좋은가요?

 아까 말했듯 혈당 수치는 다양한 원인에 의해 변동될 수 있어서 장기간의 혈당 조절 추이를 파악할 목적으로는 당화혈색소(HbA1c) 검사가 가장 널리 사용돼요. 당화혈색소는 2~4개월 동안의 평균 혈당 수치를 반영하므로 당뇨 환자의 주기적인 추적 관찰에 용이해요.

당화혈색소 외에 LDL 검사도 함께 주의해서 살펴야 해요. 당뇨병 환자의 심혈관질환 예방을 위해 LDL 수치를 주기적으로 관찰하기 때문이에요. LDL은 12시간 금식이 필요한 검사라 다음 날 처방이 있다면, 전날부터 금식 교육을 해야 해요.

 당뇨 환자에게 혈당 말고도 특별하게 살펴야 하는 검사 항목이 있을 것이라고는 생각지 못했어요.

 또 해당 환자는 기저질환으로 CKD가 있기 때문에 일반 화학검사에서 전해질 수치와 신장 기능에 문제가 없는지 함께 살펴봐야 해요. CKD가 단독으로 먼저 발생할 수도 있지만 당뇨 환자는 당뇨로 발생한 노폐물로 인해 사구체 모세혈관이 굳으면서 신장의 혈액 여과 기능을 잃을 수 있어요. 이것이 당뇨가 만성으로 진행되면 대개 당뇨병성 신증이 나타나고 신장 기능이 저하되는 이유예요.

당뇨병 합병증을 알아보기 위해 소변검사도 함께 진행하므로 소변검사 결과도 살펴봐 주세요. 소변으로 당이 빠지진 않는지, 신장 기능이 저하되어 단백뇨나 케톤이 나오진 않는지를 확인해야 해요.

✓ TIP **이런 경우에 환자파악 시트 메모에 포함하면 좋아요!**

- 주요 Medication을 통해 환자 간호 시 주의할 점 함께 메모(예: Aspirin → 출혈·낙상 시 주의, Tresiba & Apidra → 인슐린 조절법, Tropherine oph soln → 산동제 투약 전후로 낙상 위험 교육)

- 식이 처방 확인: 신부전당뇨식으로 처방되었으므로 수분 및 간식의 과잉 섭취 여부 확인 필요

- 환자 특이 사항 고려하여 환자파악 시트 메모: 보호자 부재 중 → 병원 상주 요청 및 연락 필요, 입원 치료 협조도 낮음 → 치료 협조 어려움 사전 인계

! 잠깐 **환자파악을 할 때 이런 점을 주의해서 간호해요!**

흔한 실수	환자파악 Point
BST 수치만 기록하고 목표치 확인 안 함	Target 기준이 명시되어 있으니 기준을 초과하면 보고와 조절이 필요해요.
환자 검사 결과 중 혈당만 확인	HbA1c, LDL, BUN/Cr, eGFR, 소변검사(단백, 당, 케톤 등)까지 포괄적으로 확인이 필요해요.
낙상 교육 생략	시야 저하, 기력 저하, 병력으로 망막병증, Tropherine 산동제 투약, 치료 협조가 어려운 환자이므로 낙상 고위험군이에요.

환자파악 시트를 바탕으로 환자 라운딩 시 살펴보아야 할 사항과 어떤 부분이 고려되면 좋을지 적어봅시다.

■ **모범 답안**

환자 사정	- 활력징후, BST 측정 - 전신 위약감, 구역·구토 양상 사정 - I/O 확인, 식사량 확인, 소변 색과 침전물 확인 - 시력, 신경 증상 사정, 근력 사정 - 인슐린 투약 부위 사정
환자 간호	- 신부전당뇨식 식이 교육, I/O 작성법 교육, 낙상 방지 교육 - 인슐린 유효기간 확인 후 투약 - 안과 검사 안내, 교육 일정 안내

 해당 환자 라운딩 때 어떤 것을 주의 깊게 보면 좋을까요?

 일단 활력징후를 확인해요.

 라운딩 시 기본은 활력징후 체크죠. 이와 더불어 당뇨 환자는 혈당을 주의 깊게 봐야 한다는 점을 염두에 둬야 해요. BST×4회인 환자는 매 식전에 BST 확인이 필수겠고요. 또 무엇을 사정할 수 있을까요?

 소변 상태와 I/O도 확인해 봐야 해요.

 맞아요. 해당 환자는 CKD 병력에 당뇨까지 진단받은 환자이니만큼 I/O가 중요해요. 단순히 I/O 처방이 있어서 잘 살펴야 한다기보다는 혈당이 높으면 대표적으로 다음, 다갈, 다뇨 증상이 나타나기 때문에 과하게 수분 섭취가 이루어지지는 않았는지, 소변량은 적절한지를 확인하기 위해서도 I/O 양상을 살펴야 해요. 만약 혈당이 조절되지 않아 고혈당이 유지되는 환자인데 I/O 처방이 없다 해도 라운딩 때 환자의 수분 섭취량과 소변량을 확인하는 것이 좋아요.

소변량과 더불어 고혈당 증상인 전신 위약감이나 구역·구토가 나타나진 않았는지도 확인해요. 증상이 있다면 허약감과 구역감의 정도는 어떤지(Mild/Moderate/Severe), 구토는 24시간 동안 몇 회나 했는지, 목마름의 정도는 어떤지 확인하고 간호기록으로도 남기며 양상을 살펴주세요. 또 어떤 것들이 있을까요?

음… 소변 양상을 잘 살펴요.

 잘했어요. 당뇨와 신장 기능 저하로 소변색이 탁하거나 침전물이 발생할 수 있어 소변 양상도 중요해요. 또한 해당 환자는 당뇨성 망막병증으로 시력이 저하된 환자잖아요? 그러므로 시력도 사정이 필요하며, 이외에도 당뇨성 신경병증으로 인한 신경 증상이 어떻게 나타나는지도 사정해야 해요.

 혈당만 잘 살피면 될 줄 알았는데 사정해야 할 부분이 많네요.

 이와 더불어 전신 위약감이 나타났다면 사지 근력도 저하될 수 있으니 근력을 사정하고 낙상 방지 교육도 미리 시행하는 것이 좋아요.

또 인슐린을 투약하는 환자이니만큼 주사 부위에 문제가 없는지도 확인해요. 주사 부위에 멍이 들거나 상처가 있을 수 있는데, 그런 경우에는 해당 주사 부위 외에 다른 부위에 인슐린을 투약해요. 같은 부위에만 주사를 놓으면 피부가 손상될 수 있으니, 인슐린 주사 표를 활용하여 주사한 부위를 체크 후 부위를 매번 다르게 투약하고요. 인슐린 주사를 투약할 수 있는 부위는 상완과 복부, 허벅지인 것은 알고 있죠? 환자에게 발생할 수 있는 이벤트로는 어떤 것이 있을까요?

 인슐린으로 인한 저혈당이 생길 수 있어요.

 그렇죠. 인슐린을 투약하는 중이라면 저혈당이 발생할 수 있으므로 식은땀, 어지러움, 의식 저하 등 저혈당 증상이 나타나지 않는지 잘 살펴야 해요. 라운딩하거나 환자를 살피러 갈 때는 늘 이런 증상을 염두에 두고 살피는 것이 좋아요. 환자 간호는 어떻게 해야 할까요?

 복용하는 약물이 많으니 약을 잘 복용하고 있는지 확인해요.

 해당 환자는 기저질환으로 인해 다양한 과의 약물을 복용 중이에요. 당뇨약으로는 Glimepiride, Voglibose, 신경과 약물로는 Aspirin enteric, 신장내과에서는 Losartan, Calcitriol을 복용하고 있어요. 복용하는 약물 종류가 많기 때문에 평소 복용 중인 약물이라도 처방과 같이 복용 중인지 확인해야 해요. 또 어떤 간호가 필요할까요?

 음… 식이 교육이 필요할 것 같아요.

 맞아요. 당뇨 환자는 당뇨식이 처방되는데, 특히 해당 환자는 신부전당뇨식이 처방 났어요. 당뇨 합병증으로 신장 기능이 저하되어 고질소혈증 등 전해질 불균형이 생겼을 때 신부전당뇨식이 필요해요. 신부전당뇨식은 제한이 필요한 단백질과 전해질 양을 세세하게 조절한 식이예요. 환자에게 식이 교육 시 처방된 식단 외의 간식을 줄이고, 영양 교육 시 안내받은 식이를 지키도록 강조해 주세요. 이와 더불어 I/O 교육도 시행하면 좋아요.

아! 그렇네요. 식이와 밀접한 I/O도 자연스럽게 교육하면 되겠군요.

 환자가 I/O를 수기로 적는 것에 어려움을 느끼거나 깜빡하는 경우가 많아요. 라운딩 시 I/O를 잘 적고 있는지 확인하고 적는 방법을 교육하면 누락되는 내용을 줄일 수 있답니다.

 인슐린 투약 교육도 필요할 것 같아요. 인슐린을 처음 투약하는 환자에게는 어떤 교육이 필요할까요?

 인슐린 주사를 투약하는 방법을 쉽고 구체적으로 교육해야 해요. 예를 들어 알려드릴게요.

"인슐린 주사 전, 먼저 손을 깨끗이 씻어주세요. 주사를 맞을 부위를 정한 뒤, 알코올 솜으로 해당 부위를 소독해요. 주사는 피부 바로 아래의 지방층에 놓아야 하므로 피부를 살짝 집어 올려 준비하세요. 보통 90도 각도로 주사하지만 몸이 마른 경우에는 45도로 주사할 수 있어요. 주사를 놓은 후에는 알코올 솜을 주사 부위에 대고 주사기를 빼면서 5초 이상 눌러 주세요. 이때 문지르지 않도록 주의하세요. 사용한 주사기와 바늘은 안전하게 처리해 주세요."

! 잠깐 인슐린 투약 시 주의 사항

인슐린 주사는 피하에 투여해야 하므로 바늘 길이에 따라 주사 각도를 조절하는 것이 중요해요. 피부가 얇거나 체격이 마른 경우, 복부 지방이 많은 경우 등 개인의 체형에 따라 바늘 길이와 투여 각도를 적절히 선택해야 하죠. 또한 피부를 지나치게 두껍게 집으면 바늘이 근육층까지 도달할 수 있으므로 주의가 필요해요.

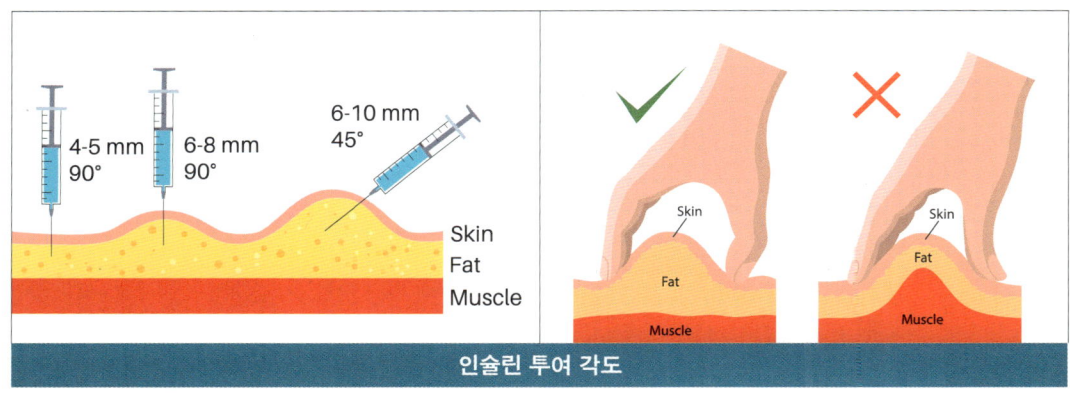

인슐린 투여 각도

 인슐린 피하주사 방법을 잘 알고 설명할 수 있어야겠네요.

또한 인슐린을 투약하는 부위를 알아야겠죠? 주사 부위는 신경이나 혈관이 적고 관절이 아닌 부위로 선택해요. 복부, 팔, 허벅지가 적합한데 같은 부위에 반복해서 주사하지 않고 위치를 바꿔 가며 주사하는 것이 좋아요. 특히 배꼽 주변 5cm 이내는 피하고, 주사 부위는 매일 1~2cm씩 옮겨 주세요. 부위별 인슐린 흡수율은 복부 > 상완부 > 대퇴 상반부 > 둔부 순서로 높아요. 그래서 주로 복부를 선호하지만, 복부 수술을 했거나 복막 투석 환자이거나 복수가 찼거나 임산부인 경우에는 복부 주사를 피해야 해요.

또한 피하로 인슐린을 투약한 후 마사지를 하면 안 돼요. 마사지를 할 때마다 횟수나 강도가 다르기 때문에 인슐린이 일정하게 흡수되지 않거나 마사지에 의해 흡수 속도가 빨라져서 약물 효과가 정확하게 발현되지 않을 수 있어요.

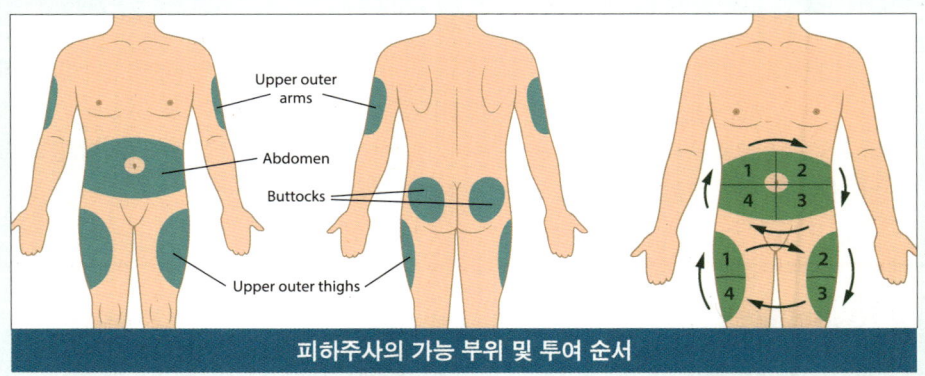

피하주사의 가능 부위 및 투여 순서

펜형 인슐린은 유효기한도 꼼꼼히 확인해야 하죠?

맞아요. 인슐린을 오픈하면 유효기간을 확인하고 적어야 해요. 펜형 인슐린은 제품에 따라 투약할 수 있는 개봉 후 유효기간이 달라요. 따라서 제품에 오픈 시점과 유효기간을 적어 날짜가 지나면 폐기하도록 해요. 또 어떤 간호를 제공할 수 있을까요?

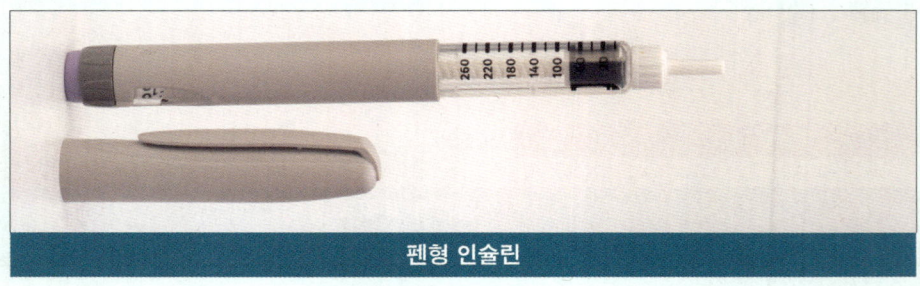

펜형 인슐린

환자분에게 안과 검사에 대한 안내를 해요.

좋아요. 안과 Consult가 있어 안과 검사를 시행해야 하니, 검사 일정과 산동제 투약 후 검진 갈 예정임을 미리 안내하는 것도 좋겠네요. 인슐린 당뇨 교육 일정도 확인하여 안과 검진과 일정이 겹치지 않게 하고 인슐린 투약 전에 교육이 시행되도록 챙기는 것도 필요하고요.

지금까지 파악한 내용과 환자파악 시트, 간호기록 그리고 V/S 기록을 참고하여 실제로 인계하는 것처럼 연습해 봅시다.

■ V/S

시간	SBP	DBP	PR	RR	BT	SpO$_2$
00:00	139	71	101	18	37.3	96
08:00	158	77	90	20	37.1	97
14:40	152	75	101	18	37.3	96

■ BST

시간	3/18 17:00	3/18 22:00	3/19 07:00	3/19 11:00
BST	158	323	141	402

■ 간호기록(간호진단은 병원마다 상이하여 생략됨)

시간	내용
08:25	간헐적으로 Mild 양상으로 Dizziness 있음. 식사량 적음. 변비 있음. 필요시 도움을 요청하도록 격려함. 금연하도록 함. 보호자로부터 입원 전에 식사할 때 다리 떨고, 손발톱 모양이 이상했다고 연락받음. 피부 손상 여부 확인함. 피부 청결 유지하도록 교육함. 양측 시력 저하 있음. 낙상 방지 교육 시행함. 간호사 호출기를 가까이 배치함. 침상 난간 올려줌. 침대 높이를 가장 아래로 낮춰 줌.
11:00	당뇨 교육 보냄.
11:30	당뇨 교육 거부함. 의사에게 해당 내용 알림. 보호자 방문 후, 다음 날 환자 설득하여 다시 교육 시행할 수 있도록 하자고 의사 확인함.
12:01	BST 402mg/dL이며, 오전 8시 30분경에 라면을 먹고 이후엔 먹은 것이 없고 아침 식전 Tresiba 31단위 투약함을 의사에게 알림. Apidra만 기준에서 14단위 추가하여 투약하기로 의사에게 확인함. 처방에 의해 Apidra 21단위 투약함.
14:00	처방에 따라 산동제 투약 후 안과 검사실로 보냄.

허○○ 환자, 1995년도에 DM을 진단받았으며 기저질환으로는 HTN, Dyslipidemia, CKD가 있고 당뇨성 망막병증과 신경병증이 있으며 과거에 Infarction이 있어 Aspirin을 복용 중인 환자입니다. 14일 외래 내원 시 HbA1c 13.5로 확인되어 Insulin titration을 위해 입원했습니다. 환자 처방에 따라 신부전당뇨식 1900kcal 염분 5g으로 제한하고 있고, 몸무게 매일 측정해야 해서 측정해 보니 어제에 비해 0.3kg 감소 했습니다. I/O는 Daily로 측정하고 있으며 총 -200이었습니다.

BST는 4회 측정하고 있으며 Target은 아침 <140, 저녁 <200입니다. 오늘 BST는 141, 306이었으며 MSII 시행 중으로 Tresiba 27U, Apidra 7U-7U-7U 기준으로 조절 중입니다. 아침에 Tresiba 31단위로 투약한 후 점심 식전에 BST 402로 Notify 후 Apidra 21단위 투약했습니다. 아침에 라면을 드셨는데 염분 제한이 필요하여 식이 교육을 진행했으나 환자가 치료에 비협조적이고 보호자도 없어 오늘 당뇨 교육을 거부하셨습니다. 의사 확인 후 보호자 동반하여 내일 당뇨 교육을 다시 진행하기로 했습니다.

오늘 12P경 보호자가, 환자가 입원 전에 전반적인 컨디션이 떨어지고 식사량이 적었으며 어지러움도 간간히 호소했고 식사할 때 다리를 떨었으며 손발톱 모양이 이상했다고 연락했습니다. 해당 내용을 의사에게 알렸으며, 의사는 지켜보자고 하였으나 청결 관리가 안 되어 환자에게 청결 관리 교육을 추가로 시행하였습니다. 당뇨 합병증으로 시력이 저하되어 보호자가 내원하시도록 안내했습니다. 안과 Consult가 있어 오후에 안과 검진 다녀왔습니다.

먹는 약으로는 내분비내과에서 당뇨약 Glimel 4mg, Basen 0.2mg 복용 중이며 신경과에서 Aspirin 처방하여 복용 중입니다. 신장내과에서는 Lozasartan 50mg 0.5T, Calcio 0.25mcg을 복용 중이며 먹는 약을 꾸준히 복용해야 하는데 보호자 분이 챙기지 않으면 잘 먹지 않는다고 하여 투약 상황을 잘 살펴야 하는 환자입니다. Lab을 살펴보시면 CKD와 Dyslipidemia로 TG와 콜레스테롤이 상승되어 있고 BUN 27, Creatinine 1.91로 조금 상승되어 있습니다. 소변검사에서도 Albumin, 당이 배출된 것을 볼 수 있습니다. 오늘 저녁에 보호자가 병원에 오기로 하여 내일 교육을 잘 받을 수 있도록 안내가 필요합니다.

오늘은 본 당뇨 환자의 인계를 살펴볼까요?

이 환자는 당뇨 진단을 받았고 고혈압과 만성 신장질환이 있어요. 최근 혈당이 높아서 입원했어요.

맞아요. 이 환자는 1995년도에 당뇨로 진단을 받았고, 그로 인해 신경병증과 망막병증 같은 합병증도 있어요. 이번에는 혈당 수치가 너무 높아서 인슐린 용량을 조절하기 위해 입원한 거예요. 이렇게 환자의 병력과 입원 동기를 알면 큰 그림을 볼 수 있어요. 이런 병력을 바탕으로 인계 시 BST 양상에 대해 주의 깊게 인계하고 BST에 따른 인슐린 투약 용량에 대해서도 자세히 인계할 수 있어요. 만약 해당 Case처럼 BST 범위가 처방에서 정해진 수치보다 높다면 꼭 의사에게 알려서 인슐린 용량을 확인해요.

그리고 신경병증과 망막병증이 있다는 내용을 바탕으로 이와 관련된 증상이 있다면 증상에 대해 인계하거나 이를 관리하기 위해 추가된 처치나 타 과 의뢰가 있었는지도 연상하여 함께 인계해 주세요.

입원 동기와 환자 병력을 통해 인계할 내용을 연상해서 생각하는 연습을 꾸준히 해야겠어요.

연습하면 잘할 수 있을 거예요. 또한 해당 환자는 당뇨 환자이므로 식이 조절이 중요해요. 해당 환자의 처방을 살펴보니 신부전당뇨식은 1900kcal에 염분 5g 이하로 제한된 식단이었어요. 이런 환자는 체중과 수분 균형이 아주 중요해요. 체중이 줄어든 건 환자의 상태를 알 수 있는 좋은 지표니까 매일 기록하고, 변화가 있을 때는 인계 시 꼭 언급이 필요해요. 인계를 살펴보니 이 환자는 염분 제한이 필요한데, 아침에 라면을 드셨다고 했죠?

라면을 드셔서 식이 교육을 했지만 환자가 잘 협조하지 않으셨어요.

당뇨 환자는 식이 조절이 정말 중요한데 교육을 해도 협조하지 않는 경우가 많아요. 이럴 때는 보호자와 함께 교육을 다시 진행하는 게 좋아요. 내일 보호자와 함께 교육을 다시 하기로 했으니 이런 부분도 인계할 때 꼭 이야기해야 해요. 그리고 환자가 어지럼증을 호소했다고 했죠?

네, 어지럼증을 느끼신다고 했고, 식사량도 적다고 하셨어요.

보호자가 입원 전 환자의 컨디션에 대해 이야기한 내용이었죠. 실제로 입원 후에도 이러한 증상이 나타났는지 객관적으로 간호사가 사정할 필요가 있어요. 환자를 간호하면서 환자의 전반적인 컨디션을 살피는 것이 중요하죠. 식사량이 적거나 어지럼증이 있다면 전반적인 상태가 나빠지고 있다는 징후일 수 있으므로 주의 깊게 봐야 해요. 환자가 어지럼증을 호소한다면 당뇨나 신장 기능 이상과 관련이 있을 수 있으므로 이러한 부분을 다음 근무자에게 반드시 인계해 주세요.

근무 시 환자가 호소한 증상도 인계 시 꼭 언급해야겠군요.

맞아요. 그리고 해당 환자의 혈액검사도 살펴보고 인계 시 주요한 검사 수치는 언급할 필요가 있어요. 환자의 혈액검사 결과를 보면 BUN이 27mg/dL, Creatinine이 1.91mg/dL로 조금 높아졌네요. 만성신장질환이 있는 환자는 이런 수치들이 점점 나빠질 수 있어요. 그래서 꾸준히 모니터링해야 해요. 소변검사에서도 당과 Albumin이 배출되고 있는 걸 보면 신장이 제대로 기능하지 못하고 있다는 신호로 볼 수 있어요. 이런 부분도 꼼꼼하게 체크하고 이브닝 근무자에게 잘 인계해 줘야 해요.

네! 내일 보호자도 오기로 하셨으니까, 교육을 잘 받을 수 있도록 안내할게요.

아주 좋아요. 그리고 이렇게 인슐린 용량을 조절하는 환자는 퇴원 계획이 수립되면 환자의 인슐린 용량이 적당한지, 퇴원 후에도 MSII를 지속할 것인지, 약물 변경은 없는지 확인하여 Titration 과정을 거치게 돼요. 또한 인슐린 투약 교육이 잘 이루어졌는지도 꼭 확인하여 퇴원 후에도 인슐린 투약이 잘 이루어지도록 해요.

02 저혈당증(Hypoglycemia)

56세 남자인 박○○ 환자는 2월 27일에 내분비내과에 입원했다. 5일 전부터 지속적으로 식후 고혈당으로 혈당 조절이 어려웠다고 한다. 3일 전 아침 저혈당으로 어지러움을 호소했으며 의식 저하가 있어 외래에서 진료를 보고 입원하게 됐다. 이 환자의 입원 당일에 나이트 근무 중이었는데 익일 아침에 혈당을 체크하러 갔을 때 환자가 저혈당으로 의식 저하된 채로 발견된 이벤트가 있었다. 2월 28일 데이 근무자에게 인계하는 상황이다.

Step 1 환자 정보 살펴보기

❶ 의무기록[2/27]

■ **Chief complaint(주호소)**

Blood sugar control

혈당 조절

■ **Assessment(진단명)**

DM

당뇨(Diabetes Mellitus)

■ **Past history(병력)**

HTN

고혈압(Hypertension)

Dyslipidemia

이상지질혈증

Anemia, IDA

빈혈, 철결핍성 빈혈(Iron Deficiency Anemia)

Colon polyp

대장 폴립

DM retinopathy, Lt. eye

당뇨성 망막병증, 좌측 눈

Atypical chest pain: Myocardial SPECT no defect

비정형 흉통: 심근 SPECT 검사 결과 이상 없음

■ **Present illness(현재 질환)**

지속적으로 식후 고혈당, 아침 저혈당 발생하여 BST control BST 조절 및 Anemia W/U 빈혈 검사 위해 입원함. 혈압 확인 후 혈압약 조절(D/T 저혈압).

- **Plan(치료 계획)**

  BST control, MSII 및 인슐린 제제 고려, Anemia W/U

  BST 조절, 다중 피하 인슐린 주입(Multiple Subcutaneous Insulin Infusion) 및 인슐린 제제 고려, 빈혈 검사

---

❷ Order[2/28]

- **처치 및 지시**

  V/S check q 8hr

  BR

  DM diet(당뇨식) [상식] [1400 kcal]

  Bwt(×3/week)

  BST×7회: 식전/식후 혈당×3, 자기 전

  BST 250mg/dL 이하 → Observation

  BST 251~300mg/dL → Human insulin RI 2unit [SC]

  BST 301~320mg/dL → Human insulin RI 4unit [SC]

  BST 321~350mg/dL → Human insulin RI 6unit [SC]

  BST 351mg/dL 이상 → Notify

- **투약**

  Glimel 3mg tab(Glimepiride) 1tab [P.O] daily

  Glimel 2mg tab(Glimepiride) 1tab [P.O] daily

  Trajenta 5mg tab(Linagliptin) 1tab [P.O] daily

  Megaformin SR 500mg tab(Metformin) 1tab [P.O] bid

  Kanarb 60mg tab(Fimasartan potassium) 1tab [P.O] daily

  Norvasc 5mg tab(Amlodipine) 1tab [P.O] daily

  Ezet 10mg tab(Ezetimibe) 1tab [P.O] daily

  Vivacor 10mg tab(Rosuvastatin) 1tab [P.O] daily

  Bolgre 10mL pkg(Iron acetyl-transferrin) 1pkg [P.O] daily ac

  [PRN] Human insulin RI 2unit [SC]

  [PRN] Human insulin RI 4unit [SC]

  [PRN] Human insulin RI 6unit [SC]

- **검사**

  지시: 검사 5A에 일찍 시행해 주세요.

  ABO/Rh type & Antibody screening [EDTA 6mL]

  CBC [EDTA BLD]

  Admission panel [Serum]

  Electrolyte panel-TCO$_2$ 제외 [Serum]

  Lipid panel-A [Serum]

  HbA1c [EDTA BLD]

Blood cell morphology(PBS) [EDTA PBS]

Iron panel(Iron+TIBC) [Serum]

Ferritin [Serum]

Folate [Serum]

Vitamin B$_{12}$ [Serum]

Human hemoglobin [대변]

- **추가 오더**

BST×2회: 즉시 측정, 투약 후 15분 뒤

의식 있고, 경구 섭취 가능 → Glucose 15g 섭취

의식 있고, 경구 섭취 불가능 → D20W 75cc 투약

의식 없는 경우, D20W 125cc 투약

Wrist Lt PA(neut)

Wrist Lt Lat(neut)

지시: 아침 당뇨약 hold → 주치의 확인 후 투약

❸ 검사 결과

- **혈액검사[2/28]**

검체 분류	검사명	검사 결과(2/28)	직전 결과(2/24)	참고치
일반 혈액	WBC	6.85	6.53	4~10×10^3/μL
	RBC	2.67	2.90	4~5.4×10^6/μL
	Hb	8.5	8.8	12~16g/dL
	Hct	26.4	27.7	36~48%
	MCV	98.9	95.5	79~95fL
	MCH	31.8	30.3	26~32pg
	MCHC	32.2	31.8	32~36g/dL
	RDW	14.4	14.3	11.5~14.5%
	Platelet	252	252	130~400×10^3/μL
	IRF	14.7		〈20%
	HFR	4.7		〈3%
	MFR	10.0		〈17%
	Reticulo	3.33		0.5~1.8%
	Reticulo num	88.9		21.7~77.7×10^9/L
	Reticulo Hb	35.1		28.2~33.4pg
	Seg. neut.	63.8	58.7	50~75%
	Lymphocyte	22.6	27.1	20~44%
	Monocyte	12.3	11.5	2~9%
	Eosinophil	1.0	2.4	1~5%

검체 분류	검사명	검사 결과(2/28)	직전 결과(2/24)	참고치
일반 혈액	Basophil	0.3	0.3	0~2%
	ANC	4370	3375	1800~7000/μL
당부하검사	HbA1c	8.0	7.7	4.0~6.4%
일반 화학	Calcium	8.7	9.0	8.8~10.5mg/dL
	Phosphorus	3.3	3.8	2.5~4.5mg/dL
	Glucose	84	391 재검함	70~110mg/dL
	Uric acid	5.0	5.2	3.0~7.0mg/dL
	Chol.	124	124	0~240mg/dL
	T. protein	5.5	6.1	6.0~8.0g/dL
	Albumin	3.6	3.9	3.3~5.2g/dL
	T. bil.	0.5	0.4	0.2~1.2mg/dL
	Alk. phos.	34	36	30~115IU/L
	AST(GOT)	18	18	1~40IU/L
	ALT(GPT)	13	16	1~40IU/L
	BUN	18	37	10~26mg/dL
	Creatinine	1.00	1.45	0.70~1.40mg/dL
	eGFR(MDRD)	53.8	35	mL/min/1.73m^2
	eGFR(CKD EPI Cr)	54.5	34.8	
	Na	141	139	135~145mmol/L
	K	4.2	5.4	3.5~5.5mmol/L
	Cl	109	103	98~110mmol/L
	Iron	50		50~130μg/dL
	TIBC	309		280~400μg/dL
	Iron saturation(%)	16.2		%
	TG	141	120	0~200mg/dL
	HDL chol.	35	35	45~65mg/dL
	LDL chol. (계산식)	61	65	0~130

❹ 간호 메모

■ **처치**

Lt. arm IV 18G 3/3 교체

■ **보호자**

보호자 O(주 보호자: 아내)

■ **주의**

좌측 시력 저하

환자파악 시트 작성하기

환자 정보를 토대로 Case 환자가 어떤 환자인지, 중요하게 봐야 할 것과 오늘 근무에서 챙겨야 할 것은 무엇인지 파악해 봅시다.

■ 모범 답안

진단명, 수술명, 과거력	- DM - HTN, Dyslipidemia - Anemia, IDA - Colon polyp - DM retinopathy, Lt. eye - Atypical chest pain	식이 및 알레르기	당뇨식 상식
입원 동기	지속적으로 식후 고혈당, 아침 저혈당 발생하여 BST control 및 Anemia W/U 위해 입원함	삽입관, Drain, Dressing	- Lt. arm IV 18G 3/3 교체
현재 상태 및 치료	- BST×7회(식전/식후×3, 자기 전) - RI sliding(Human insulin RI)	환자 안전	- 낙상 방지 교육 - 안전사고 방지 교육
		의미 있는 검사 결과	- HbA1c - Hb - Anemia W/U lab - Cholesterol
주요 Medication	- Fimasartan potassium 60mg - Amlodipine 5mg - Glimepiride 3mg - Glimepiride 2mg - Linagliptin 5mg - Metformin SR 500mg - [PRN] Human insulin RI	예정된 검사 및 처치	BST 측정
특이 사항	- 보호자 O - 좌측 시력 저하	Consult	

꼼꼼하게 잘 적었나요? 그럼 이제 모범 답안을 살펴보아요. 말 그대로 모범 답안일 뿐 정답이 아니니 틀렸다고 생각하지 마세요. 부족한 부분은 없는지 함께 봅시다.

 해당 환자는 DM 환자여서 진단명을 DM으로 적었어요.

 네. 현재 내분비내과에 입원한 DM 환자예요. 그렇다면 당뇨에 해당하는 증상이 환자에게서 나타나는지 살펴야 한답니다. 당뇨는 혈당이 높아져서 소변으로 당이 빠져나가는데 이때 포도당이 다량의 물을 끌고 나가서 소변을 많이 보게 돼요(다뇨). 그러다 보니 몸 안의 수분이 모자라 갈증이 심해지죠(다갈). 갈증을 느끼는 환자는 물을 많이 마시게 되고요(다음). 또한 섭취한 음식물이 소변으로 빠져나가 에너지로 이용되지 못하므로 공복감이 심해지고 자연스럽게 더 많은 음식을 섭취하려고 하는 증상도 볼 수 있어요. 이렇게 당뇨에 대해서 이해하고 환자 증상을 함께 살피는 것도 필요해요.

 그런데 이 환자는 DM 말고 다른 병력도 많네요.

 해당 환자는 DM뿐 아니라 고혈압, 고지혈증, 빈혈, 흉부 통증 등의 여러 가지 기저질환을 가지고 있어요. 기저질환에 따라서 먹는 약이 있을 수 있으니 병력과 Medication을 연결 지어 생각해 보는 연습도 중요해요. 특히 의무기록에 '저혈압으로 혈압 확인 후 혈압약 조절이 필요하다'고 하였으니 입원 중 혈압 추이를 살펴보고 보통 평소 혈압보다 낮다면 의사에게 확인한 후 혈압약을 복용하도록 해야겠죠? 입원 동기는 어떻게 적었나요?

 입원 동기는 지속적으로 식후 고혈당, 아침 저혈당 발생하여 BST control 및 Anemia W/U 위해 입원하였다고 적었어요.

 입원 동기도 잘 적었네요. 해당 환자는 최근 혈당 조절이 어려운 상태예요. 따라서 BST를 면밀하게 살펴보고, 관련하여 인슐린을 혈당에 맞춰 조절하거나 먹는 당뇨약을 조절할 가능성이 있다고 미리 생각할 수 있겠네요. 이어서 환자 상태에서 관심을 가져야 할 내용은 어떤 것이 있을까요?

 음… 방금 말씀하신 내용 중에 인슐린 조절이 중요할 것 같아요.

 좋아요. 처방을 살펴보니 혈당 변동에 따라 인슐린을 조절하도록 했네요. 이런 방법을 RI sliding이라고 해요. 인슐린 용량이 혈당에 맞게 조절된다는 사실을 기억하고, 만약에 혈당이 351mg/dL 이상으로 상승하면 바로 의사에게 보고해야 한다는 것도 기억해 주세요.

BST는 7번으로 처방됐어요. 보통 3~4회 측정을 하는데 식후 고혈당을 모니터링하기 위해 식전을 포함하여 식후에도 혈당 측정을 해야 돼요. 따라서 아침 식전/식후, 점심 식전/식후, 저녁 식전/식후, 자기 전, 이렇게 총 7번의 혈당 체크가 필요해요. 식후 혈당은 보통 식사를 시작한 시간을 기준으로 2시간 뒤에 측정해요.

BST가 7회라고 해서 모든 식전/식후를 다 생각해 봐도 7번이 아니라서 궁금했는데 자기 전 혈당 체크를 포함해야 했군요.

 또 RI sliding을 시행해야 하는 환자이니만큼 BST를 확인한 후 범위에 따라 인슐린을 투약해야 해요. RI sliding은 속효성 인슐린(Regular insulin)을 BST 범위에 따라 투약하는 방법이에요. 범위를 정하여 범위마다 투약되어야 하는 인슐린양이 다르게 처방되고 범위에 따라 간호사가 인슐린을 투약해요.

해당 환자는 "BST 250mg/dL 이하 → Observation, 251~300mg/dL → Human insulin RI 2unit [SC], 301~320mg/dL → Human insulin RI 4unit [SC], 321~350mg/dL → Human insulin RI 6unit [SC], 351mg/dL 이상 → Notify"라고 돼 있네요. 이 BST 범위를 참고하여 정확한 용량의 인슐린을 투약해야 해요. 주요 Medication으로는 어떤 것이 있을까요?

 혈압약과 당뇨약이 있을 것 같아요.

 좋아요. 해당 환자의 주요 약물은 고혈압 치료제인 Fimasartan potassium과 Amlodipine이 될 수 있겠어요. 저혈압 이벤트가 있었던 환자이니만큼 환자의 혈압을 정기적으로 모니터링하고 혈압 조절이 제대로 되고 있는지 확인해야 해요. 또 Medication에 당뇨약인 Glimepiride 3mg tab, Glimepiride 2mg, Linagliptin 5mg tab, Metformin 500mg tab을 잘 살펴야 해요. 혈당 조절이 안 된다면 추가 오더 처방에 따라 증량할 수 있어요.

 환자파악 시트를 활용하여 환자파악을 하니 체계적으로 정리가 되는 것 같아요.

 그렇죠? 식이 칸으로 넘어가면, 당뇨 환자이므로 일반식이 아닌 치료식이 처방될 것을 예상할 수 있어요. 해당 환자는 당 조절을 위해 식이 섭취량도 중요하기 때문에 식사와 관련한 사항도 환자에게 교육이 필요할 수 있다는 걸 염두에 두면 좋아요. 해당 환자에게서 살펴보아야 할 사항에는 또 무엇이 있을까요?

 음… 의무기록에서 당뇨성 망막병증도 봤어요.

 맞아요. 해당 환자는 좌측 시력이 저하되었는데 시력 저하는 당뇨성 망막병증이 원인임을 의무기록을 통해 알 수 있어요. 시력이 저하된 환자는 가구에 부딪히거나 낙상할 위험이 높으므로 환자의 안전에 주의를 기울이도록 교육을 시행해야겠네요. 다음으로, 해당 환자의 검사 결과에서 살펴봐야 할 사항에는 무엇이 있을까요?

 당뇨 환자니까 HbA1c 검사 결과를 잘 살펴야 할 것 같아요.

당뇨 환자는 당뇨와 관련된 검사 수치를 잘 살펴야 해요. 또한 해당 환자는 빈혈이 있고 어지러움을 호소하여 Anemia W/U을 진행한 환자예요. 이런 경우에는 Hb 수치와 기타 빈혈 검사 결과를 잘 살펴야 한답니다. 검사 결과를 살펴볼 때는 환자의 질환과 연결 지어 볼 수 있어야 하는데 해당 환자는 고지혈증 환자로 검사 결과에서 콜레스테롤 관련 수치를 잘 살펴보면 좋아요. 이 외에도 환자 파악 시트에 적을 수 있는 내용으로는 또 무엇이 있을까요?

삽입된 관에 대해 적을 수 있을 것 같아요.

좋아요. 어느 부위에 몇 게이지 IV가 있는지, 처치할 내용은 없는지 고려하여 환자파악 시트에 적을 수 있겠어요. 해당 환자는 전날 좌측 팔에 18G IV를 삽입했어요. IV 교체 날짜까지 환자파악 시트에 적어 두면 교체 시기를 누락하지 않을 수 있어요.

선생님, 그런데 18G를 잡은 이유가 있나요?

좋은 질문이에요. 수술도 아닌데 18G 같이 굵은 Catheter를 굳이 삽입할 필요가 있는지 의문이 들 수 있어요. 해당 환자는 빈혈로 빈혈 수치 검사를 시행하기 때문에 추후 검사 결과에 따라 수혈을 할 수 있어요. RBC 수혈에는 18~20G가 적절하기 때문에 수혈 가능성으로 18G를 삽입했어요.

아, 그렇군요. 세심하게 고려해서 최대한 환자분에게 통증과 불편감을 줄여줄 수 있도록 해야겠네요.

✔ TIP 이런 경우에 환자파악 시트 메모에 포함하면 좋아요!

- 당 조절식 또는 치료식: 섭취량, 간식, 수분 과다 섭취 여부 체크
- 복잡한 기저질환 메모: DM, HTN, Dyslipidemia, Anemia, Chest pain, 당뇨성 망막병증(좌측 시력 저하), 저혈당 이벤트 확인 등 다양한 기저질환을 메모하고 나타날 수 있는 동반 증상에 대해 고려

！ 잠깐 환자파악을 할 때 이런 점을 주의해서 간호해요!

흔한 실수	환자파악 Point
BST 7회에 대한 이해 부족으로 식전/식후를 모두 넣어도 6회로 착각	자기 전 BST를 포함하여 총 7회의 검사 시행이 필요해요.
의무기록에 "저혈압 주의"가 있지만 간과	혈압이 낮을 때 의사 지시 후 복용 여부를 결정해야 해요.
"시력이 나쁨"이라고만 기록	낙상 위험성이 높으므로 주변 정리, 교육, 보호자 동행 여부 등의 확인이 필요해요.

환자파악 시트를 바탕으로 환자 라운딩 시 살펴보아야 할 사항과 어떤 부분이 고려되면 좋을지 적어봅시다.

■ 모범 답안

환자 사정	- 활력징후, 어지러움 양상 사정 - 식사 기록 및 섭취 상태 확인, 혈당 수치 측정 - 인슐린 및 경구용 혈당강하제 투약 후 환자 증상 모니터링 - 발 피부 사정, 시력 사정
환자 간호	- 혈당 관리 교육, 저혈당 시 대처 방법 교육 - 발 관리 및 상처 예방 교육, 약물 복용 확인 및 복용 방법 교육, 식이 요법 교육 - 정서적 지지 제공

당뇨 환자 라운딩에서 어떤 부분을 중점적으로 사정하고 간호할 수 있는지 이야기해 볼게요. 기본적으로 당뇨 환자는 혈당 관리와 합병증 예방이 중요한데 사정과 간호를 어떻게 해야 하는지 같이 알아보아요.

네, 선생님! 우선 활력징후부터 확인해야겠죠?

맞아요. 혈압, 맥박, 호흡, 체온을 확인하면서 혈당과 함께 변화가 있는지 봐야 해요. 특히 당뇨 환자는 혈관에 압력이 가해져서 혈압이 상승할 수 있으므로 혈압 관리가 중요해요. 당뇨 환자에게 고혈압이 동반되면 심혈관계 합병증 위험이 증가하니까 혈압 수치도 꼭 잘 살펴야 하고, 고혈당 상태에서는 혈압이 상승할 수 있다는 점도 생각하면서 모니터링하는 게 좋아요.

혈압과 혈당은 자주 모니터링해야겠네요.

그럼요! 혈압과 혈당은 기본으로 사정해야 할 항목이고 추가로 어지러움 양상도 꼭 체크해야 해요. 저혈당이 발생하면 어지럼증, 식은땀, 두근거림 같은 증상이 나타날 수 있어요. 라운딩 시 환자가 어지럽다고 하면 즉각적으로 혈당을 측정해 보세요. 만약 저혈당이라면 즉각적인 당 섭취를 유도해서 혈당을 올려줘야 해요. 또한 해당 환자는 빈혈 증상이 있어 W/U이 필요하므로 빈혈이 있을 때 어지러움이 증상으로 나타날 수 있어요. 따라서 어지러움에 대한 사정은 꼭 필요해요.

당뇨 환자는 일반인에 비해 고혈압이 발생할 위험이 약 두 배 높아요. 당뇨가 진행되면서 고혈당으로 인해 신장 기능이 손상되면 혈압이 상승하게 되는 거예요. 당뇨와 고혈압이 동시에 있으면 혈관이 빠르게 손상돼요. 심장 주변의 큰 혈관부터 발, 손, 눈과 같은 미세혈관까지 영향을 받아 심근경색 같은 심각한 혈관 질환이 생기며, 심지어 갑작스러운 사망으로 이어질 수도 있어요.

이처럼 합병증의 위험이 커지기 때문에 혈압을 정상 범위로 유지하는 것이 매우 중요하답니다. 당뇨 환자는 진단 초기에 혈당 관리뿐만 아니라 혈압도 함께 철저히 관리해요.

네! 그리고 혈당 조절이 어려운 환자이니만큼 고혈당이나 저혈당 이벤트가 발생할 때 어떻게 대처해야 할지를 교육하는 것도 중요하겠네요.

그렇죠. 저혈당 시 대처 방법에 대해서는 미리 환자에게 교육해 줘야 해요. 환자 스스로 저혈당 증상을 인지하고 즉각적으로 대처할 수 있도록 말이죠. 예를 들어 저혈당이 발생하면 사탕이나 주스를 섭취하라고 설명해 주세요. 반면에 고혈당이 나타났을 때는 인슐린 투약이 필요할 수 있으니, 환자가 처방된 약을 잘 복용하고 있는지 확인해야 하고요.

! 잠깐 **라운딩 시 발생 가능한 이벤트**

혹시 환자에게 발생할 수 있는 상황에는 어떤 게 있을까요? 당뇨 환자에게서 발생 가능한 이벤트로는 고혈당이나 저혈당이 발생할 수 있어요. 만약 저혈당이 심한 수준이라면 어지러움을 호소하며 움직이다가 낙상하여 골절이나 타박상 등이 생길 수 있어요. 당뇨 환자의 혈당을 모니터링하는 것은 정말 중요합니다! 그러므로 낙상 방지 교육 및 안전사고 방지 교육을 환자와 보호자에게 더욱더 철저히 시행하는 것이 좋아요.

인슐린 투약하는 환자는 저혈당 증상이 나타나는지 잘 살펴야겠군요. 당뇨 환자에게 혈당 관리는 필수적인 부분이네요.

당뇨 환자 중 특히 인슐린을 투약하는 경우, 의식에 변화가 있거나 식은땀을 흘린다면 저혈당을 염두에 두고 즉시 BST를 측정해요. 이때 BST와 함께 V/S 체크와 의식 사정도 해야 하고요. 저혈당에 대처하는 방안은 병원마다 '저혈당 대처 프로토콜'이 마련되어 있으니 병원 규정을 잘 살펴보세요.

보통 저혈당 발생 시, 의식이 있는지 없는지를 확인하고 의식이 있으면 경구 섭취가 가능한지 확인한 후 조치하게 돼요. 의식이 없거나 경구 섭취가 어렵다면 IV를 확보하여 Dextrose를 주사로 투약해요. 당 섭취 또는 Dextrose 투여 이후, 15~30분이 지나면 BST를 재측정하고 BST가 여전히 낮다면 의사에게 알려 추가 처방을 받아야 해요.

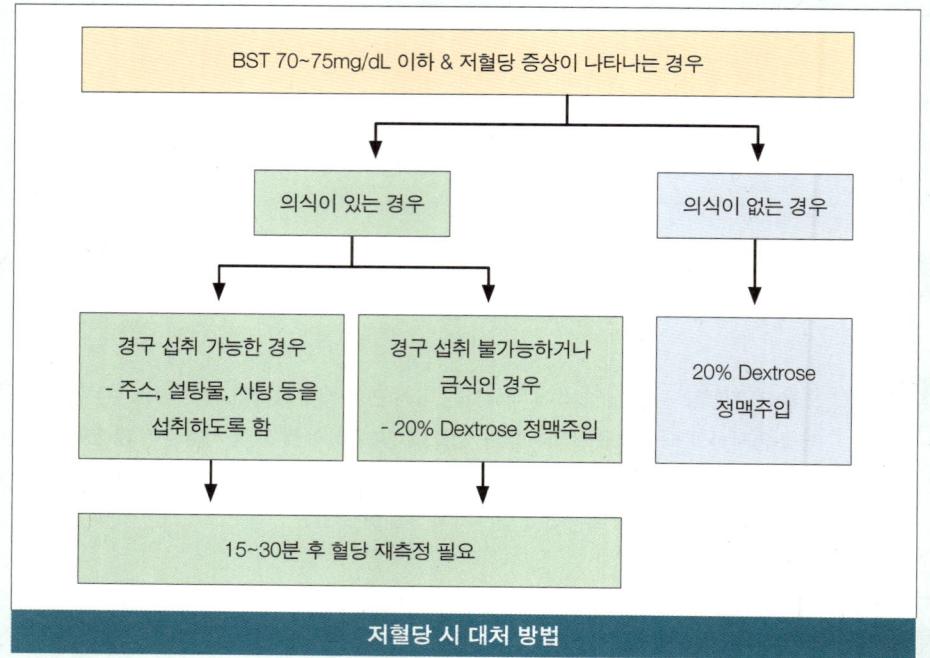

저혈당 시 대처 방법

저혈당 시 즉각적인 대처가 중요하겠군요. 저혈당 상황을 의사에게 Notify할 때는 어떻게 하는 것이 좋을까요?

좋은 질문이에요. 저혈당 이벤트를 Notify할 때는 단순히 BST 결과만 Notify하는 것은 아니에요. 다양한 상황에서 저혈당이 발생할 수 있는데 BST와 함께 당뇨로 복용 중인 약물이나 투약하는 인슐린 용량, 주입 중인 수액 등을 확인하여 함께 알려야 해요. 환자 상태에 따라 의사의 처방이 달라질 수 있기 때문이에요.

또 저혈당 시 의식을 잃고 쓰러지는 경우가 많아 낙상 사고가 발생할 수 있으니, 전신을 사정하여 타박상이나 상처가 나지 않았는지 확인하는 것도 중요해요.

저혈당 발생 시 Notify 전 확인할 항목

- BST 수치

- 당뇨 관련 복용 약물 유무 및 복용 시간

- 인슐린 종류 및 최근 투약 시점

- 주입 중인 수액 내용(특히 포도당 포함 여부)

- 식사 여부 및 섭취량

- 저혈당 증상(의식 저하, 떨림, 식은땀 등)

- 낙상 여부 및 상처 유무 확인

 그 외에도 저혈당 시 주의해야 하는 점이 있나요?

 50% Dextrose는 정맥 주입 시 굉장히 심한 혈관통을 유발할 수 있어요. 환자가 통증을 호소할 수 있어 너무 빠르게 Full drip으로 주입하면 안 돼요. 환자에 따라 속도를 조절할 수 있지만 대개는 15~30분 동안 주입해요. 최근에는 50% Dextrose 대신에 20% Dextrose를 투약하기도 해요. 그리고 오늘 BST 양상을 보고 RI sliding을 하기로 한 환자이니 오늘 아침의 인슐린과 경구 당뇨약 투약 여부도 의사에게 확인한 후에 진행하는 것이 좋겠네요.

 오늘 근무 중에 환자의 저혈당 이벤트로 많이 놀랐는데 앞으로는 대처 방법을 미리 숙지해서 환자 간호를 더 잘해 볼게요.

 한 가지 더 설명해 드리자면, 당뇨 환자는 BST 양상뿐 아니라 라운딩 시 특히 발을 포함하여 말초 피부 상태의 사정도 빼놓을 수 없어요. 당뇨 환자는 혈액 순환이 잘 안되기 때문에 발에 상처나 감염이 생길 위험이 높거든요. 라운딩 시 발의 피부 상태를 잘 살펴보고 발에 붉은 반점, 궤양, 물집 같은 것이 생기지 않았는지 꼼꼼하게 체크해야 해요. 발을 자주 씻고 건조한 상태로 유지하도록 하는 교육도 함께 진행하는 게 좋아요.

 당뇨 발에 대해서도 교육이 필요하겠네요. 상처 예방을 위해 적절한 신발을 신는 것도 중요하다고 들었어요.

 맞아요. 상처를 예방하려면 발을 보호하는 신발을 신어야 하고 발톱도 짧게 깎지 않도록 교육해 주는 게 좋아요. 그리고 시력 사정도 필요해요. 당뇨성 망막병증이 있는 환자는 시력 저하가 나타날 수 있으니 시력 변화가 있는지 주기적으로 물어보고 사정해야 해요. 당뇨로 인한 합병증은 여러 장기에 영향을 미치니까 다양한 부분을 살펴야 해요.

발과 시력 외에도 또 사정이 필요한 부분이 있나요?

 또 중요한 건 식사 기록과 섭취 상태 사정이에요. 당뇨 환자는 식이 조절이 중요하거든요. 환자가 식단을 잘 지키고 있는지 확인하고 기록된 섭취량을 확인하세요. 당뇨 환자는 저탄수화물 식이를 권장하기 때문에 과식이나 탄수화물 과다 섭취는 없었는지 사정하고요.

 식사 기록도 꼼꼼하게 체크할게요. 그러면 교육은 어떤 부분을 중점적으로 해야 할까요?

 우선 혈당 관리 교육이 가장 중요해요. 자가 혈당 측정 방법과 인슐린 투약 방법을 알려주고 혈당 수치에 따른 대처법을 교육해요. 그리고 발 관리와 상처 예방 교육도 필수예요. 발을 깨끗하게 유지하고 상처가 생기면 즉각 의료진에게 알리도록 해요. 약물 복용 관리도 빠질 수 없죠. 환자가 혈당강하제를 잘 복용하고 있는지, 복용 시간과 용량이 적절한지 확인하고 교육해요.

 네, 약물 복용 방법도 다시 한번 교육해야겠네요.

 마지막으로 정서적 지지도 잊지 마세요. 당뇨병은 장기적으로 관리해야 하는 질환이기 때문에 환자가 스트레스를 많이 받을 수 있어요. 환자에게 긍정적인 피드백을 주고 자신감을 잃지 않도록 격려해 주는 것도 간호사의 중요한 역할이에요.

 환자의 정서적 지지까지 생각해야 한다는 점, 꼭 기억할게요.

 그럼 지금까지 이야기한 환자 사정과 간호 내용을 라운딩 시 적용해 보도록 합시다. 환자가 불안하지 않게 정성껏 돌보는 게 가장 중요하니까요.

지금까지 파악한 내용과 환자파악 시트, 간호기록 그리고 V/S 기록을 참고하여 실제로 인계하는 것처럼 연습해 봅시다.

■ V/S

시간	SBP	DBP	PR	RR	BT	SpO₂
00:00	100	61	68	18	37.1	96
06:30	132	72	81	20	36.4	97

■ BST

시간	입원 당시	2/27 22:00	2/28 06:30	2/28 07:00
BST	157	117	31	92

■ 간호기록(간호진단은 병원마다 상이하여 생략됨)

시간	내용
23:00	양 하지 및 허리의 NRS가 3점으로 뻐근한 양상의 간헐적 통증이 있음. 통증을 인정해 줌. 통증을 관찰하기로 함. 어지러움 Mild 양상으로 있음. 시력 확인함. 좌측 시력 저하됨. 손발의 피부 양상 확인함. 피부 상태 관찰함. 사지 허약감 있음. 양손 Tremor 있음. 낙상 방지 교육함. 저혈당 증상 시 의료진에게 알리도록 교육함. 당뇨식이 교육함. 보호자 상주 확인함.
06:30	혈당 31mg/dL 측정됨. 어지러움 Moderate 양상으로 호소함. 저혈당으로 인해 좌측으로 쓰러지면서 손목에 타박상 입음. 의식 저하 있음. 해당 상황에 대해 의사에게 알림. 의식 저하로 IV 확보하여 20% Dextrose 75cc 주입하도록 함. 타박상 부위의 의료 사진을 촬영하여 간호기록에 올리도록 함.
07:00	혈당 92mg/dL 측정됨. 어지러움 호전되었다고 함. 의식 명료함.

■ 모범 답안

박○○ 환자, 어제 입원했고 DM, HTN, Dyslipidemia 기저질환 있으며 현재 Anemia 상태이고 과거 Colon polyp, Atypical chest pain 있었던 환자입니다. 5일 전부터 지속적으로 식후 고혈당으로 혈당 조절이 어려웠다고 하며, 3일 전 아침에 저혈당으로 의식 저하 이벤트 있었고 어지러움을 호소하여 BST control 및 Anemia W/U 위해 입원했습니다.

처방을 보시면 BST는 7회 F/U 하고 있으며 BST 250 이하는 Observation, BST 351 이상은 의사 Notify가 필요하고 나머지는 범위에 맞춰 RI 투약하여 BST 조절하고 있습니다. V/S 어제 오늘 Stable 했으나 BST는 오늘 아침에도 조절이 안 되어 6A30에 BST 31로 확인되었습니다. 당시 어지러움 Moderate 양상으로 호소하고 저혈당으로 인해 좌측으로 쓰러지면서 손목에 타박상 입었고 의식이 저하되어 의사에게 Notify 후 20% Dextrose 75cc 주입한 후 BST 92로 올랐습니다. 타박상 부위의 의료 사진을 촬영하여 간호기록에 올리자고 해서 올려 두었고 환자와 보호자에게 낙상 방지 교육 및 안전사고 방지 교육을 시행하였습니다. 또한 낙상 위험 사정 도구로 재사정하였으며 낙상 보고서를 작성하였고 X-ray F/U까지 시행하였습니다. 오늘 저혈당이 있었으니 금일 식사량을 파악하여 전일과 비교한 후 주의 관찰이 필요합니다.

오늘 5A에 Lab을 일찍 진행해 달라고 해서 Lab은 나갔고 Anemia W/U 후 수혈 가능성 있어 IV는 Lt. arm에 18G로 확보했습니다. 다른 Lab은 나왔는데 Anemia lab은 다 나오지 않아서 결과 확인이 필요합니다. Lab에서는 Hb 8.5로 낮았고 최근 시행한 HbA1c는 더 올라서 8.0으로 확인됩니다.

식이는 당뇨식 1400kcal로 처방되어 오늘 아침부터 치료식이 나올 예정이고 당뇨 조절을 위해 당뇨식이를 철저히 지키시도록 하였습니다. 또한 복용 중인 약으로는 혈압약 Kanarb, Norvasc가 있으며 처방된 경구 당뇨약은 Glimel 5mg, Trajenta 5mg, Megaformin 500mg이었으나 저혈당 이벤트로 금일 오전 당뇨약 Hold 후 주치의와 상의하여 조절이 필요합니다.

해당 환자는 양 하지 및 허리의 NRS가 3점으로 뻐근한 양상의 간헐적 통증 있으며 저혈당 이벤트 외에 평소에도 어지러움이 Mild 양상으로 있고 좌측 시력이 저하된 상태입니다. 보호자는 아내가 상주하고 있으며 당뇨 합병증을 확인하기 위해 손발의 피부 양상을 확인했으며 피부 상태는 잘 관리되고 있습니다. 사지 허약감이 있고 양손 Tremor가 있으며 추후 저혈당 증상 시 의료진에게 알리도록 교육했습니다.

 선생님, 이번 당뇨 환자의 인계 내용을 어떻게 정리할지 고민이 되었는데 모범 답안을 보니 조금 더 잘할 수 있을 것 같아요.

 인계할 주요 내용을 정리해 볼까요? 먼저 당뇨 환자 인계 시에는 혈당 관리가 가장 중요한 부분이에요. 특히 이 환자는 저혈당과 고혈당이 반복적으로 나타나고 있어서 혈당 조절에 대한 내용이 정확히 전달되어야 해요. 이 환자는 최근 저혈당으로 의식 저하 이벤트까지 있었기 때문에 저혈당 관리에 신경을 많이 써야 해요.

 그래서 저도 환자의 혈당 변동과 관련해서 BST 7회 F/U 중이고, 저혈당 시 20% Dextrose를 투여했다고 인계했어요.

 잘했어요. 그리고 또 혈당 관리와 관련해서 RI sliding scale에 따라 인슐린을 조절하고 있어요. 당뇨 환자는 혈당 관리가 핵심이기 때문에 BST 수치와 투여했던 인슐린, 저혈당 시의 처치는 명확하게 전달해야 해요. 저혈당 이벤트가 언제 발생했는지, 저혈당 당시 V/S과 저혈당 증상, BST 양상과 처치에 대해 꼼꼼하게 인계하고 처치 후 환자의 상태 변화에 대해서도 꼭 이야기해 주세요.

네, 혈당이 31mg/dL에서 Dextrose 주입 후 92mg/dL로 올라서 안정되었다고 인계했어요.

다음으로 신경 쓸 부분은 환자의 낙상 위험이에요. 이 환자는 저혈당으로 쓰러지면서 타박상을 입었고, 좌측 시력 저하도 있어서 낙상 위험이 더 커요. 타박상 부위를 촬영한 사진과, 환자와 보호자에게 낙상 방지 교육을 했다는 내용을 인계하면 좋아요. 또 반복적으로 어지러움을 호소하고 있으니 앞으로도 계속 낙상 방지에 신경 써야 해요. 이를 강조해서 인계하는 것도 좋겠네요.

시력 저하도 낙상에 영향을 줄 것 같아요.

맞아요. 시력 저하로 인해 움직임이 어려울 수 있고 물체가 앞에 있어도 확인이 어려울 수 있으니까요. 또 이 환자는 사지 허약감과 손 떨림도 있어서 낙상 가능성이 더욱 높다는 점도 잊지 마세요.

그리고 환자가 Anemia W/U 때문에 수혈 가능성이 있다고 했고 Lt. arm에 18G IV를 확보했다고도 인계했는데 수혈과 관련해서는 어떻게 신경 써야 할까요?

수혈 가능성도 중요한 부분이에요. Hb가 8.5g/dL로 낮았고 Anemia 검사가 아직 다 나오지 않았죠? 추가 검사 결과의 확인이 필요하다는 것을 인계할 때 잊지 말고 전달하세요. 특히 수혈 가능성이 높다면 미리 준비해야 할 사항을 확인하고, 18G IV가 이미 삽입되어 있다는 것도 확실히 인계해야 해요. 그래야 환자에게 IV를 삽입하기 위한 처치가 또 이뤄지지 않겠죠.

네, 기억할게요!

그리고 해당 환자의 혈액검사 결과에서 혈당과 관련된 Hb1Ac를 살펴보거나, Anemia가 있는 환자이니 Hb을 살펴본다든지 환자 History에 따라 어떤 검사 결과를 살펴야 할지 생각해보는 것도 중요해요. 또 Dyslipidemia가 있으니 콜레스테롤 수치도 함께 살펴보면 좋아요.

또 식이도 인계 시 중요한 포인트예요. 이 환자는 당뇨식 1400kcal로 처방되었죠? 혈당 조절을 위해 치료식이 필요한 환자이니만큼 처방 식이가 잘 신청되었는지 인계하는 것든 필요해요.

이 외에도 환자와 보호자에게 교육한 내용도 포함해 인계해야 해요. 치료식 섭취와 당 조절이 매우 밀접하게 연관되어 있기 때문에 환자가 무분별하게 음식을 섭취하지 않도록 지속적인 교육이 필요하며 해당 교육이 시행됐음을 인계하면 좋아요.

그 부분도 정말 중요하겠네요.

 마지막으로 기저질환도 신경 써야 해요. 이 환자는 DM, HTN, Dyslipidemia가 있고, 과거 Colon polyp과 Atypical chest pain 병력도 있어요. 기저질환이 많기 때문에 복용 중인 약물을 확실하게 인계하는 것도 중요해요. 특히 혈압약과 경구 당뇨약이 있으니 Kanarb, Norvasc 그리고 Glimel, Trajenta, Megaformin을 명확하게 전달해요. 혈압 변동이나 혈당 조절 문제가 발생할 수 있으니 약물과 관련한 모니터링의 필요성을 인계하는 것도 잊지 마세요.

처음에는 복잡해 보일 수 있지만 환자의 상태에 맞춰 중요한 부분을 차근차근 정리하면 돼요. 계속 연습하면 더 자연스럽게 인계할 수 있을 거예요.

Reference

- 대한종양간호학회, 종양 치료와 간호, 포널스, 2018.
- 유미옥, 프셉마음 내과 환자파악편, 드림널스, 2021.
- 유미옥, 프셉마음 혈액종양내과 입문편 개정판, 드림널스, 2021.
- 김지은, 프셉마음 인공신장실 이론편, 드림널스, 2022.
- 안정언, 프셉마음 심혈관계편, 드림널스, 2021.
- 권하련, 프셉마음 내분비계 간호편, 드림널스, 2022.
- 서울대학교 의과대학 내과학교실, SNUH MANUAL of medicine, 고려의학, 2016.
- 소향숙, 암환자 간호, 포널스, 2016.
- 김희경 외, 성인간호학 상권, 현문사, 2018.
- 김희경 외, 성인간호학 하권, 현문사, 2018.
- 박정숙, 성인간호학, 엘스비어코리아, 2008.
- 신규성, 파워내과 2, 군자출판사, 2019.
- Patrick Davey, 안지현, 한눈에 알 수 있는 내과학 4판, 범문에듀케이션, 2019.
- 김정애, 간호사를 위한 진단검사, 수문사, 2018.
- 약학정보원 www.health.kr
- 드러그인포 www.druginfo.co.kr

프셉마음 환자파악 워크북 신규 간호사를 위한 실무 트레이닝 워크북 [내과편]

초판 인쇄 : 2025년 10월 14일

발행일 : 2025년 10월 21일

발행처 : 드림널스

저자 : 유미옥

책임 총괄 : 고은희

책임 편집 : 이희은

자문 및 감수 : 서울아산병원 암병원간호2팀 임상연구병동 라연경

분당서울대학교병원 입원전담진료센터(종합내과) 전담간호사 이승진

고려대학교 안암병원 간호교육기획팀 교육전담간호사 이아라

용인세브란스병원 행정교육팀 병동교육파트 차민화

서울대학교병원 암정보교육센터 교육전담간호사 지유정

교정·교열 : 신수일

디자인 : 정지영

· 드림널스 도서, 굿즈, 온라인강의
  www.dreamnurse.co.kr

· 카카오톡 플러스친구 : 드림널스   · 인스타그램 : dreamnurse7   · 유튜브 : 드림널스

드림널스는 여러분의 간호 업무 중에 어려우셨던 부분과 도서에 대한 아이디어를 기다리고 있습니다.

드림널스 출판사를 통해 책 출간을 원하시는 분들은 아래의 메일주소로 출간제안서를 보내주시기 바랍니다.

드림널스 메일주소: dreamnurse7@naver.com

워크시트

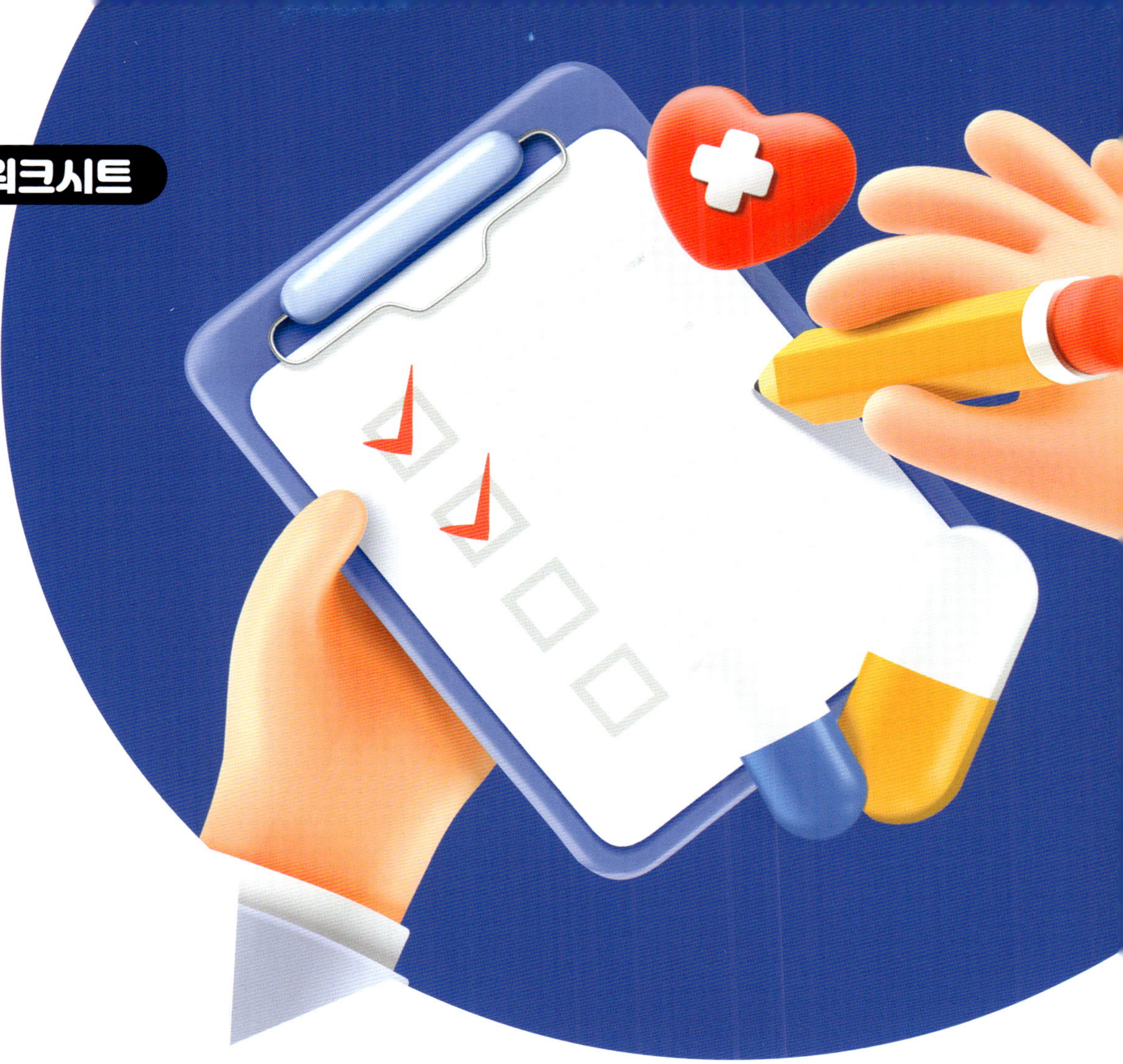

프셉마음 환자파악 워크북

내과편

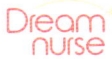

프셉√마음 환자파악 워크북

특징과 구성

01 체계적인 환자파악 과정 학습

실제 업무에서 볼 수 있는 현실적인 Case를 기반으로 환자파악의 과정을 4단계로 나눠 체계적으로 학습할 수 있도록 하였습니다. 타 도서와는 차별화된 구성으로 환자파악 실무의 핵심을 짚어드립니다.

02 환자파악 워크시트 별도 구성

비판적 사고 능력을 기를 수 있도록 Case의 환자파악을 직접 수행하는 워크시트를 별도로 제공합니다. 실제 업무에 적용할 수 있도록 도와줍니다.

03 선배 간호사의 환자파악 Tip 수록

프리셉터와 프리셉티의 1:1 대화 컨셉으로 구성하였습니다. 실제 신규 간호사가 궁금해 하는 질문과 프리셉터 선배 간호사의 실무 Tip으로 구성하였습니다.

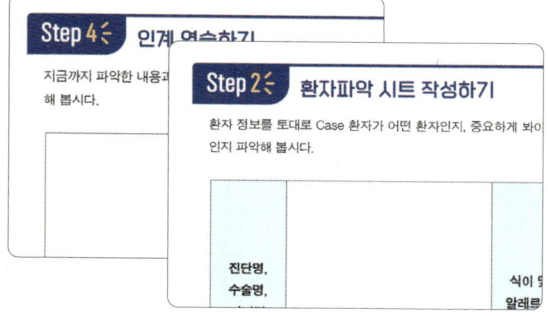

⭐ 워크시트

Step 2~4는 워크북에 직접 작성할 수 있어요. Step 1에 있는 정보를 확인하며 작성해요. 본교재에 있는 모범 답안과 비교해 봐요.

✓ TIP 이런 경우에 환자파악 시트 메모에 포함하면 좋아요!

- 항생제 투약 중인 환자: 감염내과 Consult 여부, 균 배양 결과 확인 여부
- 객혈 증상 없더라도 Tranexamic acid 처방 시 관련 증상 사정
- 환자 상태 모니터링: SpO_2 Target 범위 / 현재 SpO_2 비교
- 수액 처방: 수액에 포함된 전해질(Na, K)의 검사 수치 확인
- 환자 교육 예정 시: 다음 근무자도 알 수 있도록 시간, 주제 메모

❗ 잠깐 환자파악을 할 때 이런 점을 주의해서 간호해요!

흔한 실수	환자파악 Point
입원 동기에 "폐렴"이라고만 적고 주호소 생략	입원 동기에 호흡곤란, 객혈 등 구체적 증상을 포함. 무기록에서 R/O 진단과 주증상을 함께 확인할 수 있
혈액검사 수치만 확인	Chest X-ray, CT, ABGA 등 폐렴 환자에게 필요한 호흡 관련 검사 결과를 확인해요.
	환자별 SpO_2 Target 범위를 확인하여 동반 증상이

⭐ 다양한 코너

✓ TIP	임상 간호 꿀팁! 선배만의 실무 노하우를 소개해요.
❗ 잠깐	실제 간호 업무에서 자주 발생하는 실수나 주의사항을 담았어요.
➕ 한 걸음 더	마스터 간호사로 성장하기 위한 지식을 알려줘요.
학습 점검 노트	배운 내용을 스스로 되새기며 주도적으로 학습해요.

Step 1
환자 정보 살펴보기

Step 1 환자 정보 살펴보기

❶ 의무기록[9/24]
- Chief complaint(주호소)
  Dyspnea
  호흡곤란

Case 환자의 복합적인 정보를 제시해요. 의무기록, 처방, 검사 결과, 협진 기록, 간호 메모를 파악할 수 있어요.

Step 2
환자파악 시트 작성하기

Step 2 환자파악 시트 작성하기

환자 정보를 토대로 Case 환자가 어떤 환자인지, 중요하게 봐야 할 것과 오늘 근무에서 챙겨야 할인지 파악해 봅시다.

■ 모범 답안

진단명, 수술명, 과거력	- R/O atypical pneumonia - COPD - Arrhythmia	식이 및 알레르기	상식
입원 동기	- 호흡곤란 악화되어 Etiology work up and infection control 위해 입원	삽입관, Drain, Dressing	- Lt. arm IV 22G 9/28 교체 - Nasal prong 10/1 교체 - 산소 Bottle 10/1 교체

환자 정보를 토대로 Case 환자가 어떤 상태인지, 중요하게 봐야 할 것이 무엇인지 파악해요.

Step 3
라운딩 리스트 작성하기

Step 3 라운딩 리스트 작성하기

환자파악 시트를 바탕으로 환자 라운딩 시 살펴보아야 할 사항과 어떤 부분이 고려되면 좋을지 적어

■ 모범 답안

환자 사정	- 활력징후(호흡, 체온), SpO_2 측정 - 호흡 양상, 가래 양상(Blood tinged sputum, 객혈 여부) 확인 - 산소 주입 상태, Nasal prong 적용 부위의 피부 확인, 다른 순환기 증상이 없는지 - 체중 측정

라운딩 시 살펴볼 사항을 정리해요. 환자에게 어떤 것을 확인할지 사정 항목을 적고, 이외 환자에게 수행할 간호 항목을 적어요.

Step 4
인계 연습하기

■ 모범 답안

김○○ 환자 R/O pneumonia로 감염원 검사 및 항생제 치료 위해 9월 24일에 입원했습니다. 과거력으로 COPD가 있어 SpO_2 Target 94%로 산소 Nansal prong 2L 주입 중입니다. Arrhythmia가 약 Amiodarone 1tab bid, Carvedilol 1tab bid 투약 중이며, 약물을 조절한 지 오래되어 오늘 Consult 나갔습니다.

9월 24일에 시행한 CT와 흉부 엑스레이에서 폐렴 판독이 나왔습니다. 9월 24일, Fever 있어 culture 시행하였고 아직 결과는 나오지 않았으며, 항생제 Tazoperan, Levofloxaxin 투약 시작하여 중이며 오늘 F/U culture 및 혈액검사 시행하였습니다. 결과에서 CRP와 WBC 모두 전날 검사보다 감소한 추세입니다.

지금까지 파악한 내용과 간호 기록을 참고해 실제로 인계하는 것처럼 연습해 봐요.

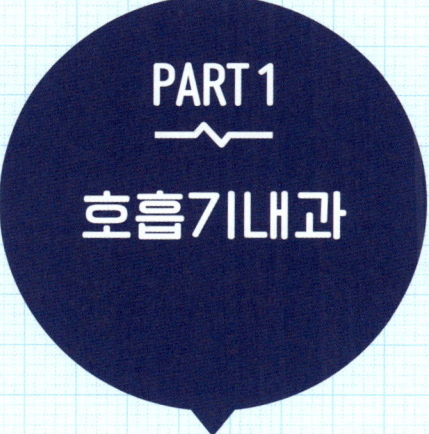

PART 1

호흡기내과

01 폐렴(Pneumonia)

72세 여자인 김○○ 환자는 호흡기내과에 9월 24일에 입원했다. 8월 20일경 호흡곤란이 있어서 8월 23일에 외래를 방문했던 환자였다. 당시 기침, 가래, 콧물 등이 있었으며 우측 흉통도 있었다. 증상 악화로 9월 24일 응급실을 통해 통해 입원했다. 오늘은 9월 26일로, 데이 듀티 근무를 시작하려 한다.

Step 1 환자 정보 살펴보기

■ 본교재 10쪽 참고

Step 2 환자파악 시트 작성하기

환자 정보를 토대로 Case 환자가 어떤 환자인지, 중요하게 봐야 할 것과 오늘 근무에서 챙겨야 할 것은 무엇인지 파악해 봅시다.

진단명, 수술명, 과거력		식이 및 알레르기	
입원 동기		삽입관, Drain, Dressing	

현재 상태 및 치료		**환자 안전**	
		의미 있는 검사 결과	
주요 Medication		**예정된 검사 및 처치**	
특이 사항		**Consult**	

환자파악 시트를 바탕으로 환자 라운딩 시 살펴보아야 할 사항과 어떤 부분이 고려되면 좋을지 적어봅시다.

환자 사정	
환자 간호	

지금까지 파악한 내용과 환자파악 시트, 간호기록 그리고 V/S 기록을 참고하여 실제로 인계하는 것처럼 연습해 봅시다.

학습 점검 노트

학습 되돌아보기

• 내가 환자파악에서 잘했던 점

....
....
....
....

• 내가 환자파악에서 놓친 점

....
....
....

한 걸음 나아가기

• Case에서 중요하다고 느낀 부분

....
....
....
....

• 추가로 공부가 필요한 부분

....
....
....
....

02 폐암(Lung cancer), 호흡곤란(Dyspnea)

69세 남자인 나○○ 환자는 8월 9일에 호흡기내과에 입원했다. 7일 전 호흡곤란이 있어 외래에서 흉수 천자 800mL 시행하였으며 8월 8일부터 호흡곤란이 심해져 타 병원 응급실에서 PCD를 삽입한 후 본원 응급실을 통하여 입원했다. 오늘은 8월 11일, 이브닝 듀티 근무를 시작해야 한다.

Step 1 ⮜ 환자 정보 살펴보기

■ 본교재 26쪽 참고

Step 2 ⮜ 환자파악 시트 작성하기

환자 정보를 토대로 Case 환자가 어떤 환자인지, 중요하게 봐야 할 것과 오늘 근무에서 챙겨야 할 것은 무엇인지 파악해 봅시다.

진단명, 수술명, 과거력		식이 및 알레르기	
입원 동기		삽입관, Drain, Dressing	

현재 상태 및 치료		환자 안전	
		의미 있는 검사 결과	
주요 Medication		예정된 검사 및 처치	
특이 사항		Consult	

Step 3 : 라운딩 리스트 작성하기

환자파악 시트를 바탕으로 환자 라운딩 시 살펴보아야 할 사항과 어떤 부분이 고려되면 좋을지 적어봅시다.

환자 사정	
환자 간호	

Step 4 : 인계 연습하기

지금까지 파악한 내용과 환자파악 시트, 간호기록 그리고 V/S 기록을 참고하여 실제로 인계하는 것처럼 연습해 봅시다.

학습 점검 노트

학습 되돌아보기

• 내가 환자파악에서 잘했던 점

• 내가 환자파악에서 놓친 점

한 걸음 나아가기

• Case에서 중요하다고 느낀 부분

• 추가로 공부가 필요한 부분

PART 2

순환기내과

협심증(Angina)

79세 남자 도○○ 환자는 3~4개월 전부터 숨이 차고 가슴 정중앙이 쓰린 증상 있어 외래에서 검사 후 Stenosis 소견으로 3월 17일 순환기내과에 입원했다. CAG를 위해 3월 17일에 사전 검사를 시행하였고 3월 18일에 CAG 검사를 시행하였으며 이브닝 때 담당 환자로 간호하게 되었다.

Step 1 환자 정보 살펴보기

■ 본교재 46쪽 참고

Step 2 환자파악 시트 작성하기

환자 정보를 토대로 Case 환자가 어떤 환자인지, 중요하게 봐야 할 것과 오늘 근무에서 챙겨야 할 것은 무엇인지 파악해 봅시다.

진단명, 수술명, 과거력		식이 및 알레르기	
입원 동기		삽입관, Drain, Dressing	

현재 상태 및 치료		환자 안전	
		의미 있는 검사 결과	
주요 Medication		예정된 검사 및 처치	
특이 사항		Consult	

Step 3 · 라운딩 리스트 작성하기

환자파악 시트를 바탕으로 환자 라운딩 시 살펴보아야 할 사항과 어떤 부분이 고려되면 좋을지 적어봅시다.

환자 사정	
환자 간호	

Step 4 · 인계 연습하기

지금까지 파악한 내용과 환자파악 시트, 간호기록 그리고 V/S 기록을 참고하여 실제로 인계하는 것처럼 연습해 봅시다.

학습 점검 노트

학습 되돌아보기

• 내가 환자파악에서 잘했던 점

....

....

....

....

• 내가 환자파악에서 놓친 점

....

....

....

한 걸음 나아가기

• Case에서 중요하다고 느낀 부분

....

....

....

....

• 추가로 공부가 필요한 부분

....

....

....

....

02 심부전(Heart failure)

10월 1일에 순환기내과에 입원한 75세 남자 김○○ 환자는 장기간 순환기내과 진료 중인 환자로, 최근 움직일 때 호흡곤란이 심해지고 간헐적 가슴 통증을 호소하여 약물 치료를 위해 입원했다. 약물 치료 전, 검사 후 PICC 시술이 필요한 상황으로 10월 2일 데이 근무 때 담당 환자로 간호하게 되었다.

Step 1 ⟨ 환자 정보 살펴보기

■ 본교재 65쪽 참고

Step 2 ⟨ 환자파악 시트 작성하기

환자 정보를 토대로 Case 환자가 어떤 환자인지, 중요하게 봐야 할 것과 오늘 근무에서 챙겨야 할 것은 무엇인지 파악해 봅시다.

진단명, 수술명, 과거력		식이 및 알레르기	
입원 동기		삽입관, Drain, Dressing	

현재 상태 및 치료		환자 안전	
		의미 있는 검사 결과	
주요 Medication		예정된 검사 및 처치	
특이 사항		Consult	

Step 3 라운딩 리스트 작성하기

환자파악 시트를 바탕으로 환자 라운딩 시 살펴보아야 할 사항과 어떤 부분이 고려되면 좋을지 적어봅시다.

환자 사정	
환자 간호	

Step 4 인계 연습하기

지금까지 파악한 내용과 환자파악 시트, 간호기록 그리고 V/S 기록을 참고하여 실제로 인계하는 것처럼 연습해 봅시다.

학습 점검 노트

학습 되돌아보기

- 내가 환자파악에서 잘했던 점

- 내가 환자파악에서 놓친 점

한 걸음 나아가기

- Case에서 중요하다고 느낀 부분

- 추가로 공부가 필요한 부분

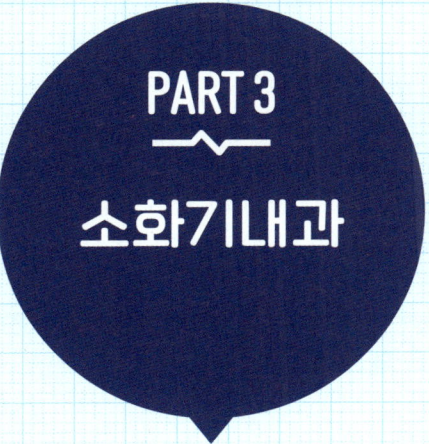

PART 3

소화기내과

간경화(Liver cirrhosis), 내출혈(Internal hemorrhage)

소화기내과에 8월 25일 입원한 59세 여자인 마○○ 환자는 평소 E. varix로 EVL 시술을 받고도 금주를 하지 못하던 환자이고, 이번에도 예정된 EVL 시술받으러 입원했다. 입원 2일 전 Melena가 있었지만 현재는 더 없다고 한다. 입원 후 EVL 시술 예정으로 대기하던 중 8월 26일 1P경 환자 Hematemesis로 간호사 호출 후 환자 상태 저하로 EVL Hold된 상황에서 이브닝 듀티로 근무하게 되었다. 현재 환자 상태는 Melena 5회, Hematemesis 3회가 있었고 DRE 검사에서 Positive가 나온 상황이다.

Step 1 환자 정보 살펴보기

- 본교재 94쪽 참고

Step 2 환자파악 시트 작성하기

환자 정보를 토대로 Case 환자가 어떤 환자인지, 중요하게 봐야 할 것과 오늘 근무에서 챙겨야 할 것은 무엇인지 파악해 봅시다.

진단명, 수술명, 과거력		식이 및 알레르기	
입원 동기		삽입관, Drain, Dressing	

현재 상태 및 치료		환자 안전	
		의미 있는 검사 결과	
주요 Medication		예정된 검사 및 처치	
특이 사항		Consult	

Step 3 라운딩 리스트 작성하기

환자파악 시트를 바탕으로 환자 라운딩 시 살펴보아야 할 사항과 어떤 부분이 고려되면 좋을지 적어봅시다.

환자 사정	
환자 간호	

Step 4 인계 연습하기

지금까지 파악한 내용과 환자파악 시트, 간호기록 그리고 V/S 기록을 참고하여 실제로 인계하는 것처럼 연습해 봅시다.

학습 점검 노트

학습 되돌아보기

· 내가 환자파악에서 잘했던 점

· 내가 환자파악에서 놓친 점

한 걸음 나아가기

· Case에서 중요하다고 느낀 부분

· 추가로 공부가 필요한 부분

02 담관암(Cholangiocarcinoma), 복수 천자(Paracentesis)

56세 여자인 방○○ 환자는 6월 30일에 소화기내과에 입원했다. Cholangiocarcinoma로 진단받은 후 항암 치료 중, PD 소견으로 항암요법을 변경하기 위해 입원했다. 입원 당시 복부팽만이 심해진 상태였으며 황달도 있어 항암요법 시작 전에 컨디션을 조절하기 위해 입원 중인 상태였다. 입원하여 확인한 CT 검사에서 Cholangitis가 확인되어 PTGBD 삽입하였고, 복수 천자 예정이다. 현재 환자는 Fever를 호소한다. 해당 케이스 환자를 7월 1일 데이 근무 때 담당 간호사로 간호하게 되었다.

Step 1 환자 정보 살펴보기

■ 본교재 114쪽 참고

Step 2 환자파악 시트 작성하기

환자 정보를 토대로 Case 환자가 어떤 환자인지, 중요하게 봐야 할 것과 오늘 근무에서 챙겨야 할 것은 무엇인지 파악해 봅시다.

진단명, 수술명, 과거력		식이 및 알레르기	
입원 동기		삽입관, Drain, Dressing	

현재 상태 및 치료		환자 안전	
		의미 있는 검사 결과	
주요 Medication		예정된 검사 및 처치	
특이 사항		Consult	

환자파악 시트를 바탕으로 환자 라운딩 시 살펴보아야 할 사항과 어떤 부분이 고려되면 좋을지 적어봅시다.

환자 사정	
환자 간호	

지금까지 파악한 내용과 환자파악 시트, 간호기록 그리고 V/S 기록을 참고하여 실제로 인계하는 것처럼 연습해 봅시다.

학습 점검 노트

학습 되돌아보기

• 내가 환자파악에서 잘했던 점

....

....

....

....

• 내가 환자파악에서 놓친 점

....

....

....

....

한 걸음 나아가기

• Case에서 중요하다고 느낀 부분

....

....

....

....

• 추가로 공부가 필요한 부분

....

....

....

....

PART 4

혈액종양내과

호중구 감소성 발열 (Neutropenic fever)

혈액종양내과에 3월 7일에 입원한 남자 66세 소○○ 환자는 3일 전부터 발열, 복통, 설사로 응급실 통해 입원했다. 3월 7일, Fever focus 탐색을 위한 혈액검사, 혈액 배양검사 등이 진행된 상태로 다음 날인 3월 8일에 데이 근무로 해당 환자를 담당하게 되었다.

Step 1 ⟨ 환자 정보 살펴보기

- 본교재 132쪽 참고

Step 2 ⟨ 환자파악 시트 작성하기

환자 정보를 토대로 Case 환자가 어떤 환자인지, 중요하게 봐야 할 것과 오늘 근무에서 챙겨야 할 것은 무엇인지 파악해 봅시다.

진단명, 수술명, 과거력		식이 및 알레르기	
입원 동기		삽입관, Drain, Dressing	

현재 상태 및 치료		환자 안전	
		의미 있는 검사 결과	
주요 Medication		예정된 검사 및 처치	
특이 사항		Consult	

라운딩 리스트 작성하기

환자파악 시트를 바탕으로 환자 라운딩 시 살펴보아야 할 사항과 어떤 부분이 고려되면 좋을지 적어봅시다.

환자 사정	
환자 간호	

인계 연습하기

지금까지 파악한 내용과 환자파악 시트, 간호기록 그리고 V/S 기록을 참고하여 실제로 인계하는 것처럼 연습해 봅시다.

학습 점검 노트

학습 되돌아보기

· 내가 환자파악에서 잘했던 점

· 내가 환자파악에서 놓친 점

한 걸음 나아가기

· Case에서 중요하다고 느낀 부분

· 추가로 공부가 필요한 부분

유방암(Breast cancer), 골 전이(Bone metastasis)

53세 여자인 오○○ 환자는 11월 26일 혈액종양내과에 입원했다. 2023년 3월에 유방암 수술 후 항암 요법을 유지하다가 Extensive bone metastasis를 보였다. 외래 진료 2일 전부터 Back pain이 심해지고 Dyspnea가 있어 추가 검사와 항암 유지를 위해 입원했다. 입원 후 11월 27일에 PET-CT 검사, 11월 28일에 Bone biopsy 검사를 시행했다. 11월 29일, 데이 근무로 환자 간호를 담당하게 된 상황이다.

Step 1 환자 정보 살펴보기

■ 본교재 149쪽 참고

Step 2 환자파악 시트 작성하기

환자 정보를 토대로 Case 환자가 어떤 환자인지, 중요하게 봐야 할 것과 오늘 근무에서 챙겨야 할 것은 무엇인지 파악해 봅시다.

진단명, 수술명, 과거력		식이 및 알레르기	
입원 동기		삽입관, Drain, Dressing	

		환자 안전	
현재 상태 및 치료		의미 있는 검사 결과	
주요 Medication		예정된 검사 및 처치	
특이 사항		Consult	

Step 3 | 라운딩 리스트 작성하기

환자파악 시트를 바탕으로 환자 라운딩 시 살펴보아야 할 사항과 어떤 부분이 고려되면 좋을지 적어봅시다.

환자 사정	
환자 간호	

Step 4 | 인계 연습하기

지금까지 파악한 내용과 환자파악 시트, 간호기록 그리고 V/S 기록을 참고하여 실제로 인계하는 것처럼 연습해 봅시다.

학습 점검 노트

학습 되돌아보기

· 내가 환자파악에서 잘했던 점

· 내가 환자파악에서 놓친 점

한 걸음 나아가기

· Case에서 중요하다고 느낀 부분

· 추가로 공부가 필요한 부분

03 과민반응(Hypersensitivity)

56세 남자인 정○○ 환자는 PCNSL로 항암치료 지속 중으로 R-MVP 3차 항암화학요법을 받기 위해 7월 4일에 혈액종양내과에 입원했다. 7월 5일에 이브닝 근무로 환자를 담당하게 되었는데, 데이 때 Rituximab을 투약하며 과민반응이 나타나 항암 주입을 중단한 후 환자 상태를 지켜보는 상황이다.

Step 1 환자 정보 살펴보기

- 본교재 167쪽 참고

Step 2 환자파악 시트 작성하기

환자 정보를 토대로 Case 환자가 어떤 환자인지, 중요하게 봐야 할 것과 오늘 근무에서 챙겨야 할 것은 무엇인지 파악해 봅시다.

진단명, 수술명, 과거력		식이 및 알레르기	
입원 동기		삽입관, Drain, Dressing	

현재 상태 및 치료		**환자 안전**	
		의미 있는 검사 결과	
주요 Medication		**예정된 검사 및 처치**	
특이 사항		**Consult**	

환자파악 시트를 바탕으로 환자 라운딩 시 살펴보아야 할 사항과 어떤 부분이 고려되면 좋을지 적어봅시다.

환자 사정	
환자 간호	

지금까지 파악한 내용과 환자파악 시트, 간호기록 그리고 V/S 기록을 참고하여 실제로 인계하는 것처럼 연습해 봅시다.

학습 점검 노트

학습 되돌아보기

• 내가 환자파악에서 잘했던 점

....

....

....

....

• 내가 환자파악에서 놓친 점

....

....

....

한 걸음 나아가기

• Case에서 중요하다고 느낀 부분

....

....

....

• 추가로 공부가 필요한 부분

....

....

....

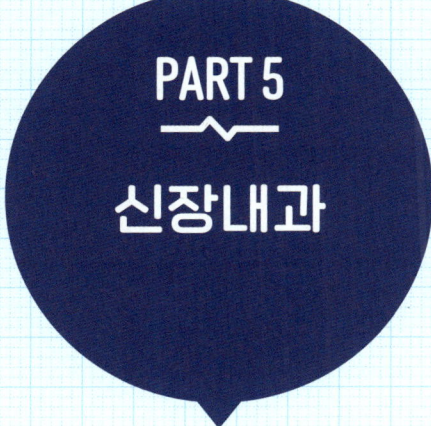

PART 5

신장내과

급성신부전(Acute Kidney Injury, AKI)

8월 11일 신장내과에 입원한 76세 여자인 류○○ 환자는 일주일 전부터 전신의 컨디션이 저하되며 기력이 없어 근처 병원에 방문했다. 혈액검사에서 BUN, Creatinine, K 수치가 높게 측정되어 외래 방문 후 입원하게 됐다. 입원 후 응급 투석을 시행하기로 했으며 8월 11일에 Perm catheter를 삽입했고 8월 12일에 투석을 기다리는 상태이다. 이 환자를 8월 12일에 데이 근무로 담당하게 됐다.

Step 1 환자 정보 살펴보기

■ 본교재 186쪽 참고

Step 2 환자파악 시트 작성하기

환자 정보를 토대로 Case 환자가 어떤 환자인지, 중요하게 봐야 할 것과 오늘 근무에서 챙겨야 할 것은 무엇인지 파악해 봅시다.

진단명, 수술명, 과거력		식이 및 알레르기	
입원 동기		삽입관, Drain, Dressing	

현재 상태 및 치료		환자 안전	
		의미 있는 검사 결과	
주요 Medication		예정된 검사 및 처치	
특이 사항		Consult	

Step 3 라운딩 리스트 작성하기

환자파악 시트를 바탕으로 환자 라운딩 시 살펴보아야 할 사항과 어떤 부분이 고려되면 좋을지 적어봅시다.

환자 사정	
환자 간호	

Step 4 인계 연습하기

지금까지 파악한 내용과 환자파악 시트, 간호기록 그리고 V/S 기록을 참고하여 실제로 인계하는 것처럼 연습해 봅시다.

학습 점검 노트

학습 되돌아보기

- 내가 환자파악에서 잘했던 점

- 내가 환자파악에서 놓친 점

한 걸음 나아가기

- Case에서 중요하다고 느낀 부분

- 추가로 공부가 필요한 부분

02 말기신부전(End-Stage Renal Disease, ESRD)

안○○ 환자는 57세 여자 환자로 외부 병원에서 투석 중 혈압이 저하되어 2월 20일에 신장내과 외래 방문 후 입원했다. 최근 식사량이 줄었으며 기력 저하가 있었다고 한다. 2월 21일 데이 때 검사를 시행한 후 오후 스케줄로 투석을 진행하고 있다. 이 환자를 이브닝 근무 때 간호하게 되었다.

Step 1 환자 정보 살펴보기

■ 본교재 203쪽 참고

Step 2 환자파악 시트 작성하기

환자 정보를 토대로 Case 환자가 어떤 환자인지, 중요하게 봐야 할 것과 오늘 근무에서 챙겨야 할 것은 무엇인지 파악해 봅시다.

진단명, 수술명, 과거력		식이 및 알레르기	
입원 동기		삽입관, Drain, Dressing	

현재 상태 및 치료		**환자 안전**	
		의미 있는 검사 결과	
주요 Medication		**예정된 검사 및 처치**	
특이 사항		**Consult**	

환자파악 시트를 바탕으로 환자 라운딩 시 살펴보아야 할 사항과 어떤 부분이 고려되면 좋을지 적어봅시다.

환자 사정	
환자 간호	

지금까지 파악한 내용과 환자파악 시트, 간호기록 그리고 V/S 기록을 참고하여 실제로 인계하는 것처럼 연습해 봅시다.

학습 점검 노트

학습 되돌아보기

- 내가 환자파악에서 잘했던 점

....

....

....

- 내가 환자파악에서 놓친 점

....

....

....

한 걸음 나아가기

- Case에서 중요하다고 느낀 부분

....

....

....

- 추가로 공부가 필요한 부분

....

....

....

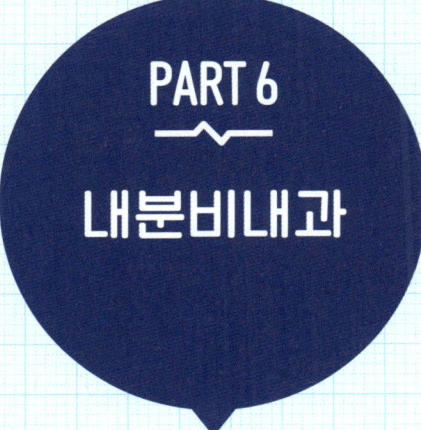

PART 6

내분비내과

당뇨(Diabetes Mellitus, DM), 적정 인슐린 조절(Insulin titration)

56세 여자인 허○○ 환자는 HbA1c 수치가 높아져 당뇨 관련 합병증을 검사하기 위해 3월 18일에 내분비내과에 입원했다. 입원을 수차례 거부하다 보호자의 권유로 입원하게 되었다고 한다. MSII 인슐린 투약 요법이 처방된 3월 19일에 데이 근무로 이 환자의 간호를 담당하게 됐다.

Step 1 | 환자 정보 살펴보기

■ 본교재 224쪽 참고

Step 2 | 환자파악 시트 작성하기

환자 정보를 토대로 Case 환자가 어떤 환자인지, 중요하게 봐야 할 것과 오늘 근무에서 챙겨야 할 것은 무엇인지 파악해 봅시다.

진단명, 수술명, 과거력		식이 및 알레르기	
입원 동기		삽입관, Drain, Dressing	

현재 상태 및 치료		환자 안전	
		의미 있는 검사 결과	
주요 Medication		예정된 검사 및 처치	
특이 사항		Consult	

환자파악 시트를 바탕으로 환자 라운딩 시 살펴보아야 할 사항과 어떤 부분이 고려되면 좋을지 적어봅시다.

환자 사정	
환자 간호	

Step 4 인계 연습하기

지금까지 파악한 내용과 환자파악 시트, 간호기록 그리고 V/S 기록을 참고하여 실제로 인계하는 것처럼 연습해 봅시다.

학습 점검 노트

학습 되돌아보기

· 내가 환자파악에서 잘했던 점

_____

_____

_____

_____

· 내가 환자파악에서 놓친 점

_____

_____

_____

_____

한 걸음 나아가기

· Case에서 중요하다고 느낀 부분

_____

_____

_____

_____

· 추가로 공부가 필요한 부분

_____

_____

_____

_____

02 저혈당증(Hypoglycemia)

56세 남자인 박○○ 환자는 2월 27일에 내분비내과에 입원했다. 5일 전부터 지속적으로 식후 고혈당으로 혈당 조절이 어려웠다고 한다. 3일 전 아침 저혈당으로 어지러움을 호소했으며 의식 저하가 있어 외래에서 진료를 보고 입원하게 됐다. 이 환자의 입원 당일에 나이트 근무 중이었는데 익일 아침에 혈당을 체크하러 갔을 때 환자가 저혈당으로 의식 저하된 채로 발견된 이벤트가 있었다. 2월 28일 데이 근무자에게 인계하는 상황이다.

Step 1 환자 정보 살펴보기

■ 본교재 242쪽 참고

Step 2 환자파악 시트 작성하기

환자 정보를 토대로 Case 환자가 어떤 환자인지, 중요하게 봐야 할 것과 오늘 근무에서 챙겨야 할 것은 무엇인지 파악해 봅시다.

진단명, 수술명, 과거력		식이 및 알레르기	
입원 동기		삽입관, Drain, Dressing	

현재 상태 및 치료		**환자 안전**	
		의미 있는 검사 결과	
주요 Medication		**예정된 검사 및 처치**	
특이 사항		**Consult**	

Step 3 : 라운딩 리스트 작성하기

환자파악 시트를 바탕으로 환자 라운딩 시 살펴보아야 할 사항과 어떤 부분이 고려되면 좋을지 적어봅시다.

환자 사정	
환자 간호	

Step 4 : 인계 연습하기

지금까지 파악한 내용과 환자파악 시트, 간호기록 그리고 V/S 기록을 참고하여 실제로 인계하는 것처럼 연습해 봅시다.

학습 점검 노트

학습 되돌아보기

- 내가 환자파악에서 잘했던 점

- 내가 환자파악에서 놓친 점

한 걸음 나아가기

- Case에서 중요하다고 느낀 부분

- 추가로 공부가 필요한 부분

내 옆의 프리셉터,
프셉마음

프셉마음은 당신의 시작을 함께합니다.
간호사라는 꿈을 품은 순간부터,
현장에서의 첫 발걸음, 그리고 성장을 위한 여정까지.
우리는 언제나 간호사의 곁에 있습니다.

프셉마음, 이렇게 만들어집니다.

 01. 시장조사
인터뷰·설문·최신 논문 분석

 02. 도서 기획
신입 간호사를 위한 맞춤 도서 설계

 03. 저자 섭외
실무·교육 경험을 갖춘 전문가 섭외

 04. 원고 집필 & 피드백
100회 이상의 섬세한 피드백과
수정 작업

 05. 기획 점검
간호사 출신 편집자 4인의 원고 검수

 06. 자문 감수
현직 전문가 5인 이상의 꼼꼼한 검증

 07. 디자인 & 일러스트
현장을 그대로 담은 맞춤 일러스트

 08. 최종 검수
편집팀·디자인팀 합동 최종 점검

우리의 선택은 속도가 아닌 완성도입니다.

구분	일반 출판사	⭐ 드림널스(프셉마음 시리즈)
집필 방식	투고 원고 편집	100% 기획 출판
제작 기간	평균 3개월	최소 12개월 이상
검증 과정	편집자 1인 교정	편집팀 4인 + 전문가 5인 감수
업데이트	드물게 개정	매 재쇄 시 최신 실무 반영
목표	판매 중심	간호사 성장 중심

 프셉마음은 늘 현장과 함께 호흡합니다.
간호사의 꿈과 성장을 지켜주는 책을 약속합니다.

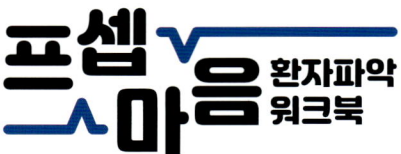